Controversies in Orthopaedic Surgery of the Lower Limb

下肢骨科手术的争议

原著 [西] E. Carlos Rodríguez-Merchán [英] Alexander D. Liddle

主译 张国强 倪 明

中国科学技术出版社
·北 京·

图书在版编目（CIP）数据

下肢骨科手术的争议 / (西) E.卡洛斯·罗德里格斯-默沙恩, (英) 亚历山大·D.利德尔原著 ; 张国强,
倪明主译 . — 北京 : 中国科学技术出版社 , 2024.3
书名原文 : Controversies in Orthopaedic Surgery of the Lower Limb
ISBN 978–7–5236–0501–1

Ⅰ . ①下… Ⅱ . ① E… ②亚… ③张… ④倪… Ⅲ . ① 下肢骨—骨疾病—显微外科手术 Ⅳ . ① R687.3

中国国家版本馆 CIP 数据核字 (2024) 第 042529 号

著作权合同登记号 : 01–2023–1780

First published in English under the title
Controversies in Orthopaedic Surgery of the Lower Limb
edited by E. Carlos Rodríguez-Merchán, Alexander D. Liddle
Copyright © E Carlos Rodríguez-Merchán and Alexander D. Liddle, 2021
This edition has been translated and published under licence from Springer Nature Switzerland AG.
All rights reserved.

策划编辑	丁亚红　孙　超
责任编辑	丁亚红
文字编辑	张　龙
装帧设计	佳木水轩
责任印制	李晓霖

出　　版	中国科学技术出版社
发　　行	中国科学技术出版社有限公司发行部
地　　址	北京市海淀区中关村南大街 16 号
邮　　编	100081
发行电话	010–62173865
传　　真	010–62179148
网　　址	http://www.cspbooks.com.cn

开　　本	889mm×1194mm　1/16
字　　数	297 千字
印　　张	11
版　　次	2024 年 3 月第 1 版
印　　次	2024 年 3 月第 1 次印刷
印　　刷	北京盛通印刷股份有限公司
书　　号	ISBN 978–7–5236–0501–1/R·3196
定　　价	158.00 元

译者名单

主　译　张国强　解放军总医院第一医学中心骨科
　　　　倪　明　解放军总医院第一医学中心骨科

副主译　任　鹏　解放军总医院第一医学中心骨科
　　　　耿　磊　解放军总医院第一医学中心骨科
　　　　冀全博　解放军总医院第一医学中心骨科
　　　　郑清源　解放军总医院第一医学中心骨科

译　者　（以姓氏笔画为序）
　　　　王一鸣　解放军总医院第一医学中心骨科
　　　　付　君　解放军总医院第一医学中心骨科
　　　　冯泽宇　解放军总医院第一医学中心骨科
　　　　吕一村　解放军总医院第一医学中心骨科
　　　　刘　特　解放军总医院第一医学中心骨科
　　　　刘　浩　解放军总医院第一医学中心骨科
　　　　孙薇薇　解放军总医院第一医学中心麻醉科
　　　　李　铭　河北医科大学第三医院骨科
　　　　张天维　首都师范大学附属中学国际部
　　　　杨剑锋　解放军总医院第一医学中心骨科
　　　　吴　博　解放军总医院第一医学中心骨科
　　　　辛　鹏　解放军总医院第一医学中心骨科
　　　　陈宝刚　河南省第二人民医院骨科
　　　　赵润凯　解放军总医院第一医学中心骨科
　　　　胡瀚文　解放军总医院第一医学中心骨科
　　　　耿宗洁　解放军总医院第一医学中心骨科
　　　　徐　驰　解放军总医院第一医学中心骨科
　　　　陶　冶　解放军总医院第一医学中心骨科
　　　　彭海文　解放军总医院第一医学中心骨科
　　　　程　龙　解放军总医院第一医学中心骨科
　　　　薛　超　汉中市中心医院骨科

内容提要

　　本书引进自 Springer 出版社，由西班牙马德里拉巴斯大学医院骨科的 E. Carlos Rodríguez-Merchán 教授和英国伦敦帝国理工学院骨科的 Alexander D. Liddle 教授联合编写。著者结合最新的研究文献及自身丰富的临床经验，探讨分析了下肢关节矫形手术中存在的各种争议性问题，旨在为这些重要争议性问题找到最佳解决方案。书中所述涵盖了髋关节、膝关节、踝关节等医学上颇具临床价值和成本效益的下肢关节矫形手术，从手术入路、假体固定方式、双侧是否分期手术、表面置换、截骨、单髁、金属过敏患者，以及假体周围骨折和感染等并发症处理方面进行了全面阐述，以期为读者提供极具参考价值的指导建议。本书重点突出，阐释系统，图文并茂，可供广大从事下肢整形外科医生借鉴参考，亦可作为骨科及其他科室临床医生了解下肢矫形手术的参考资料。

译者前言

下肢关节矫形手术是骨科亚专业手术中一系列最成功的手术方式，包括关节置换、肌腱韧带重建、踝关节融合、截骨、软骨缺损及骨坏死手术等。其中，髋关节或膝关节置换术是终末期骨关节疾病最有效的手术治疗方式，可极大改善患者的功能和生活质量。两者在医学上是最具临床价值和成本效益的手术，具有广泛的循证基础。尽管如此，在具体的手术技术及围术期管理方面仍存在许多争议性的问题。如何在这些争议中寻求最佳的解决方案，对于医生和患者来说都具有重要意义。

Controversies in Orthopaedic Surgery of the Lower Limb 就是一部专门分析近年来有关下肢关节矫形手术方面各种关键争议性问题的著作。来自西班牙马德里拉巴斯大学医院骨科的 E. Carlos Rodríguez-Merchán 教授和英国伦敦帝国理工学院骨科的 Alexander D. Liddle 教授，以及在该领域具有渊博知识和丰富经验的专家们，根据最新的研究文献证据及其丰富经验，为该领域的临床实践获取了目前最重要且最新的循证基础，并找到了最佳解决方案。

对于从事下肢关节矫形手术的骨科医生来说，本书对他们在临床工作中遇到的许多争议问题进行了答疑解惑，其中包括髋膝关节置换手术的手术入路、假体固定方式、双侧是否分期手术、表面置换、截骨、单髁、金属过敏患者，以及假体周围骨折和感染等并发症的处理。此外，本书不仅分析了膝关节的前交叉韧带重建，还探讨了踝关节融合或关节置换治疗踝关节炎，以及跟腱断裂的保守和手术治疗，甚至还分析了生物标志物在骨关节炎中的应用。

本书的翻译工作得到了解放军总医院第一医学中心骨科关节外科专业青年医生的大力支持。各位译者历时半年，对本书进行了细致的翻译和审校工作，最大限度地保留了原著者的行文思路及观点。感谢中国科学技术出版社的支持与配合，同时感谢编辑团队付出的巨大努力。

尽管我们在翻译过程中力争做到准确还原原著者的观点，但由于中外术语规范及语言表达习惯有所差异，中文翻译版中可能遗有一些疏漏或欠妥之处，恳请各位同行和读者批评指正。

解放军总医院第一医学中心骨科　张国强　倪　明

原书前言

下肢关节矫形手术涵盖了骨科亚专业手术种类中一些十分成功的手术方式。髋关节或膝关节置换术是医学上最具临床价值和成本效益的手术，两者都具有广泛的循证基础。正因为如此，在下肢关节矫形手术中仍存在许多争议性的问题。在本书中，我们旨在根据最新的研究文献证据，以及每章作者的丰富经验来分析这些关键问题。我们编写本书的主要目的是在许多可能的解决方案中，为这些重要争议寻找最佳方案。

在髋关节置换术中，我们讨论了假体固定方式、双侧手术、入路［特别是直接前方入路（direct anterior approach，DAA）］、髋关节表面置换和骨坏死的处理等问题；在膝关节方面，我们探讨了软骨缺损的治疗、前交叉韧带重建、膝关节周围截骨、双侧手术、部分和全膝关节置换术、金属过敏患者的处理和重要并发症的处理，以及假体周围骨折和感染；在踝关节方面，我们探讨了融合或关节置换治疗踝关节炎，以及跟腱断裂的保守和手术治疗；此外，我们还分析了生物标志物在骨关节炎中的应用。

作为本书的作者，我们的目的是邀请在该领域具有渊博知识和丰富经验的专家，为该领域的临床实践获取到目前最重要、最新的循证基础。

E. Carlos Rodríguez-Merchán
Madrid, Spain

Alexander D. Liddle
London, UK

目　录

第1章　全髋关节置换术：骨水泥固定还是非骨水泥固定

Total Hip Arthroplasty: Cemented or Uncemented

Ana Cruz-Pardos　Ricardo Fernández-Fernández　Eduardo García-Rey　著

全髋关节置换术（total hip arthroplasty，THA）是最成功且最具成本效益的手术之一，它被认为是"20世纪的外科手术"[1]。THA的主要目标是缓解疼痛、恢复正常的髋关节功能和生物力学。

在过去的60年里，有非常多的THA假体问世，但直到1961年，J. Charnley通过引入"低摩擦关节置换术"才彻底改变了髋关节骨关节炎的治疗方法，该概念主要有3点贡献：①低摩擦关节置换术的理念；②使用丙烯酸骨水泥实现骨固定；③使用22mm股骨头与高密度聚乙烯骨水泥臼杯组成摩擦界面[2,3]。

从那时起，逐渐发展出了许多其他类型的THA假体。由于植入物设计不良、骨水泥技术不成熟，以及假体的早期松动率高（统称为"骨水泥病"）[4]，新的非骨水泥型THA在20世纪70年代末逐渐涌现[5]。

如今，现代的骨水泥型和非骨水泥型THA手术都表现出较好的长期随访效果。然而，一些争议仍然存在：哪种方法是最佳的固定方式？它们分别适用于什么情况以及哪种固定方式的并发症较少？我们在本章将讨论这些问题。最佳固定方法应由临床结果和假体在位率来确定[6]。骨水泥固定成本更低，需要更长的手术时间，并可能与一些特定的并发症有关，如骨水泥植入综合征[7]。另外，非骨水泥固定的手术时间更短，但一些严重的并发症比如应力遮挡，大腿疼痛和假体周围骨折等也更常见[8]。

一、骨水泥型和非骨水泥型THA设计

假体设计影响THA的使用寿命；因此，我们将讨论能够改善THA临床和放射学结果的最重要内容。

（一）骨水泥型髋臼杯

如今，骨水泥型髋臼杯仍保留着50年前设计时的一些特点。人们普遍认为，"理想的骨水泥型髋臼杯"必须是全聚乙烯的，其外表面有3个或4个凸起或间隔，并带有一个突出的环形塑料边。这些间隔确保在骨水泥型髋臼杯周围形成厚薄均匀的2～4mm的骨水泥壳，凸出的塑料边提供了骨水泥向骨渗透的最佳压力。髋臼骨水泥的加压与降低翻修的风险相关[9-12]（图1-1）。

（二）骨水泥型股骨柄

虽然骨水泥型股骨柄可以根据几何学、长度、形状、横截面、材料和表面分类，根据Shen

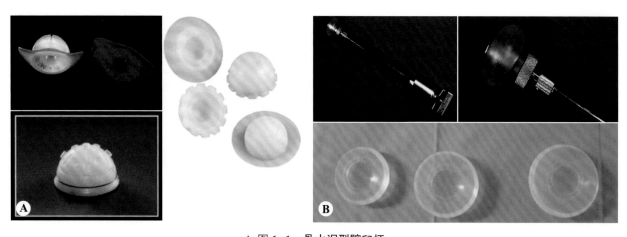

▲ 图 1-1　骨水泥型髋臼杯

A. 全聚乙烯，其外表面有 3 个或 4 个凸起或间隔，并带有一个凸出的环形塑料边；B. 髋臼加压器

和 Huiskes[13-15]，以及股骨柄荷载传递至骨水泥的方式，可将骨水泥型股骨柄分为 2 类（图 1-2）。

1. "锥形滑动设计" —— "压力锁定": Charnley, CPT (Zimmer, Warsaw. Indiana), Exeter (Stryker, Mahwah, New Jersey), C-stem (DePuy International Ltd., Leeds, United Kingdom)。

• 抛光、无领、双锥或三锥度几何形状。

• 骨水泥很好地固定在骨上，允许假体在骨水泥壳内微动。这种微动可以保护骨水泥 - 骨界面避免松动。这种假体在第一年的初始位移有 0.9～1.4mm。

• 在压力作用下，骨水泥内的锥形将轴向压力转化为骨 - 骨水泥界面处的径向压应力。

2. "组合梁设计" —— "形态锁定": Lubinus, Precoat Harris, Elite。

• Harris 学说[16]。

• 颈领和粗糙表面（磨砂、喷砂或珠状）限制股骨柄远端插入骨水泥壳内。

• 股骨柄和骨水泥之间的固定更牢固，且假体和骨水泥之间没有微动，使假体和骨水泥成为一体就像一根 "组合梁"。

• 压力直接传递到骨水泥界面，当骨水泥和骨之间的微绞索断开时，早期松动和骨溶解较常见。

• 另外，颈领可以减少股骨近端应力遮挡，降

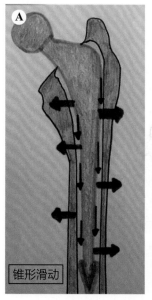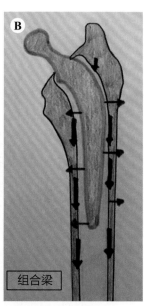

▲ 图 1-2　骨水泥型股骨柄固定原理

A. "锥形滑动设计" 剪切力传递到假体 - 骨水泥界面，通过压缩骨水泥 - 骨界面（红箭）避免沉降；B. "组合梁设计" 剪切力直接传递到骨 - 骨水泥界面（紫箭）

低股骨柄弯曲应力，并降低远端骨水泥的应力（图 1-3）。

目前普遍接受的第二代和第三代骨水泥技术是冲洗且干燥股骨髓腔，将水泥加压挤入远端堵塞的股骨髓腔，预热股骨柄和远端中置器的使用可提高骨水泥型股骨柄的固定质量和寿命[17-20]。

目前常用矩形和椭圆形横截面假体，因为矩

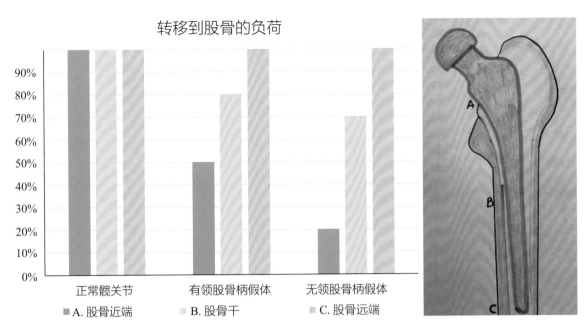

▲ 图 1-3　正常髋关节、有领和无领股骨柄假体，股骨不同部位负荷传递的情况

形横截面假体会增加应力。股骨髓腔的骨水泥技术也取决于假体的横截面形状[21]。综上所述，外科医生对于使用抛光的，还是粗糙的骨水泥型股骨柄几乎没有定论，现在有很多种具有良好长期生存率的骨水泥型股骨柄在临床中使用[15, 20-22]。

（三）非骨水泥型髋臼杯

Morscher 描述了现代 5 种类型的非骨水泥型髋臼杯[23]，按形状 / 几何学可分类为：柱形、方形、锥形、椭圆形和半球形。目前，使用最广泛的是半球形杯。它们可以是超半球形或非半球形杯同时使用以增大赤道半径。最新的非骨水泥型髋臼杯由钛合金或钽制成，通过磨砂、金属网或多孔表面技术（孔径为 100~400μm）实现生物固定，同时添加或不添加羟基磷灰石钙涂层以增强固定效果（图 1-4）。虽然非骨水泥型髋臼杯可以采用螺钉进行辅助固定，但目前非螺钉固定的趋势逐渐上升。目前的髋臼杯设计增强了压配固定，使非螺钉固定成为可能。允许髋臼杯骨长入（多孔表面内的骨形成）的条件必须要有：首先，髋臼杯表面和骨之间必须密切接触；其次，髋臼杯和宿主骨之间无任何微动；最后，髋臼杯必须

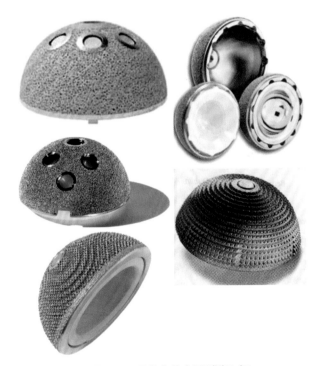

▲ 图 1-4　现代非骨水泥型髋臼杯

具有良好的外表面。

（四）非骨水泥型股骨柄

自 1979 年以来，初次非骨水泥型股骨柄的

设计一直在发展。非骨水泥的设计在几何形状和获得初始稳定性的方法方面各不相同[24]。

- 骨长入固定：股骨柄表面处理包括烧结珠、纤维网或多孔表面。
- 骨长上表面由喷砂或等离子喷涂形成。

这两种类型和表面都可以通过羟基磷灰石增强。所有涂层都是环形和连续的。钛铝钒合金是最常用的非骨水泥型股骨柄材料。根据其几何形状和固定区域可将其分为6种类型[24]（表1–1）（图1–5）。

二、骨水泥型和非骨水泥型 THA 结果

正如之前在前言中提到的，最好的 THA 固定方法仍然存在一些争议。应根据临床结果和长期随访假体在位率来确定。既往许多研究报道了骨水泥型和非骨水泥型 THA 的长期结果。表 1–2 显示了最常用的初次骨水泥型 THA 的假体在位率[25-33]，表 1–3 显示了初次非骨水泥型 THA 的假体在位率[34-40]。

	表 1–1	非骨水泥型股骨柄分类 [24]		
种 类	类别	外 形	固定方式	特 点
锥形近端固定	1	单锥	干骺区	接触一个平面：内 – 外侧
锥形近端固定	2	双锥	干骺区	在两个平面接触：内 – 外侧和前 – 后侧
锥形近端固定	3A	锥形，圆形	干骺区 – 骨干结合部	近端有涂层的圆锥形柄
锥形远端固定	3B	锥形，圆形	干骺区 – 骨干结合部和近端骨干	纵向带槽的圆锥形柄
锥形远端固定	3C	锥形，矩形	干骺区 – 骨干结合部和近端骨干	矩形截面
远端固定	4	圆柱形，全涂层	骨干区	
组合式	5		干骺区、骨干区	
弧形解剖柄	6		干骺区	

注：直柄（类别1–5），弧形解剖柄（类别6）

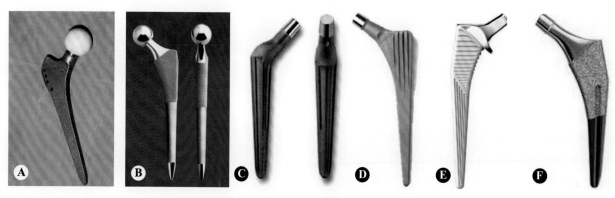

▲ 图 1–5　不同设计的非骨水泥型股骨柄

这些大多是回顾性、非随机研究，只有少数比较骨水泥型和非骨水泥型 THA 的随机对照试验[5]。因此，拥有大量 THA 和长期随访的国家关节置换登记系统可能是突显骨水泥和非骨水泥型 THA 之间差异的有用工具。

注册登记数据提供了大量关于患者的特征比如诊断、假体相关的手术信息，主要集中在髋关节翻修、结局、并发症、死亡率等方面。目前，在北美、澳大利亚、新西兰和欧洲（24 个国家）有注册登记系统。其中，最受欢迎的是瑞典（SHAR）、芬兰、挪威、澳大利亚（AOANJRR）和英格兰 – 威尔士 – 北爱尔兰（NJR）的登记系统。北欧国家（包括丹麦、瑞典、芬兰和挪威）将其数据汇集到一个单个完整的注册登记系统中（NARA）– 北欧关节置换登记协会[41]。由于这些登记是长期持续的，诸如假体在位率或植入物相关并发症等指标可以被记录下来。

在分析了不同登记系统的数据后，我们可以得出以下结论[6, 8]（表 1-4）。

- 瑞典外科医生首选骨水泥固定。10 年假体生存率分析结果表明，骨水泥假体的翻修率低于其他固定方式，如果按性别或年龄将患

作　者	假　体	关节数 （患者数）	平均年龄 （岁）	平均随访时间 （年）	假体在位率
表 1-2　骨水泥型全髋关节置换术的长期临床研究					
Berry 等[25]	Charnley	2000（1689）	63.5	25	• 77.5% 免于再手术 • 80.9% 免于任何原因翻修 • 86.5% 免于无菌性松动翻修
Hartoflakidis 等[26]	Charnley	245（205）	57	27	• 20 年：80% 免于无菌性松动翻修 • 30 年：73%
Callaghan 等[27]	Charnley	330（262）	65	最低 30 年	35 年总在位率：78%
Warth 等[28]	Charnley	93（63）	42	最低 30 年	35 年总在位率：57.6%
Prins 等[29]	Lubinus SPII	932（829）	72	10	• 98.6% 免于任何原因的翻修 • 99.4% 免于无菌性松动翻修
Keeling 等[30]	Exeter	130（107）	41.8	22	全因翻修的假体在位率为 74.9%，股骨柄无菌性松动或骨溶解翻修的假体在位率为 96.3%
Westerman 等[31]	Exeter	395（374）	67.7	最低 10 年	13.5 年时，全因翻修股骨假体在位率为 96.8%，全因翻修总在位率为 91.2%，以无菌性松动翻修为终点，假体在位率为 100%
Ling 等[32]	Exeter original	433（374）	66.8	30	免于无菌松动的股骨柄假体在位率为 93.5%，髋臼杯无菌松动翻修的假体在位率为 76.5%
Carrington 等[33]	Exeter original	325（309）	15.7		17 年内免于无菌松动的股骨和髋臼侧假体在位率分别为 100% 和 90.4%

表 1-3 非骨水泥型全髋关节置换术的长期临床研究

作 者	假 体	关节数（患者数）	平均年龄（岁）	平均随访时间（年）	假体在位率
Cruz 等 [34]	Zweymüller-Alloclassic stem and a threaded cup	50（44）	56.6	最少 25 年（25～27）	20 年：全因翻修的假体在位率为 84.1%，股骨柄无菌松动假体在位率为 95.9%，髋臼杯无菌松动假体在位率为 86.1%
Ateschrang 等 [35]	Bicontact stem	250（236）	58.1	22.8	股骨柄全因翻修假体在位率为 95.0%
Sandiford 等 [36]	Furlong system	72（60）	60	22.5	22.5 年：总在位率为 91.7%，以无菌性松动为终点的在位率为 100%
Evola 等 [37]	CSL Spotorno	92（92）	59.6	24	23 年：全因翻修的在位率为 80.2%；且 95.1% 的柄未发生无菌性松动翻修
Vidalain [38]	Corail stem	347（320）	63.3	20.9	免于任何原因翻修：股骨柄在位率为 96.8%，髋臼杯在位率为 84.4%
Kim [39]	PCA	131（119）	48.4	19.4	20 年：髋臼杯在位率为 79%，股骨柄在位率为 91%
Garcia Rey 等 [40]	Duraloc-Profile	73（82）	56.8	23～26	25 年：全因翻修在位率为 83.2%

者分层，我们不知道这些数据是否会保持不变 [42]。

- 在挪威关节登记系统中，1987—2018 年的假体在位率，经过年龄、性别和诊断调整后分析显示，非骨水泥型 THA 比骨水泥型 THA 的翻修相对风险较高（RR=1.25），比反向混合型 THA 的翻修相对风险低，RR=0.83（P＜0.001）。如果只考虑最近的新假体（2004—2018 年），骨水泥和非骨水泥之间没有显著差异（骨水泥固定 vs. 非骨水泥固定，RR=1.05，P=0.213）[43]。

- 在整个 NARA- 髋关节登记数据中，骨水泥固定是最常用的固定方法，约占 60%。国家之间的差异非常明显。在丹麦，超过 20% 的髋关节手术使用了混合固定，而在挪威，反向混合固定占了 15%。在丹麦和芬兰，约 50% 的髋关节手术都采用了非骨水泥固定技术。相反地，骨水泥固定方式在瑞典占 80%，在挪威占 65%。

- NJR 于 2018 年发布的第 15 个年度报告共记录了 992 090 例初次 THA，其中 339 220 例（34.2%）为骨水泥固定，386 042 例（38.9%）为非骨水泥固定，200 706 例（20.7%）为混合固定，25 929 例（2.6%）为反向混合固定。自 2012 年以来，最显著的特征是混合固定在初次 THA 的使用率显著增加。12 年随访的 KM 曲线分析显示，与骨水泥和混合固定相比，所有非骨水泥型 THA 具有更高

表 1–4 最常见初次 THA10 年随访数据中的累积翻修率 *			
柄 – 臼杯	Norwegian 登记系统（2019）	AOANJRR（2019）	NJR（2018）
Charnley-Charnley	n=1061 3.5%	n=630 6.3%（4.4%～8.9%）	n=10 324 3.8%（3.1%～4.1%）
Exeter-contemporary	n=2214 3.4%	n=2891 4.7%（3.9%～5.7%）	n=77 380 2.3%（2.1%～2.5%）
Lubinus-SPI-II	n=2922 3.5%		
CPT-ZCA		n=829 5%（3.4%～7.3%）	n=14 872 3.6%（3.1%～4.1%）
Corail-Pinnacle	n=3100 2.9%	n=43071 5.2%（4.8%～5.5%）	n=137 857 5.9%（5.7%～6.2%）
Summit-Pinnacle		n=4684 3.4%（2.7%～4.1%）	
Accolade-Trident		n=8573 5.6%（5.1%～6.2%）	n=26 073 4.4%（4.0%～4.9%）
Alloclassic-Alloft		n=5059 5%（4.4%～5.7%）	
Furlong-CSF		n=4688 2.3%（1.9%～2.8%）	n=22 253 2.9%（2.3%～3.6%）

AOANJRR. 澳大利亚骨科协会国家关节置换登记系统；NJR. 国家联合登记系统（英格兰 – 威尔士 – 北爱尔兰）

*. 仅考虑骨关节炎为初次诊断的登记数据

的累积翻修率（分别为 3.96% vs. 7.55% 和 4.45%）[44]。

- AOANJRR 报道了 476 994 例 THA 的数据。截至 2018 年 12 月，非骨水泥固定的使用率从 2003 年的 51.3% 增加到 2018 年的 62.8%，同时骨水泥固定使用率从 13.9% 下降到 3.0%，混合固定使用率从 34.8% 下降到 34.2%。如果我们只分析骨关节炎患者，骨水泥固定与混合固定相比翻修率没有差异。然而，非骨水泥固定比混合固定有更高的翻修率。此外，术后第一个月时非骨水泥固定比骨水泥固定有更高的翻修率，但此后无

差异[45]。

- 新西兰关节登记系统报告了从 1999 年 1 月至 2018 年 12 月的数据分析。登记的初次髋关节手术有 137 338 例，包括 1877 例髋关节表面置换手术。假体生存曲线分析显示，19 年的假体在位率，骨水泥型 THA 为 84.4%，非骨水泥型 THA 为 83.6%，混合固定 THA 为 84.03%。骨水泥固定显示较好的长期假体在位率[46]。

所有这些数据都必须谨慎采纳，因为登记系统的数据有一定的局限性；大多数登记系统仅记录与假体相关的问题，如并发症和假体在位率，

并非所有登记系统都包括患者报告的结局指标（patient reported outcome measures，PROM）。同样地，登记系统只表明了翻修风险，且只代表当地的数据。

根据这些年度报告和随机研究的数据，我们得出结论，总体上来看，初次置换中骨水泥型 THA 比非骨水泥型 THA 表现出更好的长期假体在位率。

在接下来的章节中，我们将尝试纳入患者的年龄和诊断分析数据。

（一）年龄相关结果

许多因素会影响 THA 的结局，如年龄、性别、诊断、ASA 评分、体重指数（body mass index，BMI）或所使用的假体类型。在前面的章节中，我们已经描述了一般的数据，现在我们将按患者年龄分层进行分析。基于关节登记系统的数据[6, 42-46]，75 岁以上的骨关节炎患者初次置换，骨水泥固定显示出较低的翻修率（图 1-6）；在其他年龄组中，非骨水泥固定具有较低的翻修率或者无统计学差异（表 1-5）。

- 挪威登记系统：将数据分为四个年龄组（＜55 岁、55—65 岁、65—74 岁、＞75 岁），骨水泥固定在 75 岁以上人群中翻修率最低，尽管没有统计学差异（RR 为 0.88、1.01、1.05 和 1）。在

任何年龄组中非骨水泥固定未表现出明显差异。然而，混合固定在 55—64 岁年龄段显示了较高的翻修率（RR=1.61）。

- NJR 登记系统：10 年随访显示非骨水泥固定比骨水泥固定或混合固定（按性别和年龄分层）有更高的累积翻修可能性。
- 澳大利亚登记系统：按年龄分层的翻修率显示，混合固定在所有年龄组中翻修率最低。此外，在 75 岁以上的患者中，非骨水泥固定比骨水泥固定有更高的翻修率（3.8% vs. 3.0%）。在 75 岁以下的患者中，非骨水泥固定的长期假体在位率更高（表 1-5）。
- 新西兰登记系统：在 55 岁以下和 55—64 岁年龄段患者中，非骨水泥假体的翻修率明显低于骨水泥假体（每年翻修率：0.97% vs. 1.81%，1.06% vs. 0.9%）。在 65—74 岁和＞74 岁年龄组中，混合固定和骨水泥固定的翻修率显著较低（0.37% vs. 0.74%）。

2020 年发表的一项对所有登记系统的系统回顾研究中，对患者按年龄分层后，相较于非骨水泥固定，75 岁以上的患者中骨水泥固定的总体翻修风险最低。丹麦、澳大利亚、新西兰、芬兰、英格兰和威尔士的数据亦支持该结论。在 75 岁以上的芬兰男性患者中则未观察到上述差异[47]。

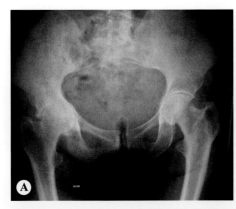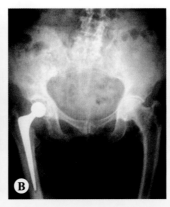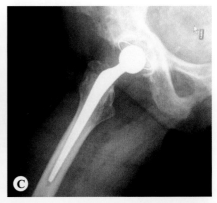

▲ 图 1-6　A. 一名 77 岁男性髋关节骨关节炎继发髋臼内陷患者的术前前后位 X 线片；B. 骨水泥型全髋关节置换术（THA）后 7 年随访时的前后位 X 线片；C. 骨水泥型 THA 术后 7 年随访时的侧位 X 线片

（二）股骨假体周围骨折

根据注册登记系统数据显示，无菌松动仍然是翻修最主要的原因[41, 42, 45, 46, 48]。迄今为止，其他翻修原因包括不稳定、股骨假体周围骨折（periprosthetic femoral fractures，PFF）和感染。众所周知，假体设计（骨水泥或非骨水泥固定）可能会导致出现这些并发症。

初次 THA 后的股骨假体周围骨折是一种灾难性的并发症，与功能受限和总死亡率增加有关。多个国家登记系统显示，与非骨水泥固定相比，骨水泥固定的股骨假体使用率越来越高且有着较低的骨折风险，尤其是在 75 岁以上的患者和 65 岁以上的女性患者中[8, 21]（表 1-6）。在一项 40 多年的大型病例系列研究中，非骨水泥型股骨柄的术中骨折比骨水泥型股骨柄更常见（1.7% vs. 0.23%）。作者还报道了手术后 30 天内非骨水泥型股骨柄假体周围骨折的发生率比骨水泥型股骨柄高 10 倍[49]。

表 1-5 Kaplan-Meier 曲线按年龄和固定方式分层分析初次 THA10 年（95%CI）累积翻修率 *

登记系统	>75 岁 骨水泥 vs. 非骨水泥	65—74 岁 骨水泥 vs. 非骨水泥	55—64 岁 骨水泥 vs. 非骨水泥	<55 岁 骨水泥 vs. 非骨水泥
Norwegian 登记系统（2019）（相对危险度）	0.68% vs. 1%	0.86% vs. 0.93%	1.02% vs. 0.97%	1% vs. 1%
AOANJRR（2019）	3% vs. 3.8%	5.4% vs. 3.2%	7% vs. 3.4%	7.6% vs. 3.7%
NJR（2018）	男：2.9% vs. 4.5% 女：1.9% vs. 3.9%	男：3.9% vs. 5.4% 女：2.9% vs. 5.5%	男：4.6% vs. 7.1% 女：3.9% vs. 6.9%	男：6.4% vs. 8.5% 女：6.0% vs. 8.2%
New Zealand（2018）（每年翻修率）	0.37% vs. 0.74%	0.69% vs. 0.64%	1.06% vs. 0.90%	1.81% vs. 0.97%

AOANJRR. 澳大利亚骨科协会国家关节置换登记系统；NJR. 国家联合登记系统（英格兰 – 威尔士 – 北爱尔兰）
*. 仅考虑骨关节炎为初次诊断的数据，数据基于挪威登记系统，相对危险度表示（RR）

表 1-6 比较骨水泥型和非骨水泥型股骨柄 THA 术后股骨假体周围骨折的发生情况数据 *

登记处	骨水泥型股骨柄	非骨水泥型股骨柄	
Nordic 关节成形术登记协会（NARA）报道（2016）	0.07%	0.47%	RR=8.72（95%CI 7.37～10.32），P<0.0005
NJR（2018）[a]	0.48%（0.45%～0.51%）	0.72%（0.68%～0.76%）	
AOANJRR（2019）[b]	• 1 年：0.1%～0.3% • 3 年：0.3%～0.5% • 5 年：0.6%	• 1 年：0.4%～0.5% • 3 年：0.5%～0.6% • 5 年：0.5%～0.6%	

AOANJRR. 澳大利亚骨科协会国家关节置换登记系统；NJR. 国家联合登记系统（英格兰 – 威尔士 – 北爱尔兰）；RR. 相对危险度
a. 每 1000 个假体每年的翻修数量
b. 累积翻修率
*. 基于国家髋关节登记系统

在 2017 年发表的一篇系统综述中，作者分析了假体的几何形状和非骨水泥型股骨柄的设计对术中和术后 PFF 风险的影响。非骨水泥型股骨柄的 PFF 发生率显著更高（$P<0.001$），特别是使用单锥和双锥形柄时，PFF 发生率最高。在骨水泥假体中，锥形滑动柄比组合梁股骨柄更有可能发生 PFF（$P=0.004$）[50]。考虑到这一点，应特别注意高危人群（女性、骨质疏松）的固定方式和股骨柄的选择。

结论

在 THA 中，假体固定的最佳选择仍是一个有争议的问题。目前骨水泥型和非骨水泥型 THA 都具有良好的长期效果。假体的选择应根据其设计、固定方式和几何形状来决定，但也应根据患者的年龄、活动水平、骨质量和畸形等因素来决定。基于关节置换登记系统的数据，非骨水泥固定与较高的翻修率相关，特别是在老年患者和女性患者中。此外，非骨水泥固定可能与假体周围骨折的发生率增加有关。因此，我们得出结论，临床结果支持在老年患者和骨质较差的患者中使用骨水泥固定。年轻患者首选非骨水泥固定。假体周围骨折在非骨水泥固定中很常见，应该在手术前告知患者这一风险。

参考文献

[1] Learmonth ID, Young C, Rorabeck C. The operation of the century: total hip replacement. Lancet. 2007;370:1508-19.

[2] Charnley J. Arthroplasty of the hip. A new operation. Lancet. 1961;27:1129-32.

[3] Charnley J. Low friction arthroplasty of the hip: theory and practice. New York: Springer; 1979.

[4] Jones LC, Hungerford DS. Cement disease. Clin Orthop Relat Res. 1987;225:192-206.

[5] Abdulkarim A, Ellanti P, Motterlini N, Fahey T, O'Byrne JM. Cemented versus uncemented fixation in total hip replacement: a systematic review and meta-analysis of randomized controlled trials. Orthop Rev. 2013;5(1):8.

[6] Stea S, Comfort T, Sedrakyan A, Havelin L, Marinelli M, Barber T, et al. Multinational comprehensive evaluation of the fixation method used in hip replacement: interaction with age in context. J Bone Joint Surg Am. 2014;17:42-51.

[7] Rutter PD, Panesar SS, Darzi A, Donaldson LJ. What is the risk of death or severe harm due to bone cement implantation syndrome among patients undergoing hip hemiarthroplasty for fractured neck of femur? A patient safety surveillance study. BMJ Open. 2014;12:1-7.

[8] Zhang C, Yan CH, Zhang W. Cemented or cementless fixation for primary hip arthroplasty—evidence from The International Joint Replacement Registries. Ann Joint. 2017;2:57.

[9] Cornell CN, Ranawat CS. The impact of modern cement techniques on acetabular fixation in cemented total hip replacement. J Arthroplast. 1986;1:157-63.

[10] Lankester BJA, Sabri O, Gheduzzi S, Stoney JD, Miles AW, Bannister GC. In vitro pressurization of the acetabular cement mantle. The effect of a flange. J Arthroplast. 2007;22:738-44.

[11] Hirose S, Otsuka H, Morishima T, Sato K. Outcomes of Charnley total hip arthroplasty using improved cementing with so-called second- and third-generation techniques. J Orthop Sci. 2012;17:118-23.

[12] Flivik G, Sanfridsson J, Önnerfält R, Kesteris U, Ryd L. Migration of the acetabular component: effect of cement pressurization and significance of early radiolucency. A randomized 5-year study using radiostereometry. Acta Orthop. 2005;76:159-68.

[13] Shen G. Femoral stem fixation. An engineering interpretation of the long-term outcome of Charnley and Exeter stems. J Bone Joint Surg Br. 1998;80:754-6.

[14] Huiskes R, Verdonschot N, Nivbrant B. Migration, stem shape, and surface finish in cemented total hip arthroplasty. Clin Orthop Relat Res. 1998;355:103-12.

[15] Scheerlinck T, Casteleyn P-P. The design features of cemented femoral hip implants. J Bone Joint Surg Br. 2006;88:1409-18.

[16] Harris WH. Long term results of cemented femoral stems with roughened precoated surfaces. Clin Orthop Relat Res. 1998;355:137-43.

[17] Harris WH, Davies JP. Modern use of modern cement for total hip replacement. Orthop Clin North Am. 1988;19:581-9.

[18] Churchill DL, Incavo SJ, Uroskie JA, Beynnon BD. Femoral

stem insertion generates high bone cement pressurization. Clin Orthop Relat Res. 2001;393:335-44.

[19] Klapach AS, Callaghan JJ, Goetz DD, Olejniczak JP, Johnston RC. Charnley total hip arthroplasty with use of improved cementing techniques: a minimum twenty-year follow-up study. J Bone Joint Surg Am. 2001;83:1840-8.

[20] Berry DJ. Cemented femoral stems: what matters most. J Arthroplasty. 2004;19(4 Suppl 1):83-4.

[21] Scanelli JA, Reiser GR, Sloboda JF, Moskal JT. Cemented femoral component use in hip arthroplasty. J Am Acad Orthop Surg. 2019;27:119-27.

[22] Kazi HA, Whitehouse SL, Howell JR, Timperley AJ. Not all cemented hips are the same: a register-based (NJR) comparison of taper-slip and composite beam femoral stems. Acta Orthop. 2019;90:214-9.

[23] Morscher EW. Cementless total hip arthroplasty. Clin Orthop Relat Res. 1983;181:76-91.

[24] Khanuja HS, Vakil JJ, Goddard MS, Mont MA. Cementless femoral fixation in total hip arthroplasty. J Bone Joint Surg Am. 2011;93:500-9.

[25] Berry DJ, Harmsen WS, Cabanela ME, Morrey BF. Twenty-five-year survivorship of two thousand consecutive primary Charnley total hip replacements: factors affecting survivorship of acetabular and femoral components. J Bone Joint Surg Am. 2002;93:500-9.

[26] Hartofilakidis GC, Lampropoulou-Adamidou KI, Stathopoulos IP, Vlamis JA. The outcome of 241 Charnley total hip arthroplasties performed by one surgeon 30 to 40 years ago. J Arthroplast. 2015;30:1767.

[27] Callaghan JJ, Bracha P, Liu SS, Piyaworakhun S, Goetz DD, Johnston RC. Survivorship of a Charnley total hip arthroplasty: a concise follow-up, at a minimum of thirty-five years, of previous reports. J Bone Joint Surg Am. 2009;91:2617-22.

[28] Warth LC, Callaghan JJ, Liu SS, Klaassen AL, Goetz DD, Johnston RC. Thirty-five-year results after Charnley total hip arthroplasty in patients less than fifty years old: a concise follow-up of previous reports. J Bone Joint Surg Am. 2014;96:1814-9.

[29] Prins W, Meijer R, Kollen BJ, Verheyen CC, Ettema HB. Excellent results with the cemented Lubinus SP II 130-mm femoral stem at 10 years of follow-up. Acta Orthop. 2014;85:276-9.

[30] Keeling P, Howell JR, Kassam AAM, Sathu A, Timperley AJ, Hubble MJW, et al. Long-term survival of the cemented Exeter Universal Stem in patients 50 years and younger: an update on 130 hips. J Arthroplast. 2020;35:1042-7.

[31] Westerman RW, Whitehouse SL, Hubble MJW, Timperley AJ, Howell JR, Wilson MJ. The Exeter V40 cemented femoral component at a minimum 10-year follow-up. Bone Joint J. 2018;100-B:1002-9.

[32] Ling RSM, Charity J, Lee AJC, Whitehouse SL, Timperley AJ, Gie GA. The long-term results of the original Exeter polished cemented femoral component. A follow-up report. J Arthroplast. 2009;24:511-7.

[33] Carrington NC, Sierra RJ, Gie GA, Hubble MJW, Timperley AJ, Howell JR. The Exeter Universal cemented femoral component at 15 to 17 years. J Bone Joint Surg Br. 2009;91:730-7.

[34] Cruz-Pardos A, García-Rey E, García-Cimbrelo E. Total hip arthroplasty with use of the cementless Zweymüller Alloclassic System. J Bone Joint Surg Am. 2017;99:1917-31.

[35] Ateschrang A, Weise K, Weller S, Stöckle U, de Zwart P, Ochs BG. Long-term results using the straight tapered femoral cementless hip stem in total hip arthroplasty: a minimum of twenty-year follow-up. J Arthroplast. 2014; 29:1559-65.

[36] Sandiford N, Doctor C, Rajaratnam SS, Ahmed S, East DJ, Miles K, et al. Primary total hip replacement with a Furlong fully hydroxyapatite-coated titanium alloy femoral component: results at a minimum follow-up of 20 years. Bone Joint J. 2013;94:467-71.

[37] Evola FR, Evola G, Graceffa A, Sessa A, Pavone V, Costarella L, et al. Performance of the CLS Spotorno uncemented stem in the third decade after implantation. Bone Joint J. 2014;96:455-61.

[38] Vidalain JP. Twenty-year results of the cementless Corail stem. Int Orthop. 2011;35:189-94.

[39] Kim YH. Long-term results of the cementless porous-coated anatomic total hip prosthesis. J Bone Joint Surg Br. 2005;87:623-7.

[40] García-Rey E, Carbonell-Escobar R, Cordero-Ampuero J, García-Cimbrelo E. Outcome of a hemispherical porous-coated acetabular component with a proximally hydroxyapatite-coated anatomical femoral component an update at 23 to 26 years' follow-up. Bone Joint J. 2019;101-B:378-85.

[41] The Nordic Arthroplasty Register Association. Annual Report 2015. http://nrlweb.ihelse.net/NARA_2015_ORIG_ny.pdf.

[42] Garellick G, Kärrholm J, Rogmark C, Herberts P, Rolfson O. Swedish Hip Arthroplasty Register—Annual Report 2017. Swedish Hip Arthroplasty Register. 2018. Svenska Höftprotesregistret. Annual reports. Göteborg: Svenska Höftprotesregistret; 2019. [Cited 2019 Apr 29]. https://shpr.registercentrum.se/shar-in-english/annual-reports/p/rkeyyeElz.

[43] Norwegian National Advisory Unit on Arthroplasty and Hip Fractures NAR. Norwegian Arthroplasty Register Annual Report 2019. Nasjonalt Register for Leddproteser; 2019.

[44] National Joint Registry. 15th Annual Report National Joint Registry for England, Wales, Northern Ireland and the Isle of Man. National Joint Registry Reports. 2018. Hemel Hempstead: NJR; 2018. http://www.njrreports. org.uk/.

[45] Australian Orthopaedic Association National Joint Replacement Registry (AOANJRR). Hip, knee & shoulder arthroplasty—Annual Report 2019. Adelaide: AOA, 2019. https://aoanjrr.sahmri.com/.

[46] New Zealand Joint Registry Annual Report EC. The New Zealand Joint Registry Annual Report Editorial Committee. New Zeal Jt Registry. 2019. https://nzoa. org.nz/nzoa-joint-registry.

[47] Bunyoz KI, Malchau E, Malchau H, Troelsen A. Has the use of fixation techniques in THA changed in this decade? The uncemented Paradox revisited. Clin Orthop Relat Res. 2020;478:697-704.

[48] Paxton EW, Cafri G, Nemes S, Lorimer M, Kärrholm J, Malchau H, et al. An international comparison of THA patients, implants, techniques, and survivorship in Sweden, Australia, and the United States. Acta Orthop. 2019;90:148-52.

[49] Abdel MP, Watts CD, Houdek MT, Lewallen DG, Berry DJ. Epidemiology of periprosthetic fracture of the femur in 32 644 primary total hip arthroplasties: a 40-year experience. Bone Joint J. 2016;98-B:468-74.

[50] Carli AV, Negus JJ, Haddad FS. Periprosthetic femoral fractures and trying to avoid them. Bone Joint J. 2017;99-B(1 Suppl A):50-9.

第2章　髋关节表面置换术还是全髋关节置换术

Hip Resurfacing Arthroplasty or Total Hip Arthroplasty

Omar Musbahi　Kartik Logishetty　Justin P. Cobb　著

对于终末期髋关节疾病患者来说，髋关节表面置换术（hip resurfacing arthroplasty，HRA）是全髋关节置换术（total hip arthroplasty，THA）的一种骨保留替代手术。髋关节表面置换的股骨假体是覆盖股骨头的金属外壳；髋臼假体通常是一个整体的金属杯。一些有缺陷的金属对金属（metal-on-metal，MoM）髋关节表面置换假体的设计会产生金属碎屑，进而引起非常高的翻修率，目前已经召回退出临床应用。由专业外科医生设计的安全性假体，持续展现出色的临床效果和使用寿命。自 2010 年以来，HRA 的临床应用量有所下降，但 HRA 最近由于应用于一些重返体育活动的知名运动员的手术治疗而出现复苏迹象，这被认为是 HRA 相对于 THA 的关键优势[1, 2]。尽管如此，THA 仍然是终末期髋关节疾病的主要治疗方法，并且 HRA 存在争议。这主要是由于 THA 患者满意度高、翻修率低，以及已建立的 THA 长期结果数据。尽管有一些证据表明 HRA 可以提供比 THA 更多的生理运动和更高水平的功能，但是 HRA 的翻修率更高，并且人们对金属病的担忧持续存在，这限制了临床应用的复苏。

一、髋关节表面置换术的历史

早期的 HRA 设计可以追溯到 20 世纪 20 年代[3]——Marius Smith-Petersen 的"铸模关节成形术"是一种起初由玻璃和人造树脂制作，最后是由钴铬钼合金（一种钴铬合金）制成的单一的、薄的临时性的半球形外壳，插在磨损的股骨头和髋臼之间。改进过程包括：Robert 和 Jean Judet 设计的由丙烯酸制成的带股骨柄的表面置换植入物；John Charnley 用聚四氟乙烯（Teflon™）制成的"双杯"关节成形术；以及后来 Edward Haboush 使用骨水泥固定的金对金人工关节假体。与 THA 相比，由于骨水泥碎裂、金属降解或聚乙烯的第三体磨损[6]，这些后来的设计表现了更差的远期结果[4, 5]。20 世纪 70 年代的进一步尝试并不成功，大直径的金属股骨头与第一代超高分子量聚乙烯（UHMWPE）组成关节界面，导致显著的骨溶解和假体松动[7]，5 年假体失败率为 66%[5]。Derek McMinn（Midland Medical Technologies, Birmingham, UK）在 20 世纪 90 年代开发了一种金对金假体，HRA 由此得到复兴。它的成功导致其被 Smith 和 Nephew（Tennessee,

USA）以伯明翰表面髋关节（Birmingham hip resurfacing，BHR）的形式收购[8]（图 2-1）。除了 BHR 之外，还出现了一系列新的 HRA，包括关节表面置换（ASR, Depuy Synthes, Warsaw, USA）。与 BHR 相比，ASR 的股骨和髋臼假体之间的径向间隙更小[9]，导致显著的金属磨损，从而引起植入物失败和周围组织损伤[10]。当 ASR 在 2010 年被召回时，10 年翻修率为 44%，临床应用的病例数已经超过 100 000 例[11]，因此被普遍认为是骨科历史上最大的灾难。由于类似的设计问题和高翻修率，其他几个 MoM HRA 植入物也被召回。目前，HRA 占髋关节置换术的概率不到 1%，其中 BHR 和 Conserve Plus implants（Wright Medical, Middlesex, UK）是最常用的[12, 13]。

二、髋关节表面置换术的适应证

股骨骨量好和对术后功能期望高的年轻患者是 HRA 的合适人选。登记数据和观察性研究表明，THA 的 25 年生存率可能低至 58%[14]，THA 翻修术后的功能结果一般。因此，HRA 适用于预期寿命可能比 THA 假体使用寿命更长的患者，随后转换为"初次"THA，这一立场得到了英国国家临床优化研究所（NICE）发布的指南支持[15]。对翻修登记结果的分析表明，HRA 的尺寸越小，翻修风险越高。考虑到这一点，女性患者在一些国家是髋关节表面置换术的禁忌证，而大多数制造商已经停止生产股骨头直径<48mm

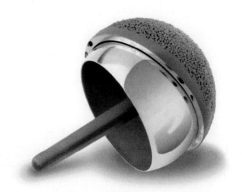

▲ 图 2-1 伯明翰表面髋关节（**Smith** 和 **Nephew**）

的产品。年龄较大是一种相对禁忌证，但存在争议。与 THA 相比，老年患者 HRA 的翻修风险较低，但 HRA 的益处可能较少[12, 13]。因此，目前围绕实施 HRA 手术的争议包括年龄，性别和疾病相关的禁忌证，并且仅限熟练的外科医生才能实施 HRA 手术。

（一）性别

女性更容易出现髋关节发育不良和较小尺寸的股骨头，但这两者并非只有女性会发生。它们是 HRA 手术失败的预测因素，因为较小的假体尺寸和不安全的髋臼杯放置角度更容易导致 HRA 假体的边缘受力和磨损[16-18]。这种临床观察结果的生物力学原理很简单，虽然金属的厚度是恒定的，但随着假体尺寸的减小，覆盖角度也随之迅速减小，使得边缘受力更有可能发生[19]。一项系统评价纳入了 10 项关于金对金 HRA 的研究，将女性患者确定为不良结局的独立危险因素[20]。特别是发生局部组织不良反应（adverse local tissue reaction，ALTR）（OR=5.7）和翻修（OR=2.5）的概率增加[20]。

比较不同大小的金对金 HRA 与 THA 的假体在位率的登记数据显示，使用大尺寸股骨头的两种假体在男性患者中的假体在位率相似[21]。在使用小尺寸股骨头的男性患者中，表面置换的假体在位率更低。55 岁男性患者使用 46mm 股骨头假体进行表面置换预测 5 年翻修率为 4.1%，使用 54mm 股骨头假体进行表面置换预测 5 年翻修率则为 2.6%，使用骨水泥固定的金属对聚乙烯 THA 的 5 年翻修率为 1.9%[21]。相比之下，在同一研究中，55 岁女性患者预测 5 年翻修率为 8.3%。女性也更容易患上骨质疏松症——导致股骨颈骨折或股骨柄下沉[22]。因此，HRA 的翻修风险与年龄、性别、股骨头尺寸大小、髋关节形态以及与年龄相关的骨质量之间存在复杂的关系。

（二）手术技术

HRA 在技术上被认为是比 THA 更具挑战性

的手术。除了选择合适的患者外，手术技术直接决定了手术结果。准确地植入（特别是在股骨头的大小和放置，以及髋臼假体的放置角度方面），分别与股骨骨折和局部组织不良反应的风险相关。金对金假体的股骨柄在内翻对线时会抵住股骨颈或留下暴露的皮质骨，这样可能导致股骨骨折[23]，而 HRA 的髋臼杯被放置在前倾角大于 50°~55° 的位置时会引起更高水平的血清金属离子释放和炎性假瘤的产生[24]。

根据 Nunley 等的研究结果，对于有经验的 THA 外科医生，需要经历 25 例 HRA 手术的学习曲线才能实现减少并发症和稳定手术效果[25]。可能需要更多的手术经验才能更可靠地放置假体位置（75~100 例）[26]，尽管计算机导航可能会减少异常值[27, 28]。北欧人工关节登记协会的登记数据显示，每年进行 100 例以上 HRA 手术的医院进行翻修的风险较低[29]。认识到这种漫长的学习曲线和高手术量医学中心的保护作用，HRA 在法国只能在指定医院由经过学会培训的外科医生开展，每年实施 50 多例 HRA 手术。自 2013 年实施上述规定以来，法国的 5 年翻修率降为 1%[30]。

（三）骨量

目前大量的研究围绕确定安全实施 HRA 手术所需的股骨头的最小体积和质量的主题展开。系列病例研究显示金对金 HRA 假体在股骨头坏死 / 缺血性坏死的患者中具有良好的假体生存率[30, 31]，在年轻患者中与 THA 的结果相当[32]。然而，对于股骨头晚期病变、股骨头侧骨缺损或 Kerboul 角较大的患者，其 HRA 手术的结局不太可预测[33]。骨移植的非骨水泥固定 HRA 手术可避免骨水泥引起的热损伤风险，可能是更安全的选择[34]。一些研究报道了对类风湿关节炎（rheumatoid arthritis，RA）患者实施 HRA 手术治疗时，其临床结果是可接受的[35, 36]。由于肾脏疾病是 RA 的常见结局，这可能会损害患者从金对金的 HRA 假体中清除金属离子的能力，因此建议谨慎手术治疗。

三、髋关节表面置换术与全髋关节置换术的比较

（一）安全性

一项大型的基于登记数据倾向性评分匹配的研究显示，THA 和 HRA 之间的安全性差异显著且有利于 HRA[37]，这一结论证实了 BHR 设计者的早期研究[38]。在校正了年龄、性别、合并症、功能缺失、医生手术量和手术年份后，与骨水泥型 THA 相比，HRA 的 10 年死亡风险比为 0.5；与非骨水泥型 THA 相比 HRA 的 10 年死亡风险比为 0.55。残余混杂是一个值得考虑的主要因素，因为这是观察研究数据，但尽管金属离子反应、"钴中毒"和更高的翻修率等问题广为人知，但当以患者死亡为终点时，HRA 似乎比 THA 更安全。

（二）翻修

对于所有患者（包括召回的假体），HRA 的 10 年累积翻修率为 8%~11%，而 THA 为 4%~7%[12, 13]。目前唯一可用的表面置换假体［BHR、Conserve Plus 和 Adept（MatOrtho）］10 年翻修率为 5%~8%[12, 13]。一项澳大利亚关节登记研究对年龄＜ 65 岁的患者进行了研究，将 4790 例股骨头尺寸≥ 50mm 的接受了 BHR 置换手术的患者与 2696 例接受了现代 THA 的患者进行了比较[39]。澳大利亚人工关节登记处报道了更高的全因翻修率（风险比 2.8），其中 HRA 特别容易发生假体松动和假体周围骨折，但没有提到标准化死亡率的显著差异（HRA 为 5.5%，THA 为 5.9%）[40]。同样，难以解释患者选择中残留的混杂偏差——接受 HRA 的患者往往更活跃，这可能会增加骨折风险和磨损率，从而缩短假体寿命并增加翻修率。与翻修初次 THA 相比，外科医生在不满意的 HRA 患者翻修为 THA 的门槛也可能较低。假体周围骨折的处理方式不同：HRA 下方的股骨颈骨折通常通过翻修进行治疗，并由人工关节登记系统记录，而 THA 术后的 Vancouver B 型

和 C 型骨折通常保留假体，因此不会出现在关节登记系统数据中。接受 HRA 翻修的患者可以获得与初次置换手术相似的术后功能状态和生活质量[41]，尽管年轻患者翻修 THA 后的结局并非如此[42]。从历史上看，由于局部软组织破坏，在女性患者当中，因炎性假瘤引起的 HRA 翻修手术的结果较差[43]。

（三）患者报告结果评估

比较 HRA 与 THA 的随机对照实验未能证明短期内牛津髋关节评分或西安大略大学和麦克马斯特大学骨关节炎指数（Western Ontario and McMaster Universities osteoarthritis index，WOMAC）有任何显著性差异[44-46]。两项比较 HRA 与 THA 的系统评价同样得出结论，HRA 在临床结果方面没有优势[47, 48]。这些研究中使用的患者报告结果评估具有严重的上限效应：针对全髋置换和表面置换的无对照研究报道的两种手术方式的模态得分均为 100%[49, 50]。

在 HRA 之后，有一系列恢复包括极限铁人三项[51]在内的高强度活动的病例报道[2]，尽管大多数人会从事低强度的运动[52]。对于 THA，英国和美国的外科医生普遍达成共识[53, 54]，大多数人可以进行骑自行车等中等强度的运动，但很少有人推荐慢跑等高强度的运动。很少有 HRA 和 THA 患者恢复运动的直接比较。使用 UCLA 髋关节评分的 Meta 分析表明[55]，与 THA 相比，接受髋关节表面置换的患者更有可能恢复高水平的活动[56]。

（四）生物力学

HRA 比 THA 更有效地恢复原生髋关节的生物力学。与 THA[56]相比，HRA 通过保持股骨头和股骨颈的形状、结构，实现对下肢长度和偏距的可靠恢复，并且使得股骨的负重模式更加符合解剖学的要求[57]。同时，维持骨密度可减少股骨近端的应力遮挡[56, 58]。通过恢复股骨头大小，HRA 恢复了关节囊的生物力学和跳跃距离[59]，

根据登记数据研究，与 THA 相比，HRA 的早期脱位风险降低了 2～4 倍[13]。步态分析显示，与 THA 患者相比，HRA 患者的步态更正常[60]和最高行走速度更快[46, 61]。在一侧下肢为 HRA 而另一侧下肢行 THA 手术的患者中，HRA 侧下肢承受更大的负重并以更大的力量活动[60]。在一项随机临床试验中，HRA 术后患者行走的步态对称且行走速度更快，而 THA 术后的患者无法以同样快的速度行走，并且过度增加他们健侧髋关节的负重，反而减轻术侧下肢的负担[62]。HRA 在站立位平衡方面[46, 63, 64]或在舒适步行速度下的步态对称性[46, 65]方面并没有比 THA 更具优势——这进一步证明了 HRA 特别有益于更活跃患者的论点。HRA 可以给患者提供比 THA 更稳定的单腿站立，这可能是由于保留了股骨近端及其周围软组织，并且保持了与原生髋关节关节相似的股骨头尺寸[64]。然而，一项测量 HRA 与 THA 术后患者本体感觉的研究显示两者的差异不大[63]。

Silva 等比较了一系列未匹配的 THA 和 HRA 患者的术前和术后 X 线片[66]。THA 可能更适用于术前双下肢不等长＞10mm 或需要改变股骨偏距的患者。

四、髋关节表面置换术后的患者监测

在英国，药品和保健品监管机构（Medicines and Healthcare Products Regulatory Agency，MHRA）建议对使用 Birmingham 或 Conserve 以外（两者都被骨科数据评估小组 ODEP 评为 10A）的假体进行金对金髋关节表面置换术的患者或选用的人工股骨头直径＜50mm 的患者进行常规监测，以识别假体松动、磨损或假瘤形成（图 2-2）。异常金属离子浓度，可疑的影像学表现或临床功能的下降将提示需要通过超声或磁共振进行进一步检查[67]。相反，ODEP 10A HRA 患者的随访方式与现代 THA 相同。对于使用 48mm 直径的人工股骨头进行 HRA 手术的男性，需要

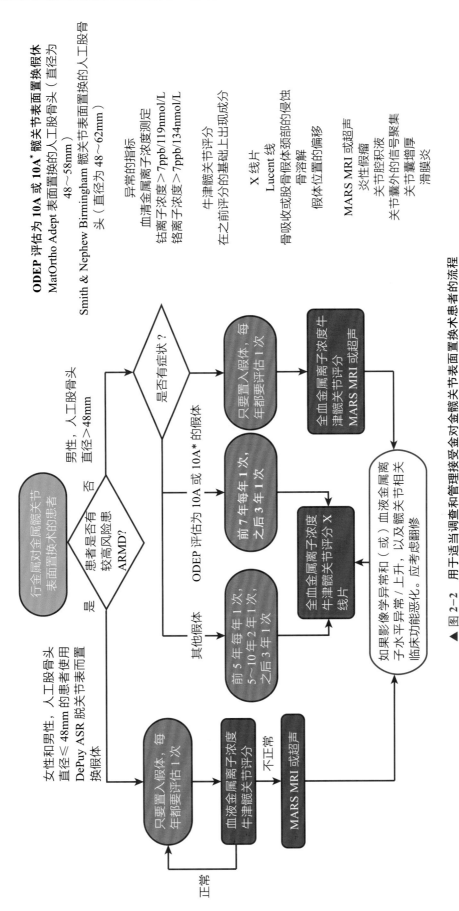

▲ 图 2-2　用于适当调查和管理接受金对金髋关节表面置换术患者的流程

ARMD. 对金属碎屑的不良反应；ODEP. 骨科器械评估小组；MARS MRI. 金属伪影序列磁共振成像；ppb. 十亿分率

对他们进行更加严密的监测，就像对于那些使用了已经退市产品的患者一样。

五、髋关节表面置换术的未来

目前 HRA 的局限性主要与材料和设计有关，而不是功能结果。新型 HRA 假体包括高交联聚乙烯上的金属[68-70]和陶瓷上的陶瓷[71,72]，这可

以避免继发于金属碎片的并发症。

结论

对于想要重返运动的活跃人士来说，髋关节表面重修仍然是一种安全有效的选择，但由于设计和材料的限制，目前它的使用仅限于体型较大的男性。

参考文献

[1] Fouilleron N, Wavreille G, Endjah N, Girard J. Running activity after hip resurfacing arthroplasty: a prospective study. Am J Sports Med. 2012;40:889-94.

[2] Girard J, Miletic B, Deny A, Migaud H, Fouilleron N. Can patients return to high-impact physical activities after hip resurfacing? A prospective study. Int Orthop. 2013;37:1019-24.

[3] Amstutz H, Le Duff M. Background of metal-on-metal resurfacing. Proc Inst Mech Eng H J Eng Med. 2006;220:85-94.

[4] Head WC. Wagner surface replacement arthroplasty of the hip. Analysis of fourteen failures in forty-one hips. J Bone Joint Surg. 1981;63-A:420-7.

[5] Jolley MN, Salvati EA, Brown G. Early results and complications of surface replacement of the hip. J Bone Joint Surg. 1982;64-A:366-77.

[6] Willert H-G, Bertram H, Buchhorn GH. Osteolysis in alloarthroplasty of the hip. The role of bone cement fragmentation. Clin Orthop Relat Res. 1990;258:108-21.

[7] Kabo J, Gebhard J, Loren G, Amstutz H. In vivo wear of polyethylene acetabular components. J Bone Joint Surg. 1993;75-B:254-8.

[8] McMinn D, Treacy R, Lin K, Pynsent P. Metal on metal surface replacement of the hip: experience of the McMinn prosthesis. Clin Orthop Relat Res. 1996;329:S89-98.

[9] Laaksonen I, Donahue GS, Madanat R, Makela KT, Malchau H. Outcomes of the recalled articular surface replacement metal-on-metal hip implant system: a systematic review. J Arthroplast. 2017;32:341-6.

[10] Cohen D. Revision rates for metal on metal hip joints are double that of other materials. BMJ (Clinical Research Ed). 2011;343:d5977.

[11] Wales NJRoEa. NJR 16th Annual Report. 2019.

[12] Australian Orthopaedic Association National Joint Replacement Registry. Hip, knee & shoulder arthroplasty: 2018 Annual Report. AOA; 2018. https://aoanjrr. sahmri. com.

[13] National Joint Registry for England W, Northern Ireland and the Isle of Man. 15th Annual Report, 2018: surgical data to 31 December 2017. 2018. www.njrreports.org.uk.

[14] Evans JT, Evans JP, Walker RW, Blom AW, Whitehouse MR, Sayers A. How long does a hip replacement last? A systematic review and meta-analysis of case series and national registry reports with more than 15 years of follow-up. Lancet (London, England). 2019;393:647-54.

[15] Excellence NIfC. Total hip replacement and resurfacing arthroplasty for end-stage arthritis of the hip 2014. https://www.nice.org.uk/guidance/ta304.

[16] Liu F, Gross TP. A safe zone for acetabular component position in metal-on-metal hip resurfacing arthroplasty: winner of the 2012 HAP PAUL award. J Arthroplast. 2013;28:1224-30.

[17] Amstutz HC, Le Duff MJ, Johnson AJ. Socket position determines hip resurfacing 10-year survivorship. Clin Orthop Relat Res. 2012;470:3127-33.

[18] Matthies AK, Henckel J, Cro S, Suarez A, Noble PC, Skinner J, et al. Predicting wear and blood metal ion levels in metal-on-metal hip resurfacing. J Orthop Res. 2014;32:167-74.

[19] Jeffers JR, Roques A, Taylor A, Tuke MA. The problem with large diameter metal-on-metal acetabular cup inclination. Bull NYU Hosp Jt Dis. 2009;67:189-92.

[20] Haughom BD, Erickson BJ, Hellman MD, Jacobs JJ. Do complication rates differ by gender after metal-on-metal hip resurfacing arthroplasty? A systematic review. Clin Orthop Relat Res. 2015;473:2521-9.

[21] Smith AJ, Dieppe P, Howard PW, Blom AW. Failure rates of metal-on-metal hip resurfacings: analysis of data from the National Joint Registry for England and Wales. Lancet (London, England). 2012;380:1759-66.

[22] Shimmin AJ, Back D. Femoral neck fractures following Birmingham hip resurfacing. J Bone Joint Surg. 2005;87-B:463-4.

[23] Beaule PE, Dorey FJ, LeDuff M, Gruen T, Amstutz HC.

Risk factors affecting outcome of metal-on-metal surface arthroplasty of the hip. Clin Orthop Relat Res. 2004;418:87-93.

[24] Grammatopoulos G, Pandit H, Glyn-Jones S, McLardy-Smith P, Gundle R, Whitwell D, et al. Optimal acetabular orientation for hip resurfacing. J Bone Joint Surg. 2010;92-B:1072-8.

[25] Nunley RM, Della Valle CJ, Barrack RL. Is patient selection important for hip resurfacing? Clin Orthop Relat Res. 2009;467:56-65.

[26] Nunley RM, Zhu J, Brooks PJ, Engh CA Jr, Raterman SJ, Rogerson JS, et al. The learning curve for adopting hip resurfacing among hip specialists. Clin Orthop Relat Res. 2010;468:382-91.

[27] Cobb JP, Kannan V, Brust K, Thevendran G. Navigation reduces the learning curve in resurfacing total hip arthroplasty. Clin Orthop Relat Res. 2007;463:90-7.

[28] Seyler TM, Lai LP, Sprinkle DI, Ward WG, Jinnah RH. Does computer-assisted surgery improve accuracy and decrease the learning curve in hip resurfacing? A radiographic analysis. J Bone Joint Surg. 2008;90(Suppl 3):71-80.

[29] Seppanen M, Makela K, Virolainen P, Remes V, Pulkkinen P, Eskelinen A. Hip resurfacing arthroplasty: short-term survivorship of 4,401 hips from the Finnish Arthroplasty Register. Acta Orthop. 2012;83:207-13.

[30] Girard J, Lons A, Ramdane N, Putman S. Hip resurfacing before 50years of age: a prospective study of 979 hips with a mean follow-up of 5.1years. Orthop Traumatol Surg Res. 2018;104:295-9.

[31] Amstutz HC, Le Duff MJ. Hip resurfacing for osteonecrosis: two- to 18-year results of the Conserve Plus design and technique. Bone Joint J. 2016;98-B:901-9.

[32] Sayeed SA, Johnson AJ, Stroh DA, Gross TP, Mont MA. Hip resurfacing in patients who have osteonecro-sis and are 25 years or under. Clin Orthop Relat Res. 2011;469:1582-8.

[33] Park CW, Lim SJ, Kim JH, Park YS. Hip resurfacing arthroplasty for osteonecrosis of the femoral head: implant-specific outcomes and risk factors for failure. J Orthop Translat. 2020;21:41-8.

[34] Pyda M, Koczy B, Widuchowski W, Widuchowska M, Stołtny T, Mielnik M, et al. Hip resurfacing arthroplasty in treatment of avascular necrosis of the femoral head. Med Sci Monit. 2015;21:304-9.

[35] Clement ND, Breusch SJ, Biant LC. Lower limb joint replacement in rheumatoid arthritis. J Orthop Surg Res. 2012;7:27.

[36] Morse KW, Su EP. Hip resurfacing arthroplasty for patients with inflammatory arthritis: a systematic review. Hip Int. 2017;28:11-7.

[37] Kendal AR, Prieto-Alhambra D, Arden NK, Carr A, Judge A. Mortality rates at 10 years after metal-on-metal hip resurfacing compared with total hip replacement in England: retrospective cohort analysis of hospital episode statistics. BMJ (Clinical Research Ed). 2013;347:f6549.

[38] McMinn DJ, Snell KI, Daniel J, Treacy RB, Pynsent PB, Riley RD. Mortality and implant revision rates of hip arthroplasty in patients with osteoarthritis: registry based cohort study. BMJ (Clinical Research Ed). 2012;344:e3319.

[39] Stoney J, Graves SE, de Steiger RN, Rainbird S, Kelly BTL, Hatton A. Is the survivorship of Birmingham hip resurfacing better than selected conventional hip arthroplasties in men younger than 65 years of age? A study from the Australian Orthopaedic Association National Joint Replacement Registry. Clin Orthop Relat Res. 2020;478(11):2625-36.

[40] Association AO. Australian Orthopaedic Association National Joint Replacement Registry Annual Report 2020. https://aoanjrr.sahmri.com/documents/10180/689634/2020+Mortality+Following+Primary+Hip+and+Knee+Arthroplasty.

[41] Amstutz HC, Le Duff MJ. What are the results of revised hip resurfacing arthroplasties? Bone Joint J. 2020;102-B:1289-96.

[42] Adelani MA, Crook K, Barrack RL, Maloney WJ, Clohisy JC. What is the prognosis of revision total hip arthroplasty in patients 55 years and younger? Clin Orthop Relat Res. 2014;472:1518-25.

[43] Pandit H, Glyn-Jones S, McLardy-Smith P, Gundle R, Whitwell D, Gibbons CL, et al. Pseudotumours associated with metal-on-metal hip resurfacings. J Bone Joint Surg. 2008;90:847-51.

[44] Garbuz DS, Tanzer M, Greidanus NV, Masri BA, Duncan CP. The John Charnley Award: metal-on-metal hip resurfacing versus large-diameter head metal-on-metal total hip arthroplasty: a randomized clinical trial. Clin Orthop Relat Res. 2010;468:318-25.

[45] Costa ML, Achten J, Parsons NR, Edlin RP, Foguet P, Prakash U, et al. Total hip arthroplasty versus resurfacing arthroplasty in the treatment of patients with arthritis of the hip joint: single centre, parallel group, assessor blinded, randomised controlled trial. BMJ. 2012;344:e2147.

[46] Lavigne M, Therrien M, Nantel J, Roy A, Prince F, Vendittoli P-A. The John Charnley Award: the functional outcome of hip resurfacing and large-head THA is the same: a randomized, double-blind study. Clin Orthop Relat Res. 2010;468:326-36.

[47] Jiang Y, Zhang K, Die J, Shi Z, Zhao H, Wang K. A systematic review of modern metal-on-metal total hip resurfacing vs standard total hip arthroplasty in active young patients. J Arthroplast. 2011;26:419-26.

[48] Smith TO, Nichols R, Donell ST, Hing CB. The clinical and radiological outcomes of hip resurfacing versus total hip arthroplasty: a meta-analysis and systematic review. Acta Orthop. 2010;81:684-95.

[49] Stulberg BN, Trier KK, Naughton M, Zadzilka JD. Results and lessons learned from a United States hip resurfacing investigational device exemption trial. J Bone Joint Surg Am. 2008;90(Suppl 3):21-6.

[50] Vail TP, Mina CA, Yergler JD, Pietrobon R. Metal-on-metal

hip resurfacing compares favorably with THA at 2 years follow-up. Clin Orthop Relat Res. 2006;453:123-31.

[51] Girard J, Lons A, Pommepuy T, Isida R, Benad K, Putman S. High-impact sport after hip resurfacing: the Ironman triathlon. Orthop Traumatol Surg Res. 2017;103:675-8.

[52] Banerjee M, Bouillon B, Banerjee C, Bathis H, Lefering R, Nardini M, et al. Sports activity after total hip resurfacing. Am J Sports Med. 2010;38:1229-36.

[53] Bradley BM, Moul SJ, Doyle FJ, Wilson MJ. Return to sporting activity after total hip arthroplasty—a survey of members of the British Hip Society. J Arthroplast. 2017;32:898-902.

[54] Klein GR, Levine BR, Hozack WJ, Strauss EJ, D'Antonio JA, Macaulay W, et al. Return to athletic activity after total hip arthroplasty. Consensus guidelines based on a survey of the Hip Society and American Association of Hip and Knee Surgeons. J Arthroplast. 2007;22:171-5.

[55] Naal FD, Impellizzeri FM, Leunig M. Which is the best activity rating scale for patients undergoing total joint arthroplasty? Clin Orthop Relat Res. 2009;467:958-65.

[56] Hellman MD, Ford MC, Barrack RL. Is there evidence to support an indication for surface replacement arthroplasty? A systematic review. Bone Joint J. 2019;101-B:32-40.

[57] Kishida Y, Sugano N, Nishii T, Miki H, Yamaguchi K, Yoshikawa H. Preservation of the bone mineral density of the femur after surface replacement of the hip. J Bone Joint Surg. 2004;86-B:185-9.

[58] Gerhardt DMJM, Hannink G, Rijnders T, van Susante JLC. Increase in physical activity after resurfacing hip arthroplasty is associated with calcar and acetabular bone mineral density changes. Hip Int. 2017;27:140-6.

[59] Logishetty K, van Arkel RJ, Ng KCG, Muirhead-Allwood SK, Cobb JP, Jeffers JRT. Hip capsule biomechanics after arthroplasty: the effect of implant, approach, and surgical repair. Bone Joint J. 2019;101-B:426-34.

[60] Aqil A, Drabu R, Bergmann JH, Masjedi M, Manning V, Andrews B, et al. The gait of patients with one resurfacing and one replacement hip: a single blinded controlled study. Int Orthop. 2013;37:795-801.

[61] Mont MA, Seyler TM, Ragland PS, Starr R, Erhart J, Bhave A. Gait analysis of patients with resurfacing hip arthroplasty compared with hip osteoarthritis and standard total hip arthroplasty. J Arthroplast. 2007;22:100-8.

[62] Gerhardt DMJM, Mors TGT, Hannink G, van Susante JLC. Resurfacing hip arthroplasty better preserves a normal gait pattern at increasing walking speeds compared to total hip arthroplasty. Acta Orthop. 2019;90:231-6.

[63] Larkin B, Nyazee H, Motley J, Nunley RM, Clohisy JC, Barrack RL. Hip resurfacing does not improve proprioception compared with THA. Clin Orthop Relat Res. 2014;472:555-61.

[64] Szymanski C, Thouvarecq R, Dujardin F, Migaud H, Maynou C, Girard J. Functional performance after hip resurfacing or total hip replacement: a comparative assessment with non-operated subjects. Orthop Traumatol Surg Res. 2012;98:1-7.

[65] Petersen MK, Andersen NT, Mogensen P, Voight M, Soballe K. Gait analysis after total hip replacement with hip resurfacing implant or Mallory-head Exeter prosthesis: a randomised controlled trial. Int Orthop. 2011;35:667-74.

[66] Silva M, Lee KH, Heisel C, Dela Rosa MA, Schmalzried TP. The biomechanical results of total hip resurfacing arthroplasty. J Bone Joint Surg. 2004;86-A:40-6.

[67] Agency MHPR. Medical Device Alert 2017. https://assets.publishing. service. gov. uk/media/ 5954ca1ded915 d0baa00009b/MDA-2017-018_Final.pdf.

[68] Pritchett JW. Hip resurfacing with a highly cross-linked polyethylene acetabular liner and a titanium nitride-coated femoral component. Hip Int. 2018;28:422-8.

[69] McMinn DJ, editor. New materials for hip resurfacing: why choose X-linked PE on metal? London: International Society of Technology in Arthroplasty Annual Meeting 2018; 2018.

[70] Treacy RBC, Holland JP, Daniel J, Ziaee H, McMinn DJW. Preliminary report of clinical experience with metal-on-highly-crosslinked-polyethylene hip resurfacing. Bone Joint Res. 2019;8:443-50.

[71] Cobb JP, Halewood C, Wozencroft R, Logishetty K, Jeffers JR, Clarke S. H1 anatomic ceramic hip resurfacing: results of a 20 patient safety study. London: International Society of Technology in Arthroplasty Annual Meeting 2018; 2018.

[72] de Villiers D, Richards L, Tuke M, Collins S. Ceramic resurfacing: the future and challenges. Ann Joint. 2020;5(12).

第 3 章 双侧全髋关节置换术：一期还是二期

Bilateral Total Hip Arthroplasty: One-Stage or Two-Stage

Ricardo Fernández-Fernández Ana Cruz-Pardos Eduardo García-Rey 著

1971 年，Jaffe 和 Charnley 首次报道了一期双侧全髋关节置换术（total hip arthroplasty，THA），共 50 例连续患者。其结论是一期双侧 THA 手术并发症的风险略高，但单次麻醉、住院时间和康复期更短是其优势。多个研究显示双侧 THA 并发症风险没有增加 [1-5]。双髋手术在 90 年代末和世纪之交变得流行起来。在纽约特种外科医院，双髋手术量从每年 20 例增加到 70 例 [1, 6]。然而，对双髋一期手术安全性的担忧依然存在。

脊椎低压麻醉的引入、术前纠正合并症、手术技术改进减少了术中出血，再加上血栓预防指南的制订，共同降低了 THA 术后不良反应和并发症发生率。这重新激发了人们对双侧髋关节骨关节炎使用一期双侧 THA 的兴趣。

Ritter 报道，自从采用降压麻醉以来，髋关节置换术失血量明显减少。1978 年，单侧 THA 输血量需求从 3 个单位下降到 0.5 个单位，双侧 THA 输血量从 6 个单位下降到 3 个单位。自从采用新的预防策略，静脉炎和肺栓塞的发生率也显著降低 [7,8]。

同期双侧 THA 的优点是提高了成本效益，同时并发症风险并未升高。康复和重返工作岗位所需的时间显著减少。双侧终末期髋关节骨关节炎伴重度屈曲挛缩时，行一侧 THA，对侧髋关节会影响术后康复。双侧手术的另一个适应证是单侧术后出现明显的肢体不等长。

一些研究显示，与分期双侧 THA 相比，同期双侧 THA 的死亡率或主要并发症发生率更高 [8-12]。同期双侧 THA 适用于合并症较少的年轻患者。全髋关节置换术的并发症风险与患者的术前状况有关。对患者风险进行评估最常用的是美国麻醉医师协会（American Society of Anesthesiologists，ASA）评分，被认为是同期双侧 THA 围术期死亡率的唯一独立预测因子 [9]。因此，大多数研究采用 ASA 评分来衡量各组之间的术前差异。一般来说，医生认为同期双侧 THA 仅适用于 ASA 评分低的患者。然而，无论 ASA 评分高低，在并发症发生率上并不总是表现出有差异 [10]。

分期双侧 THA 的最佳时机仍有争议。间隔 1 周时恢复更快，但由于合并症增加，住院时间延长 [13-15]。然而，由于分期双侧 THA 住院时间延长，缺乏关于继发并发症的信息。通常情况下，二期 THA 会推迟，直到患者的身体状况恢复到基线水平 [12]。

一、临床结果

大多数研究报道了同期和分期双侧 THA 结果均良好 [11, 13-18]。双髋关节严重畸形或屈曲挛缩时，单侧 THA 后康复会受影响。然而在临床工作中，双侧严重畸形患者的比例很低。在一些双髋受累的病例中，一侧 THA 会产生明显的肢体不等长，必须纠正以利于步态康复。与分期或单侧全髋关节置换术相比，同期双侧手术疼痛评分无差异，但允许更大范围的髋关节屈曲。如果术前髋关节僵硬，手术后运动范围改善更多[3, 14, 15]。一些作者报道，双侧全髋关节置换术后异位骨化的发生率高于单侧，因此活动范围略差[2]。

一些患者同时双侧 THA 会影响康复。Houdek 报道同期或分期手术后出院回家的患者比例无差异[16]。Lindberg 和 Larsen 采用快速康复方案，术后 6 天让同期双侧 THA 患者出院回家[17]。然而，其他研究报道了前路同期双侧 THA 后出院回家的比例较低[12]。尽管患者更年轻，但同期组只有 53% 的患者能出院回家，分期组两次手术的平均间隔时间为 8 个月，80% 的患者出院后能够回家[13]。在 Parvizi 等的研究中，出院到康复病房的患者比例也有所不同。双侧 THA 组为 96%，单侧 THA 组为 74%[18]。

有些研究未报道患者的结果评价[19]，也有很多研究报道了双侧 THA 的 Harris 评分或 Merled' Aubigné and Postel 评分，同期双侧 THA 的结果相当[13, 18, 20–23]。仅有少数作者分析了生活质量评分，同期双侧 THA EuroQol 指数和 EQ-5DVas 评分更高[22]。然而，大多数研究无法证实单侧和双侧手术患者自评结果有差异[22, 24, 25]。

二、死亡率

死亡率增加是同期双侧 THA 需要关注的问题之一[25-28]。早期的研究结果大多与目前的临床指南差异较大。在最近的一项研究中，Houdek 等将 94 例同期双侧 THA 患者与分期双侧 THA 患者进行配对，结果显示两组的死亡率无差异。但本研究患者的平均年龄为 52 岁，正常人群中该年龄组的死亡率亦较低[16]。

THA 术后死亡率随着时代发展逐渐下降。Hunt 报道 2003 年 THA 90 天死亡率为 0.56%，而 2011 年仅为 0.29%[29]。Partridge 等的研究纳入了超过 50 万例全髋关节术，90 天死亡率从 2005 年的 0.60% 降至 2014 年的 0.15%，尽管后者的 Charlton 共病指数更高[30]。围术期管理的优化、脊椎低压麻醉、机械和药物血栓预防以及微创手术技术有助于降低死亡率[29]。这些成果扩大了全髋关节置换术的适应证，让更多身体条件差的患者能接受此手术。80 岁以上、合并症更多的患者数量正在增加。该年龄组发生医疗并发症的风险更高[31]。>80 岁年龄组的死亡率为 2.5%，而<70 岁年龄组仅为 0.2%[32]。

对年龄、性别和其他合并症进行调整后，THA 围术期死亡率仍和多种疾病有关：缺血性心脏病［比值比（OR）=2.3，95%CI 2.1～2.7，$P<0.001$］、胰岛素依赖型糖尿病（OR=2.8，95%CI 2.2～2.8，$P<0.001$）、非胰岛素依赖型糖尿病（OR=1.4，95%CI 11.2～1.6，$P<0.001$），以及慢性阻塞性肺疾病（OR=2.8，95%CI 2.4～3.3，$P<0.001$）[30]。

目前全髋关节置换术后的主要死亡原因是心血管事件（心肌梗死或心力衰竭），其次是脑血管和血栓栓塞事件[33, 34]。下呼吸道感染和肾衰竭与 THA 术后死亡相关。然而，肾衰竭通常与其他合并症和疾病有关，可能不是独立的死亡因素。既往合并症应仔细术前评估，予以解决[30]。

老年人群因髋关节炎拟行 THA 的患者，其合并症比整个患骨关节炎的人群少[33]。在计划行同期双侧 THA 的患者中也可观察到类似的选择偏倚。这些患者更年轻、身体更好，体重指数较低，因此适合同期双侧手术。

多项 Meta 分析显示，同期双侧 THA 与分期手术的死亡率差异无统计学意义[27, 34]。但是死亡率取决于随访时间，以及患者组的年龄。在瑞典人工髋关节登记处（1992—2012 年）的回顾性分析中，同期双侧 THA 的患者更年轻，多为男性，ASA 分级较低[26]。

THA 术后死亡率低[29, 33]。因此，许多比较同期双侧和分期双侧手术死亡率的研究效力不足且缺乏对照组[27, 34]。人工关节登记系统样本量足够大，可用来检测两者的差异[26]。大多数研究比较的是同期双侧 THA 与单侧 THA 的死亡率[10]。报道分期双侧手术死亡率的研究较少[20, 35]。到目前为止，关节登记中心的数据研究尚未发现同期双侧手术的死亡率异常[26]。然而，英国人工关节登记中心的最新分析报告称，同期双侧 THA 组的死亡率为 0.4%，而分期组为 0.1%[36]。

三、并发症发生率

THA 是一种安全的手术，并发症发生率为 3%[30]。既往报道显示，同期双侧 THA 与分期双侧或单侧 THA 的全身并发症无显著差异[3, 5, 18, 20, 21, 35, 37, 38]。理论上，分期手术患者出现并发症的风险更高，因为涉及两次麻醉手术[39]。Meta 分析数据显示，同期双侧 THA 血栓栓塞事件（深静脉血栓形成和肺栓塞）的发生率降低。住院人次减半，因此发病率降低[27]。

在广泛采用机械和药物血栓预防措施之前，血栓栓塞事件是全髋关节置换术后死亡的首要原因。股骨扩髓时，血管内皮损伤和凝血因子释放，激活了凝血级联反应。与单侧 THA 相比，同期双侧 THA 的手术时间、组织损伤和静脉淤滞均增加了一倍。由于这些原因，一些作者报道称同期双侧手术，发生深静脉血栓形成和肺部事件风险更高[5, 6]。

Wroblewski 等总结了 1980—1986 年进行的 18 104 例骨水泥型 THA，致死性栓塞发生率为 0.67%（122 例死亡）[40]。遵循血栓预防指南、使用腰麻和早期活动降低了重大血栓栓塞事件的发生率。目前数据显示，肺栓塞发生率为 0.55%，而致死性肺栓塞发生率仅为 0.018%[30]。

Babis 等在一项 Meta 分析中研究了同期与分期双侧 THA 术中血栓栓塞事件的风险。5868 例同期双侧与分期双侧或单侧 THA 进行比较，未发现深静脉血栓及肺栓塞发生率有统计学差异[41]。然而，许多研究纳入的同期双侧患者更年轻、更健康，对于比较深静脉血栓和肺栓塞的发生率差异，这算是一种选择偏倚。

Berend 等 2005 年报道了同期双侧 THA 血栓栓塞事件的风险更高。在一个包括 900 例同期双侧 THA 与 450 例单侧 THA 的研究中，作者发现前者比后者肺栓塞发生率高，分别为 1.6% 与 0.7%，$P < 0.001$。然而，该组病例涵盖了 1970—1997 年的患者，手术均在全麻下进行，而血栓预防在 1986 年发生显著变化。因此，本组患者招募时间过长可能会引入偏倚，使样本同质性欠佳。作者也发现研究的早期患者死亡率较高，尤其是在老年组（平均 69.8 岁 vs. 62.3 岁）[42]。

2 年后，Berend 和 Lombardi 在另一项研究中纳入了 277 例双侧 THA 患者，采用一种非骨水泥固定型假体。同期手术患者更年轻，体重指数更小，男性比例高。同期组手术失血量及输血需求均更多，70% 的患者出现不良反应，而分期手术患者只有 40%。同期组翻修或因并发症而需再次手术的人数也更多[13]。Garland 在研究了瑞典髋关节登记处数据后，也报道了同期双侧翻修风险较高。然而，经年龄、性别、诊断和植入物类型修正后，差异无统计学意义[26]。

同期双侧 THA 通常输血率更高[9, 10, 12, 18, 19, 21, 43]。Houdek 等报道同期和分期手术结果没有差异，然而同期组 40% 的患者需要异体输血，尽管本组患者平均年龄仅为 52 岁[16]。同一作者和 Alfaro-Adrian 还报道了同期比分期双侧 THA 的心血管和消化系统并发症发生率高[18, 44]。Alfaro-Adrian 还提到两组的输血需求没有差异。血液管理策略的引入降低了双侧 THA 的输血要求。虽然自体血回输不推荐用于单侧 THA，但其用于同期双侧手术是有益的[37, 44]。

并发症研究大多是回顾性的。Parvizi 等进行了一项前瞻性研究，包括 50 例同期双侧和 50 例单侧 THA，两组并发症发生率无明显差异，双侧组输血率更高。然而，在作者医院，既往有心肌梗死、肺栓塞、脑血管疾病或活动性心肺疾病的患者未纳入同期双侧组[18]。在另一项 400 例同期双侧与 400 例单侧 THA 匹配的回顾性研究中，双侧组并发症更常见，脱位风险更高（住院期间脱位率分别为 1.6%、0.5%）[9]。

Swanson 等报道，ASA 评分是 THA 发生并发症的唯一独立预测因素，并建议仅在患者 ASA 评分为 1 分或 2 分时行双侧手术[9]。然而，在近期的一项同期双侧与单侧 THA 的对比研究中，尽管 ASA 两组均变化很大，但 Kim 发现两组患者的并发症风险无统计学差异[13]。

全髋关节置换术并发症发生率较低，因此需要大量患者来验证同期和分期双侧手术的风险差异。Partridge 分析了 2507 例同期双侧 THA 与 9915 例分期手术（双侧间隔 3～6 个月）。同期手术患者明显更年轻，男性比例高，具有相近的 Charlson 共病指数。然而，他们出现肺栓塞、肺部感染、心肌梗死和肾衰竭的风险升高。同期双侧手术患者总住院时间显著缩短。调整年龄、性别和合并症后，同期手术并发症风险升高的比值比分别为肺栓塞 3.4，心肌梗死 4.6，胸部感染 2.7，住院期间死亡 6.2[36]。

表 3-1 显示了 2005 年之前发表的，同期双侧 THA（SimBTHA）与分期双侧 THA（StgBTHA）或单侧 THA（UTHA）的对比结果。表 3-2 是 2005 年之后发表的。

四、手术技术

多数医生常用一种手术技术。全麻或脊椎麻醉后，先做症状更重的一侧髋关节。完成一侧后，无菌敷料覆盖。再重新刷手、消毒进行对侧手术。后外侧入路和前外侧入路最常用，结果相当[10, 42]。

骨水泥型股骨柄比非骨水泥型股骨柄更能激活凝血级联反应。因此，一些医生喜欢在双侧手术时使用非骨水泥型股骨柄[9]。Kim 在一项前瞻性随机研究中发现，2 种固定方式的血栓并发症没有显著差异[45]。其他研究中也有类似报道[20]。然而，一个连续病例研究，使用同一种非骨水泥型股骨柄，发现同期双侧手术并发症更多[13]。Meta 分析显示，同期双侧 THA，无论采用骨水泥固定还是非骨水泥固定，出血量无显著差异[19]。

微创入路减少软组织创伤，理论上手术时间更短、失血量更少[46]。有文献报道微创双侧 THA 血红蛋白水平平均下降约 5g/dl[46]。同期手术中已经介绍了情况较好的肢体功能不全[13, 22]。

直接前入路在过去 10 年里越来越受欢迎。直接前入路术后功能恢复更快，下肢长度差异更小，脱位风险更低[47]。对于双侧手术，患者体位无须改变，节省了时间，而常规翻台需 15min[18]。分析微创手术对于同期双侧 THA 优势的研究很少，多数仅是短期随访的回顾性研究，临床结果优良，并发症发生率相当[15, 22, 46, 48-52]。前入路近年来越来越受推崇。在 325 例同期双侧 THA 的患者中，Tamaki 报道出现主要并发症仅 0.9%，只有 1 例患者需要输血[49]。

Kim 等对股骨头坏死患者进行了回顾性研究，采用后外侧入路，与分期组相比，同期组中第二侧手术臼杯放置更准确[22]。来自瑞典人工关节登记处的数据表明，同期双侧 THA 翻修风险升高[26]。Amstultz 也发现一期双侧手术翻修率更高，因此他不推荐此做法[53]。

仰卧位微创同期双侧 THA 可缩短手术时间。目前的血液管理策略结合微创入路可提高同期手术的安全性。当患者 Hb＜14g/dl 时，Petridis 和 Nolde 给予术前补铁和促红细胞生成素治疗、使用自体血回输和关闭切口前局部应用氨甲环酸。130 例患者术前平均血红蛋白为 14.3g/dl，术后降至 11.3g/dl。仅 5.4% 的患者需要异体输血，平均失血量为（518±144）ml[54]。

同期双侧 THA 结果是否会受到手术量的影响。来自英国人工关节登记处的数据表明，多数同期双侧 THA 是在手术量较低的医院进行的，每年不超过 5 例患者。手术量大的医院通常会选择更年轻的患者，且合并症更少。手术量低的医院死亡率为 0.7%，而手术量大的医院无死亡发生，可能与患者选择有关[36]。这一结果表明，同期双侧手术应尽量在手术量更多的医院进行，因为临床结果更好、并发症发生率和死亡率更低[26, 55-57]。表 3-3 列出了微创同期双侧 THA 的

表 3-1　研究类型、随访时间、成本－有效性、临床结果、死亡率和并发症

作者（年份）	患者数量（年份）	研究类型	随访时间	成本－有效性	临床结果	死亡率	并发症
Ritter 等, Randolph（1976）	100 SimBTHA vs. 50 UTHA	• 前瞻性 • 对照性	2~5 年	未分析	• 特殊外科医院髋关节评分 • 更短的住院时间（21 天 vs. 15 天）	没有差异	• 骨化性肌炎 • 血栓性静脉炎 12% • 2 次失血
Ritter 等, Stringer（1980）	392 SimBTHA vs. 427 UTHA（1971—1978）	• 回顾性 • 配对对照性		<30% 总费用	• 特殊外科医院髋关节评分 • UTHA 后更好的活动度（16.4 天 vs. 13.9 天）	• 没有差异 • UTHA 后更好的活动	• 异位妊娠发病率更高 • 僵直（36% vs. 25%）
Salvati 等（1978）	122 SimBTHA	回顾性		未分析	没有差异	• 没有差异 • 1 例死亡	• 没有差异 • 失血量增加 1/3
Alfaro-Adrian 等（1999）	95 SimBTHA vs. 107 StgTBHA（1989—1995）	回顾性	X	医疗费用减少 17%（9300 美元 vs. 11 200 美元）	• 没有差异 • Chamley 髋关节评分 • 更短的住院时间(35%)	没有差异	• 没有差异 • 输血率更高
Egli 等（1996）	• 128 SimBTHA • 126 StgBTHA <6 周 • 256 StgBTHA 6 周~6 个月	回顾性	1.5 年	医院成本减少 30%	更短的住院时间（5~6 天）	没有差异 Sim BTHA 后更好行走	没有差异
Shih 等（1985）	• 20 SimBTHA • 15 StgBTHA（1979—1982）	X	12 个月	医院成本减少 10%	更短的住院时间（18 天 vs. 27 天）	没有差异	没有差异
Bracy 等, Wroblewski（1981）	400 SimBTHA	回顾性			没有差异	没有差异	肺栓塞发病率较高
Cammisa 等（1988）	35 SimBTHA	前瞻性			没有差异	没有差异	没有差异
Ilyas 等 Moreau（2002）	36 SimBTHA（1990—1998）		平均 5.7 年（2~10）			没有差异	镰刀细胞病安全
Egol 等（1998）	60 SimBTHA		49 个月		没有差异	没有差异	30% 异位骨化
Welters 等（2002）	70 SimBTHA（1992—1998）	回顾性			• 没有差异 • 类风湿患者活动度更差	没有差异	没有差异

2005 年前的文献汇总。同期双侧全髋关节置换术（SimBTHA）与分期双侧全髋关节置换术（StgBTHA）或单侧全髋关节置换术（UTHA）的对比研究，还包括部分髋关节成形术

表 3-2 研究类型、随访时间、成本 - 有效性、临床结果、死亡率和并发症

作者（年份）	患者数量（年份）	研究类型	随访时间	成本 - 有效性	临床结果	死亡率	并发症
Berend 等（2005）	900 SimBTHA vs. 450 StgBTHA（1970—1997）	• 回顾性 • 匹配对照性	27 年	没有差异	HHS 没有差异	3.1% vs. 4%（1 年）	>血栓栓塞性疾病
Parvizzi 等（2006）	100 SimBTHA vs. 50 UTHA（1998—1999）	• 前瞻性 • 匹配性 • 匹配对照性 • 排除标准（合并有其他疾病）	4.2 年（2~5.6）	未分析	• HHS • SF-36 量表 • 更短的住院时间（2.25 天 vs. 4 天） • 下肢更接近等长	没有差异	• 更高的输血率（20% vs. 10%） • 更多的转院至康复中心
Bhan 等（2006）	83 SimBTHA vs. 85 StgBTHA（1996—2001）	• 随机性 • 前瞻性	60 个月	未分析	• HHS 没有差异 • 更短的住院时间（7.25 天 vs. 10 天）	没有死亡	• 没有差异 • 更高的输血率
Swanson 等（2006）	400 SimBTHA vs. 400 UTHA（1987—2000）	• 回顾性 • 匹配对照性		未分析	未分析	没有差异	• 并发症发生率更高 • ASA 评分预测并发症发病率
Parvizzi 等（2006）	196 SimBTHA vs. 196 StgBTHA（1997—2004）	• 回顾性 • 对照性	6 个月	<30% 总费用	• HHS 没有差异 • 更短的住院时间（4.3 天 vs. 8.1 天）	没有差异	StgBTHA 更多的并发症，更高输血率更多转院至康复中心
Berend 等（2007）	334 SimBTHA vs. 220 StgBTHA（1997—2005）	回顾性	—	• 医院报销比例 <28% • 外科医生收入 <15%	• 更短的住院时间（3.9 天 vs. 5.6 天） • 相近的临床结果（HHS）	未分析	• >失血 • >不利影响 • SimTHA 术后康复情况更差（71.3% vs. 42%） • >后续手术
McBryde 等（2007）	37 同期平复术 vs. 55 分期平复术（1994—2006）	回顾性	2.5 年	住院费用减少 35%	更短的住院时间（5 天）	Oxford 髋关节评分没有差异	没有差异
Tsiridis 等（2008）	2063 SimBTHA（1960—2003）	Meta 分析		SimBTHA 在经济上更有效	SimBTHA 的住院时间更短	没有差异	• DVT 和 PE 没有差异 • SimBTHA 的输血率更高

（续表）

作者（年份）	患者数量（年份）	研究类型	随访时间	成本-有效性	临床结果	死亡率	并发症
Kim 等（2009）	1956 SimBTHA vs. 1666 UTHA（1994—2002）	• 连续性 • 回顾性	平均 10.5 年（5~14 年）	未分析	HHS	没有差异（0.31% vs. 0.18%）	• 高风险和低风险的 ASA 评分没有差异 • SimBTHA 的输血率更高
Aghayev 等（2010）	• 247 SimBTHA vs. 737 StgBTHA，<6 个月 • 835 StgBTHA，6 个月~5 年（1965—2002）	前瞻性数据的事后分析	未分析	未分析	6 个月至 5 年 SimBTHA 比 StgBTHA 有更好的 HHS	没有差异	6 个月至 5 年的 StgBTHA 有更多的并发症
Amstutz 等（2011）	75 同期平复术 vs. 87 分期平复术（1996—2006）	回顾性	7 年	未分析	• 更短的住院时间 • UCLA • HHS • SF-12 量表	没有差异	Sim 组的翻修率更高
Lindberg-Larsen 等（2013）	• 206 SimBTHA vs. 740 StgBTHA，<6 个月 • 414 StgBTHA 6~18 个月（2010—2011）	• 回顾性 • 国家患者注册		未分析	更短的住院时间（4 天 vs. 6 天）	没有差异	没有差异
Romagnoli 等（2013）	126 SimBTHA vs. 97 UTHA（2001—2011）	• 回顾性 • 匹配对照性		未分析	SimBTHA 的住院时间更短	没有差异	• 没有差异 • 失血量更多 • 输血率相近
Kim 等（2017）	126 SimBTHA vs. 120 StgBTHA（2007—2013）	• 连续性 • 回顾性	60.2 个月	医院费用<16%	• SimBTHA > EuroQol5D > HHS • 更短的住院时间（10.5 天 vs. 18.7 天） • 下肢更接近于等长	没有差异	SimBTHA 的并发症更少
Houdek 等（2017）	188 SimBTHA vs. 188 StgBTHA（2000—2013）	• 回顾性 • 匹配对照性	平均 4 年（2~15 年）	成本减少 28%	住院时间减少<23%（4.6 天 vs. 5.9 天）	在 f-u 期间没有差异（6.4% vs. 19%）	• 没有差异（13.8% vs. 18.1%） • ASA 评分无影响 • 输血率（39% vs. 34%）

（续表）

作者（年份）	患者数量（年份）	研究类型	随访时间	成本 – 有效性	临床结果	死亡率	并发症
Huang 等（2019）	33 516 SimBTHA vs. 84 998 StgBTHA	Meta 分析	未分析	未分析	未分析	没有差异	• SimBTHA 更少发生 DVT、肺栓塞和肺部并发症 • 脱位率和感染率无差异
Tan 等（2019）	256 SimBTHA vs. 256 StgBTHA（2013—2016）	• 回顾性 • 多中心（26 所医院）ASA 评分 <2分的队列研究	90 天	没有差异	更短的住院时间（8.7 天 vs. 12.1 天）	没有差异	• 没有差异 • 更高输血率（49% vs. 10%）
Taheriazam 等（2019）	180 SimBTHA vs. 180 StgBTHA（2008—2011）	前瞻性随机研究（ASA I 或 ASA II）	1 年	未分析	• HHS 没有差异 • 更短的住院时间（4.9 天 vs. 9.8 天）	没有死亡	没有差异

2005 年后的文献汇总，同期双侧全髋关节置换术（SimBTHA）与分期双侧全髋关节置换术（StgBTHA）或单侧全髋关节置换术（UTHA）的结果对比，还包含 2 个双侧髋关节表面置换术研究。临床评分包括 Harris 髋关节评分（HHS）和 Oxford 髋关节评分。DVT. 深静脉血栓；PE. 肺栓塞

表 3-3 微创同期双侧全髋关节置换术的系统综述

作者（年份）	患者数量（年份）	研究类型	随访类型	成本 - 有效性	临床结果	死亡率	并发症
Seol 等（2005）MIS 双切口技术	147 SimBTHA vs.59 StgBTHA（2004—2009）	· 回顾性 · 病例对照性	34.4 个月（12～112个月）	<18% 总医疗费用	· HHS · Womac 评分 · 更短的住院时间（14.6 天 vs. 25.3 天）	没有差异	· 没有差异 · 更高的输血率
Divanji 等（2009）MIS 双切口技术	124 SimBTHA（2003—2006）	· 回顾性 · 无对照组	41 个月	未分析	· HHS · Womac 评分 · 12.9 天	没有差异	· 没有差异 · 2 假体周围骨折
Parcells 等（2015）DAA	22 SimBTHA vs. 22 UTHA（2013—2014）	· 回顾性 · 连续匹配性	12.9 个月	未分析	在 HHS 和住院时间上没有差异	没有差异	更高的输血率（23% vs. 5%）
Tamaki 等（2016）DAA	325 SimBTHA（2012—2014）	· 回顾性 · 无对照组	2 年	未分析	未分析	没有死亡	· 0.9% 的局部并发症 · 无全身并发症
Yoshii 等（2016）DAA	250 SimBTHA vs. 304 UTHA（2013—2014）	· 回顾性 · 连续性	12.5 个月	未分析	在 SimBTHA 的 JHEQ 和 VAS 上有明显改进	没有差异	没有差异
Martin 等（2016）DAA	12 SimBTHA vs. 12 UTHA（2013—2014）	回顾性		住院费用减少 16%（主要是在手术室）	未分析	没有差异	没有差异
Kutzner 等（2017）MIS Watson Jones（前外侧）	54 SimBTHA	前瞻性队列研究	2 年	未分析	· HHS · VAS	未分析	· 1 例大转子骨折 · 1 例 DVT
Petridis-Nolde（2017）DAA	130 SimBTHA（2011—2014）	· 回顾性两中心 · 无对照组	2 年	未分析	· HHS · HAAS · FLZ · 7.4 天	没有死亡	· 无并发症 · 7.4% 的输血率
Villa 等（2019）DAA	· 61 SimBTHA · 143 StgBTHA，<1年 · 143 StgBTHA，>1年（2010—2016）	· 回顾性 · 连续性 · <75 岁少数共病		未分析	更长的住院时间（<1 年，SimBTHA 2.61 天，StgBTHA 2.06 天；>1 年，SimBTHA 1.63 天）		· 多的不利影响 · 更高的输血率（45.9% vs. 7%） · 更高概率转移至康复中心

几种不同入路包括直接前路手术（DAA）、微创手术（MIS）双切口技术、改良 Watson Jones（前外侧）。临床评分包括：Harris 髋关节评分（HHS）、视觉模拟评分（VAS）、生活满意度问题（FLZ）、高功能人工关节评分（HAAS）和日本骨科协会髋关节疾病评估问卷（JHEQ）。StgBTHA. 分期双侧全髋关节置换术；SimBTHA. 同期双侧全髋关节置换术

相关研究。

图 3-1 显示一例移位的股骨头骺端溶解后遗症。图 3-2 显示假软骨发育不全伴双髋退行性改变。图 3-3 显示双侧股骨头坏死。

五、成本效益

需行 THA 的患者越来越多，社会经济负担越来越大。约 20% 的患者双侧髋关节受累均需置换[36]。同期双侧 THA 具有成本效益，可以减少麻醉时间、住院时间和康复时间。

Houdek 等在一项对照研究中报道，同期双侧与分期双侧 THA 相比，由于手术和住院时间缩短，总费用降低了 27%[16]。Egli 等报道同期双侧 THA 可节省 30% 的费用[3]。还有许多研究认为双侧手术费用更低，Meta 分析继续证实了这些结果[13, 16, 17, 19, 22, 28, 48, 58]。但最近 Tan 的研究发现，同期或分期手术的费用没有显著差异，尽管同期组住院时间更短，但输血率高 5 倍。高龄是住院费用较高的相关因素[43]。

最早的同期双侧 THA 研究报道费用降低不超过 10%[20]。在 1992 年后医保政策调整，同期双侧 THA 的第二侧报销减少 50%[59]。有学者认为同期双侧 THA 可能减少医院和医生的收入[13]。然而，缩短住院和康复时间可降低卫生系统总成本。单次麻醉下的双侧 THA 可缩短 27% 的手术时间，以及 28% 的总住院时间[2, 3, 20, 60]。一些学者主张严格选择患者，使用快速康复路径，进行同期双侧 THA[17]。

结论

分析人工关节注册中心数据和当前的临床实践，不到 1% 的双侧髋关节骨关节炎进行了同期双侧 THA。其原因在于担心并发症发生率更高。然而，文献数据并没有支持这一观点[3, 5, 8, 18, 20, 21, 35, 37, 44]。英国国家卫生服务中心的最新数据显示，2005—2014 年，仅 0.6% 的双侧 THA 在同一天进行。这是首次英国全国范围内的、大样本量患者的对比研究[36]。

Garland 研究瑞典人工髋关节登记处数据发现，1992—2012 年，42 238 例双侧 THA，仅 1680 例在同一天完成（2008 年后登记的有 ASA 评分，包括 15 226 例患者，450 例同期双侧手术）。经年龄、性别、诊断和假体固定修正后，90 天死亡率无差异，但 75 岁以上男性患者 90 天死亡率较高。近年来同时置换的患者比例较低[26]。

Mayo 医院每年初次 THA 超过 1000 例，仅 1.4% 的双侧 THA 同期进行[16]。这表明，尽管有文献支持，但医生与患者通常首选分期 THA。同期 THA 的患者通常更健康，且髋关节严重残疾，在单侧置换后需要持续康复。当医生面对双侧髋关节受累的患者时，必须考虑其身体状态、合并疾病等总体状况，以评估同期 THA 和分期 THA 的潜在风险。

2008—2019 年发表的三项 Meta 分析发现，同期 THA 和分期 THA 的血栓并发症和脱位率无显著差异。并且，Tsiridis 将单侧 THA 组的深静脉血栓和脱位率加倍，使各组更具可比性[19, 27, 34]。最近的一项 Meta 分析纳入了 1995—2015 年发表的同期 THA 与分期 THA 文献。共 17 000 余例同期 THA，其血栓栓塞事件在内的主要全身并发症风险更低，手术时间更短，死亡率、感染或心肺并发症无统计学差异[39]。但这 13 篇文献中，只有 1 篇是前瞻性随机对照研究，而回顾性研究占 11 篇[61]。

对于更年轻、健康状况更佳、合并症很少的患者，同期双侧 THA 是比较安全的。大多数研究显示，围术期死亡率、并发症发生率、翻修或再次手术风险无差异。90 天时后，死亡率降至患者同龄群体基线水平[33]。如果排除 Charlson 共病指数 >0 的患者，大部分死亡和并发症是可以避免的[36]。单次麻醉同期双侧 THA 成本效益高，可降低住院时间，提高手术室利用率。然而，需要更多样本量，进行前瞻性对照研究，以得出明确结论。

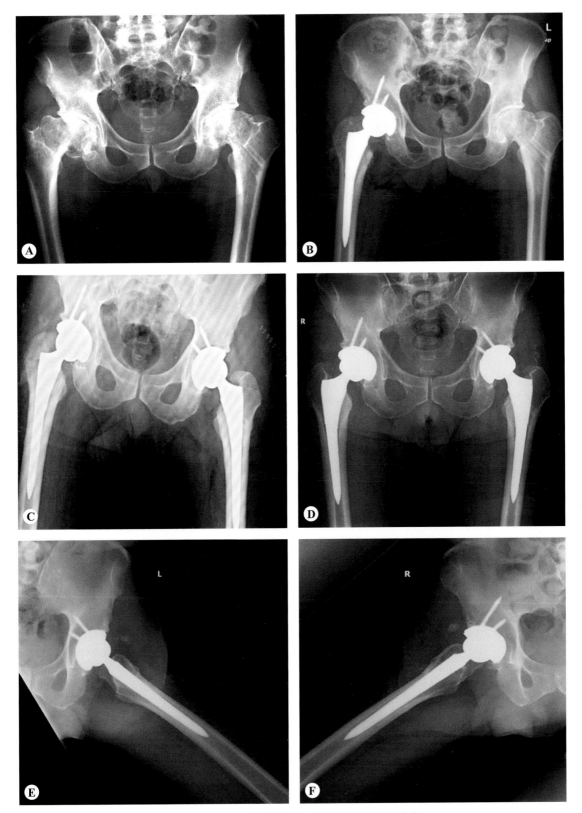

▲ 图 3-1 **53 岁男性患者，股骨头骺滑脱后遗症**

出现严重的腹股沟疼痛，Harris 评分为 29 分，双髋关节屈曲挛缩均为 10°（A）；右侧非骨水泥型 THA，陶瓷对陶瓷假体（B）；一期手术后 3 个月，左髋 THA；VAS 和生活质量评分直到二期手术后才改善（C）。10 年随访 X 线片显示假体良好（D 至 F）

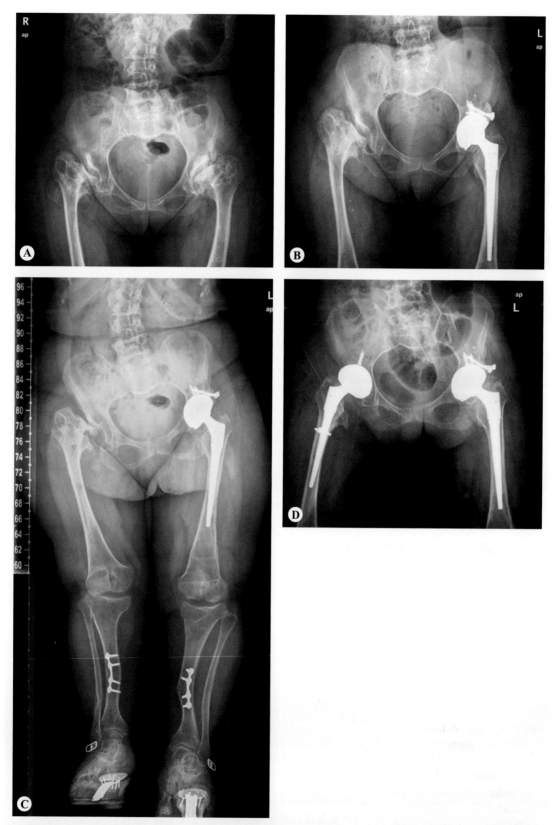

▲ 图 3-2　57 岁女性患者，假性软骨发育不全伴双髋关节严重退变（A）；先行左髋 THA，组配式股骨柄＋双动髋臼杯（B）；患者出现严重的下肢不等长，康复困难（C）；直到右髋 THA 后行走功能才恢复好（D）

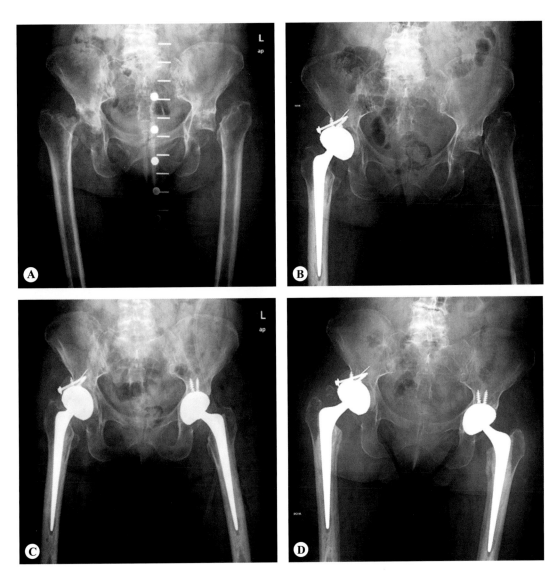

▲ 图 3-3　**59 岁女性，X 线片示双侧股骨头坏死（A），患者有类风湿关节炎病史，接受激素和托法替尼治疗。患者还有慢性贫血、充血性心力衰竭和慢性阻塞性肺病。右髋 THA，使用骨水泥型股骨柄及双动髋臼杯（B）；患者出现医院获得性肺炎并发症，静脉应用抗生素 2 周后恢复。1 个月后，左髋 THA（C）。1 年随访 X 线片示假体位置良好（D）**

参考文献

[1] Salvati EA, Hughes P, Lachiewicz P. Bilateral total hip-replacement arthroplasty in one stage. J Bone Joint Surg Am. 1978;60:640-4.

[2] Ritter MA, Stringer EA. Bilateral total hip arthroplasty: a single procedure. Clin Orthop Relat Res. 1980;149:185-90.

[3] Eggli S, Huckell CB, Ganz R. Bilateral total hip arthroplasty: one stage versus two stage procedure. Clin Orthop Relat Res. 1996;328:108-18.

[4] Cammisa FP, O'Brien SJ, Salvati EA, Sculco TP, Wilson PD, Ranawat CS, et al. One-stage bilateral total hip arthroplasty.

A prospective study of perioperative morbidity. Orthop Clin North Am. 1988;19:657-68.

[5] Bracy D, Wroblewski BM. Bilateral Charnley arthroplasty as a single procedure. A report on 400 patients. J Bone Joint Surg Br. 1981;63-B:354-6.

[6] Ritter MA, Randolph JC. Bilateral total hip arthroplasty: a simultaneous procedure. Acta Orthop Scand. 1976;47:203-8.

[7] Macaulay W, Salvati EA, Sculco TP, Pellicci PM. Single-stage bilateral total hip arthroplasty. J Am Acad Orthop Surg. 2002;10:217-21.

[8] Ritter M. Bilateral total hip arthroplasty: a single procedure. Clin Orthop Relat Res. 1980;149:185-90.

[9] Swanson KC, Valle AGD, Salvati EA, Sculco TP, Bottner F. Perioperative morbidity after single-stage bilateral total hip arthroplasty: a matched control study. Clin Orthop Relat Res. 2006;451:140-5.

[10] Kim Y-H, Kwon O-R, Kim J-S. Is one-stage bilateral sequential total hip replacement as safe as unilateral total hip replacement? J Bone Joint Surg Br. 2009;91-B:316-20.

[11] Aghayev E, Beck A, Staub LP, Dietrich D, Melloh M, Orljanski W, et al. Simultaneous bilateral hip replacement reveals superior outcome and fewer complications than two-stage procedures: a prospective study including 1819 patients and 5801 follow-ups from a total joint replacement registry. BMC Musculoskelet Disord. 2010;11:245.

[12] Villa JM, Pannu TS, Higuera CA, Suarez JC, Patel PD, Barsoum WK. Hospital adverse events and perioperative outcomes in bilateral direct anterior approach total hip arthroplasty. J Arthroplast. 2020;35:762-6.

[13] Berend KR, Lombardi AV, Adams JB. Simultaneous vs staged cementless bilateral total hip arthroplasty. J Arthroplast. 2007;22:111-5.

[14] Welters H, Jansen I, Simon JP, Devos J. One-stage bilateral total hip replacement: a retrospective study of 70 patients. Acta Orthop Belg. 2002;68:235-41.

[15] Yoshii T, Jinno T, Morita S, Koga D, Matsubara M, Okawa A, et al. Postoperative hip motion and functional recovery after simultaneous bilateral total hip arthroplasty for bilateral osteoarthritis. J Orthop Sci. 2009;14:161-6.

[16] Houdek MT, Wyles CC, Watts CD, Wagner ER, Sierra RJ, Trousdale RT, et al. Single-anesthetic versus staged bilateral total hip arthroplasty: a matched cohort study. J Bone Joint Surg Am. 2017;99:48-54.

[17] Lindberg-Larsen M, Joergensen CC, Husted H, Kehlet H. Simultaneous and staged bilateral total hip arthroplasty: a Danish nationwide study. Arch Orthop Trauma Surg. 2013;133:1601-5.

[18] Parvizi J, Pour AE, Peak EL, Sharkey PF, Hozack WJ, Rothman RH. One-stage bilateral total hip arthroplasty compared with unilateral total hip arthroplasty. J Arthroplast. 2006;21:26-31.

[19] Tsiridis E, Pavlou G, Charity J, Tsiridis EV, Gie G, West R. The safety and efficacy of bilateral simultaneous total hip replacement: a analysis of 2063 cases. J Bone Joint Surg Br. 2008;90-B:1005-12.

[20] Shih CH, Ho WB. One-stage versus two-stage bilateral autophor ceramic total hip arthroplasty. Clin Orthop Relat Res. 1985;193:141-5.

[21] Bhan S, Pankaj A, Malhotra R. One- or two-stage bilateral total hip arthroplasty: a prospective, randomised, controlled study in an Asian population. J Bone Joint Surg Br. 2006;88:298-303.

[22] Kim S-C, Lim Y-W, Jo W-L, Park D-C, Lee J-W, Kang W-W, et al. Surgical accuracy, function, and quality of life of simultaneous versus staged bilateral total hip arthroplasty in patients with osteonecrosis of the femoral head. BMC Musculoskelet Disord. 2017;18:266.

[23] Egol KA, Lonner JH, Jaffe WL. Simultaneous bilateral total hip arthroplasty with hydroxyapatite coated implants. Bull Hosp Jt Dis. 1998;57:52-5.

[24] Yoshii H, Oinuma K, Tamaki T, Miura Y, Kaneyama R, Shiratsuchi H. Comparison of patient satisfaction after unilateral or simultaneous bilateral total hip arthroplasty through a direct anterior approach: evaluation using the Japanese Orthopaedic Association Hip Disease Evaluation Questionnaire. J Orthop Sci. 2016;21:332-5.

[25] Parvizi J, Tarity TD, Sheikh E, Sharkey PF, Hozack WJ, Rothman RH. Bilateral total hip arthroplasty: one-stage versus two-stage procedures. Clin Orthop Relat Res. 2006;453:137-41.

[26] Garland A, Rolfson O, Garellick G, Kärrholm J, Hailer NP. Early postoperative mortality after simultaneous or staged bilateral primary total hip arthroplasty: an observational register study from the Swedish Hip arthroplasty register. BMC Musculoskelet Disord. 2015;16:77.

[27] Huang L, Xu T, Li P, Xu Y, Xia L, Zhao Z. Comparison of mortality and complications between bilateral simultaneous and staged total hip arthroplasty: a systematic review and meta-analysis. Medicine (Baltimore). 2019;98:e16774.

[28] Rasouli MR, Maltenfort MG, Ross D, Hozack WJ, Memtsoudis SG, Parvizi J. Perioperative morbidity and mortality following bilateral total hip arthroplasty. J Arthroplast. 2014;29:142-8.

[29] Hunt LP, Ben-Shlomo Y, Clark EM, Dieppe P, Judge A, MacGregor AJ, et al. 90-day mortality after 409 096 total hip replacements for osteoarthritis, from the National Joint Registry for England and Wales: a retrospective analysis. Lancet. 2013;382:1097-104.

[30] Partridge T, Jameson S, Baker P, Deehan D, Mason J, Reed MR. Ten-year trends in medical complications following 540,623 primary total hip replacements from a national database. J Bone Joint Surg Am. 2018;100:360-7.

[31] Annual reports. Australian Orthopaedic Association National Joint Replacement Registry. [Internet]. [Cited 2019 Apr 29]. https://aoanjrr.sahmri.com/.

[32] Blom A, Pattison G, Whitehouse S, Taylor A, Bannister G. Early death following primary total hip arthroplasty: 1,727 procedures with mechanical thrombo-prophylaxis. Acta Orthop. 2006;77:347-50.

[33] Berstock JR, Beswick AD, Lenguerrand E, Whitehouse MR, Blom AW. Mortality after total hip replacement surgery: a systematic review. Bone Joint Res. 2014;3:175-82.

[34] Haverkamp D, van den Bekerom M, Harmse I, Schafroth MU. One stage bilateral total hip arthroplasty, is it safe? A meta-analysis [Internet]. Database of Abstracts of Reviews of Effects (DARE): quality-assessed reviews [Internet]. Centre for Reviews and Dissemination (UK); 2010. [Cited 6 de September 2020]. https://www.ncbi.nlm.nih.gov/books/

NBK80667/.

[35] Saito S, Tokuhashi Y, Ishii T, Mori S, Hosaka K, Taniguchi S. One- versus two-stage bilateral total hip arthroplasty. Orthopedics. 2010;33(8).

[36] Partridge TCJ, Charity JAF, Sandiford NA, Baker PN, Reed MR, Jameson SS. Simultaneous or staged bilateral total hip arthroplasty? An analysis of complications in 14,460 patients using national data. J Arthroplast. 2020;35:166-71.

[37] Romagnoli S, Zacchetti S, Perazzo P, Verde F, Banfi G, Viganò M. Simultaneous bilateral total hip arthroplasties do not lead to higher complication or allogeneic transfusion rates compared to unilateral procedures. Int Orthop. 2013;37:2125-30.

[38] Ilyas I, Moreau P. Simultaneous bilateral total hip arthroplasty in sickle cell disease. J Arthroplast. 2002; 17:441-5.

[39] Shao H, Chen C-L, Maltenfort MG, Restrepo C, Rothman RH, Chen AF. Bilateral total hip arthroplasty: 1-stage or 2-stage? A meta-analysis. J Arthroplast. 2017;32:689-95.

[40] Wroblewski BM, Siney PD, Fleming PA. Fatal pulmonary embolism after total hip arthroplasty: diurnal variations. Orthopedics. 1998;21:1269-71.

[41] Babis GC, Sakellariou VI, Johnson EO, Soucacos PN. Incidence and prevention of thromboembolic events in one stage bilateral total hip arthroplasty: a systematic review. Curr Vasc Pharmacol. 2011;9:24-32.

[42] Berend ME, Ritter MA, Harty LD, Davis KE, Keating EM, Meding JB, et al. Simultaneous bilateral versus unilateral total hip arthroplasty. J Arthroplast. 2005;20:421-6.

[43] Tan Z, Cao G, Wang G, Zhou Z, Pei F. Total hospital cost, length of stay, and complications between simultaneous and staged bilateral total hip arthroplasty: a nationwide retrospective cohort study in China. Medicine (Baltimore). 2019;98:e14687.

[44] Alfaro-Adrián J, Bayona F, Rech JA, Murray DW. One- or two-stage bilateral total hip replacement. J Arthroplast. 1999;14:439-45.

[45] Kim Y-H. Bilateral cemented and cementless total hip arthroplasty. J Arthroplast. 2002;17:434-40.

[46] Kutzner KP, Donner S, Schneider M, Pfeil J, Rehbein P. One-stage bilateral implantation of a calcar-guided short-stem in total hip arthroplasty: minimally invasive modified anterolateral approach in supine position. Oper Orthop Traumatol. 2017;29:180-92.

[47] Lovell TP. Single-incision direct anterior approach for total hip arthroplasty using a standard operating table. J Arthroplast. 2008;23(7 Suppl):64-8.

[48] Seol JH, Park KS, Yoon TR. Postoperative complications and cost-effectiveness of simultaneous and staged bilateral total hip arthroplasty using a modified minimally invasive two-incision technique. Hip Pelvis. 2015;2:77-82.

[49] Tamaki T, Oinuma K, Miura Y, Higashi H, Kaneyama R, Shiratsuchi H. Perioperative complication rate of one-stage bilateral total hip arthroplasty using the direct anterior approach. J Orthop Sci. 2016;21:658-61.

[50] Diwanji SR, Park KS, Yoon TR, Seo HY, Wie JS. Bilateral simultaneous two-incision minimally invasive total hip arthroplasty. J Orthop Sci. 2009;14:517-24.

[51] Martin GR, Marsh JD, Vasarhelyi EM, Howard JL, Lanting BA. A cost analysis of single-stage bilateral versus two-stage direct anterior total hip arthroplasty. Hip Int. 2016;26:15-9.

[52] Parcells BW, Macknet DM, Kayiaros ST. The direct anterior approach for 1-stage bilateral total hip arthroplasty: early outcome analysis of a single-surgeon case series. J Arthroplast. 2016;31:434-7.

[53] Amstutz HC, Su EP, Le Duff MJ, Fowble VA. Are there benefits to one- versus two-stage procedures in bilateral hip resurfacing? Clin Orthop Relat Res. 2011;469:1627-34.

[54] Petridis G, Nolde M. Sequential bilateral total hip arthroplasty through a minimally invasive anterior approach is safe to perform. Open Orthop J. 2017;11:1417-22.

[55] Laucis NC, Chowdhury M, Dasgupta A, Bhattacharyya T. Trend toward high-volume hospitals and the influence on complications in knee and hip arthroplasty. J Bone Joint Surg Am. 2016;98:707-12.

[56] Ravi B, Jenkinson R, Austin PC, Croxford R, Wasserstein D, Escott B, et al. Relation between surgeon volume and risk of complications after total hip arthroplasty: propensity score matched cohort study. BMJ [Internet]. 23 May 2014. [Cited 20 September 2020];348. https://www.bmj.com/content/348/bmj. g3284.

[57] Doro C, Dimick J, Wainess R, Upchurch G, Urquhart A. Hospital volume and inpatient mortality outcomes of total hip arthroplasty in the United States. J Arthroplast. 2006;21(Suppl 6):10-6.

[58] McBryde CW, Dehne K, Pearson AM, Treacy RBC, Pynsent PB. One- or two-stage bilateral metal-on-metal hip resurfacing arthroplasty. J Bone Joint Surg Br. 2007;89-B:1144-8.

[59] Della Valle CJ, Idjadi J, Hiebert RN, Jaffe WL. The impact of medicare reimbursement policies on simultaneous bilateral total hip and knee arthroplasty. J Arthroplast. 2003;18:29-34.

[60] Reuben JD, Meyers SJ, Cox DD, Elliott M, Watson M, Shim SD. Cost comparison between bilateral simultaneous, staged, and unilateral total joint arthroplasty. J Arthroplast. 1998;13:172-9.

[61] Taheriazam A, Mohseni G, Esmailiejah AA, Safdari F, Abrishamkarzadeh H. Bilateral total hip arthroplasty: one-stage versus two-stage procedure. Hip Int. 2019;29:141-56.

第4章 人工全髋关节置换术的手术入路
Approaches for Total Hip Arthroplasty

Francis Connon　Kartik Logishetty　著

一、背景

用于人工全髋关节置换术（total hip arthroplasty，THA）的髋关节手术入路有3类：后入路（posterior approach，PA）、前入路（anterior approach，AA）和外侧入路（lateral approaches，LA）（图4-1）。在每一种入路方式下，都描述了几种最常见的可供选择的肌肉间隙的替代入路。每种入路方法都有独特的优势、局限性和并发症，但都可以安全地用于人工 THA。在方法的选择上有很大的国际差异（表4-1和表4-2）。关于每种方法的相对益处和风险的证据有时是相互矛盾的；这表明全髋关节置换术的成功是多因素的，并受到外科医生的经验和培训、手术效率、植入物的选择和围术期患者管理优化的影响。

二、髋关节后入路

后入路是南方入路、摩尔入路、背侧入路和后外侧入路的同义词。虽然它最初是由 Theodor Kocher 和 Bernhard von Langenbeck 在 1892 年[1]描述的，但随着 20 世纪 40 年代半髋和全髋关节置换术的发展，后入路 PA 变得越来越流行，以避免经粗隆间入路遇到的骨不连问题。后入路 PA 保留了外展肌群，同时提供了广泛暴露髋臼和股骨的机会，使其成为目前全球最受欢迎的

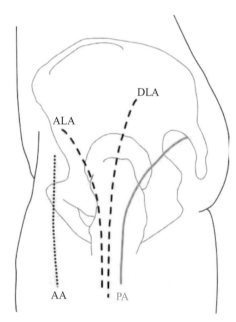

▲ 图 4-1 髋部手术入路
红色点线为前入路（AA）；紫色虚线为前外侧入路（ALA）和直接外侧入路（DLA）；蓝色实线为后入路（PA）

THA（包括复杂的髋关节初次置换或髋关节翻修）的手术入路。

对阔筋膜沿纵向切开，臀大肌与其纤维分离至大粗隆后方。在靠近股骨侧离断短外旋肌群以及典型的梨状肌肌腱来显露髋关节囊的后方（图 4-2）。采用 PA 需要注意保护的结构是旋股内侧动脉（medial femoral circumflex artery，MFCA）和坐骨神经。旋股内侧动脉 MFCA 对股骨头的血

表 4–1		国际髋关节置换登记系统报道的手术入路					
国 家	英格兰和威尔士	瑞典	挪威	丹麦	瑞士	法国	澳大利亚
登记系统	NJR[35]	SHAR[36]	NNR[37]	DHAR[38]	SIRIS[39]	SOFCOT[40]	ANJR[41]
前方入路	NR	<1 例	8 例	<1 例	46 例	21 例	26 例
前外侧或外侧入路	25 例	46 例	18 例	3 例	40 例	16 例	20 例
后侧入路	72 例	54 例	71 例	96 例	14 例	53 例	54 例
其他入路	3 例	<1 例	1 例	<1 例	<1 例	10 例	<1 例
未知入路	NR	NR	3 例	NR	NR	NR	NR

NJR. 国家关节登记系统；SHAR. 瑞典髋关节置换术登记系统；NNR. 挪威国家关节登记系统；DHAR. 丹麦髋关节置换术登记系统；SIRIS. 瑞士关节登记系统；SOFCOT. 法国骨科创伤性关节登记系统；ANJR. 澳大利亚国家关节登记系统；NR. 不适用

表 4–2		国际髋关节置换登记系统报道的手术入路（补充）					
国 家	意大利	加拿大	新西兰	斯洛伐克	葡萄牙	荷兰	比利时
登记系统	RIAP[42]	CJRR[43, 44]	NZOAJR[45]	SAR[46]	SPOT[47]	DAR[48]	Orthopride[49]
前方入路	2 例	10 例	4 例	<1 例	7 例	32 例	36 例
前外侧或外侧入路	44 例	70 例	26 例	80 例	42 例	12 例	23 例
后侧入路	41 例	20 例	67 例	18 例	51 例	55 例	37 例
其他入路	5 例	<1 例	2 例	<1 例	<1 例	<1 例	3 例
未知入路	8 例	NR	NR	NR	NR	NR	NR

RIAP. 意大利国家关节登记系统；CJRR. 加拿大关节置换登记系统；NZOAJR. 新西兰整形外科协会联合登记系统；SAR. 斯洛伐克关节置换登记系统；SPOT. 葡萄牙矫形与创伤学会；DAR. 荷兰关节置换登记系统；Orthopride. 比利时关节置换登记系统；NR. 不适用

液供应至关重要，对于大多数保留股骨头的手术（骨折固定和脓毒症清创），MFCA 是至关重要的，但与 THA 的相关性较小。坐骨神经在靠近的梨状肌肌腱位置处有一个变异走行（最常从肌腱前面的坐骨神经切迹出现）[2]。

	股方肌	50%
	闭孔外肌	100%
标准后入路	联合腱	100%
	梨状肌	100%
	后方关节囊	100%

▲ 图 4–2 后入路的软组织松解

三、髋关节直接外侧入路

直接 LA 由 McFarland 和 Osborne 于 1954 年提出[3]，并于 1982 年由 Hardinge 推广[4]。在一些国家，这是继 PA 后最常用于 THA 的入路，尤其是髋部骨折的关节置换术。切开阔筋膜和阔筋膜张肌，从大转子开始，钝性分离臀中肌 3～5cm。将臀小肌、股外侧肌近端和臀中肌前 1/3 从股骨前外侧拉开。这显露了前方关节囊，可以切开或切除。在闭合阔筋膜和皮肤切口之前，必须在全髋置换术后将外展肌修复回大粗隆上的软组织袖套。直接 LA 不会破坏后关节囊，防止关节在深屈和内旋时脱位[5]。因此，直接 LA 术后脱位的发生率非常低，而且不依赖于关节囊修复[6]。

由于外展肌或臀上神经受损而导致的外展肌无力或外展肌切开修复失败是直接 LA 的 THA 后一个特别令人担忧的问题，据报道发生率为 4%～20%[7]。肌电图显示 25% 的直接 LA，THA 可能发生臀上神经损伤，但术后 1 年基本都能恢复[8]。

四、髋关节前入路

德国外科医生 Carl Heuter 于 1838 年首次描述了髋关节 AA[9]。Marius Smith-Petersen，Robert 和 Jean Judet 在 20 世纪中叶发表了大量关于 AA 用于髋关节置换的文章[10-12]。自 20 世纪 90 年代以来，髋关节 AA 在全球的应用越来越广泛，作为一种开放的方法被广泛用于进行髋臼撞击[13]、股骨头[14]和髋臼骨折[15]的手术，以及 Kristaps Keggi[16, 17]和 Joel Matta[18, 19]提出将它作为微创技术运用于 THA 和髋关节表面置换术（hip resurfacing arthroplasty，HRA）。

根据外科医生的喜好，患者仰卧在标准手术台或牵引台上（图 4-3），手术侧下肢牢牢地夹在"靴子"里。如果使用牵引台，它将帮助股骨过度后伸和外旋，以进入股外侧肌间隙，这对某些患者来说可能是困难的，特别是在外科医生技术不够娴熟的时候。将阔筋膜张肌（tensor fasciae latae，TFL）和臀中肌向外侧牵拉，缝匠肌和股直肌向内侧牵拉。暴露旋股外侧血管，这些血管穿过粗隆间线远端的肌间间隙，并将这些血管烧灼或结扎。在血管周围脂肪下，关节囊被切开或切除以暴露股骨颈前部（图 4-4）。

松解关节囊对于避免股骨粗隆间骨折非常重要——松解耻股韧带和上方关节囊，可以抬高股骨。在某些情况下，可能需要部分或全部松解外旋肌群联合腱和梨状肌肌腱（图 4-5）。

AA 的危险结构是浅表的股外侧皮神经（lateral femoral cutaneous nerve，LFCN）、股外侧 TFL 的肌肉纤维、股内侧的股神经血管束和前内侧的髂外血管。这些神经血管结构特别容易受到错位或摆动的拉钩影响[20]。在骨质疏松患者中，AA 与增加股骨干骨折的风险有关[21]。

为了切口更美观，AA 也可以通过位于腹股沟褶皱中心的斜形"比基尼"切口进行[22]。这是一个可移动窗口，用于顺序查看股骨和髋臼。虽然"比基尼"AA 与传统入路相比不具有延伸性，并且技术难度更高，但可能会增加 LFCN 损伤的

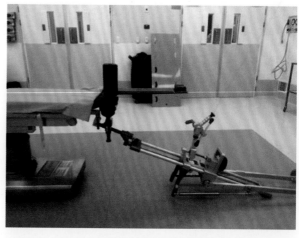

▲ 图 4-3 用于实施直接前入路全髋关节置换术的牵引床

一些外科医生使用牵引床来帮助股骨的过度伸展和外旋，以显露股骨髓腔。它对更困难的病例特别有用，如髋关节翻修和培训外科医生

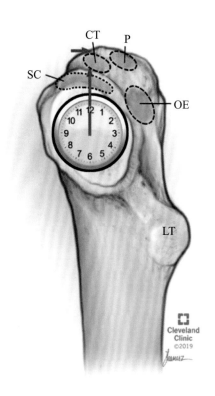

▲ 图 4-4 前入路按顺时针方向显露右侧股骨

SC. 上关节囊；CT. 外旋肌联合肌腱附着点；P. 梨状肌肌腱附着点；OE. 闭孔外肌肌腱附着点；LT. 小转子肌腱附着点 [经许可转载，引自 Chugtai et al. (2019)]

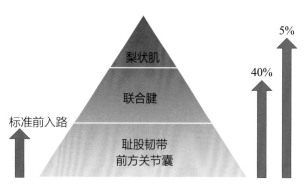

▲ 图 4-5 前入路分步松解
引自 Chugtai et al.（2019）

风险 [23]。因此，只推荐对 AA 有经验的外科医生开展 [22]。

五、不太常见的入路

Watson-Jones 入路是一种髋关节前外侧入路——最初由 Sayre 于 1894 年描述，1936 年由 Watson-Jones 修改 [24]。由于失神经化而导致的阔筋膜张肌进行性萎缩或外展肌修复失败，可导致外展肌无力和 Trendelenburg 步态 [25, 26]。许多外科医生现在更多地通过这段时间进行更微创的 Rottinger 入路（也称为慕尼黑骨科诊所技术）[27]。这可以避开外展肌群，但可能会暴露髋臼和股外侧肌间隙不足，并伴有粗隆骨折和股骨干骨折的相关风险 [28]。与直接 LA 相比，Rottinger 入路的臀中肌缺损和萎缩明显减少，Trendelenburg 步态的发生率更低，临床功能更

好 [29]。对 20 000 多例不同入路接受 THA 的患者文献回顾显示，6 个月时，Rottinger 方法与任何其他入路相比，在临床结果或并发症发生率方面没有显著差异 [30]。

直接上入路（direct superior approach，DSA）也是髋关节 PA 的一种变种，它避免了侵犯髂胫束或股方肌群和闭孔外肌肌腱。只有臀大肌筋膜被切开，肌肉纤维被钝性分离 [31]。随后从大转子处松解梨状肌和外旋肌群联合腱。虽然与 PA 和 AA 相比，它被认为是一种微创的方法 [32]，但关于其有效性的临床数据有限 [33]。

Superpath 方法是由 Murphy 在 2004 年首次描述的用于 THA 的一种直接近端辅助入路。它利用臀小肌和梨状肌之间的间隙进入髋关节囊。通过这种独一无二的方法，在股外侧肌间隙之间打开了通道，而头部和颈部保持完好。髋臼暴露不需要松解髂胫束或剩余的外旋肌群。Gofton 等报道了一项近 500 例 Superpath 入路的临床多中心研究，指出 30 天的全因再住院率为 2.3%，输血率为 3.3%，平均住院时间为 1.6 天 [34]。

六、不同方法的比较

THA 在 2007 年被描述为"世纪手术"[50]，当时 PA 和 LA 是实施该手术的主要手段。从那时起，THA 的 AA 使用率在全球范围内迅速增加 [51]，而 PA 和 LA 的相对使用率现在正在下降。

然而，关于 AA 所谓的优势和安全状况，有相互矛盾的证据 [44, 52, 53]。在这里，我们将讨论选择髋关节置换手术入路的具体考虑因素，特别是关于 THA，以及其他适应证。

（一）术后疼痛和功能

减少术后疼痛和改善术后早期功能的潜在优势是近年来 AA 使用增加的关键驱动因素之一。Miller[54] 在一项随机对照试验的 Meta 分析中证明，与 PA 相比，通过选择接受 AA 的 THA 患者出院时间更早，使用的阿片类镇痛药更少，报道的疼痛更少，并且根据 Harris Hip 评分在术后 3 个月内有更好的功能。虽然一项多中心随机对照试验表明，与 PA 相比，即使在术后 1 年以上，使用 AA 的侧方疼痛也可能有一些持续的优势 [55]，但大多数其他论文已经证明了 AA 的早期益处，但 1 年时没有差别 [56-58]。即使在术后 1 年，持续较低的侧方疼痛发生率的可能原因包括 PA 切开大粗隆滑囊和髂胫束（iliotibial band，ITB），而 AA 不切，以及在一些 PA 的髋关节置换术中作为降低脱位风险的一种手段，增加了对 ITB 的偏移量，从而可能增加了 ITB 的应力。

LA 已被证明为导致步态异常 [59, 60] 和相关粗隆疼痛的原因。瑞典关节登记系统包括了患者报告结果评估（patient reported outcome measures，PROM），在长达 6 年的随访中，PA 明显比 LA 有更好的 EQ-5D、更高的满意度和更低的疼痛评分 [61]。与 AA 组相比，LA 组的临床功能和健康相关生活质量在术后 1 年较低，但在 2 年后相当 [62]。

从医保角度来看，早出院是具有成本效益的 [63]，特别是受到基于价值的现代支付策略的激励，包括按护理时段支付 [64, 65]。将 AA 的髋关节置换术作为门诊手术已被证明在部分特定的患者中是安全的 [66, 67]，因此 AA 越来越有吸引力。

（二）学习曲线

首次使用 AA 的医生在他们的翻修率达到长期稳定的水平之前，他们最初的 50～100 个病例翻修率较高 [68]。AA 相关并发症的发生率取决于是否有适当的培训：在使用 AA 较多的国家，对大型关节登记系统的整理分析表明，与 PA 相比，感染和脱位的发生率降低了 [41]，假体周围骨折的发生率降低了，全因翻修率降低了 [39, 51]。另外，在 AA 使用率较低的国家进行的关节登记系统分析和观察性研究得到了相反的情况 [44, 69-71]。在技术要求较高的新技术（如 AA）培训中，既需要获得指导，也需要最初和持续的病例数量累积，以保持许多现有外科医生所不具备的能力。

（三）翻修率

随机对照试验数据显示，PA 和 AA 之间的假体寿命没有差异 [72]。澳大利亚注册数据也显示，3 种主要的髋关节置换术入路术后前 3 年的总体翻修率没有差异 [73]。然而，翻修的原因发生了改变：与 AA 相比，PA 因脱位的翻修率较高，AA 因骨折的翻修率和无菌性松动的翻修率较高，LA 因感染翻修率较高。假定 AA 患者较高的无菌性松动率与非骨水泥植入物尺寸过小有关，这是因为与使用 LA 或 PA 相比，AA 显露股骨髓腔的难度更大。近年来，许多公司试图通过制造弯曲的股骨柄髓腔锉来解决这一问题，并提供更短或更弯的股骨柄。这一问题也可以通过术中透视检查测试髓腔锉位置的来解决，以防止股骨假体尺寸过小。

英格兰和威尔士国家关节登记系统（NJR）报道说，与使用 PA 相比，LA 的总体翻修率和死亡率更高 [74]。该注册数据可能存在缺乏随机性而导致偏倚，主要原因也许是使用 PA 和 LA 的多为经验丰富的骨科医生，而 AA 使用者大多为初学者和大手术量的髋关节手术医生。

（四）假体周围骨折

假体周围骨折在使用 AA 的患者中发生的频率更高 [73, 75]，关节登记系统结果显示 AA 继发骨折导致较高的关节翻修率[41]。虽然这种风险与学习曲线有关，但学习曲线并不能完全解释骨折频率高的问题，即使外科医生接受了充分的技术培训，这种较高的发生率仍可能存在[21]。随着医生对 AA 经验的积累，识别和避免假体周围骨折风险的技术已日趋成熟，包括改进的关节囊显露松解技术，在大转子妨碍股骨髓腔显露的情况下改进器械和植入物，以及在适当的情况下增加骨水泥的使用，如老年骨质疏松患者的股骨侧假体。

（五）感染

关于感染的数据是有限的，因为罕见的并发症需要大量的研究人群来提供足够的统计学和临床意义。因此，随机对照试验并未显示感染发生率有显著差异[54, 61, 76, 77]。

关节登记系统的优势是数量多，可以检测出少见并发症的差异，但容易产生偏倚，特别是选择偏倚。澳大利亚关节登记系统[41]显示，在术后前 3 个月内，AA 因感染的翻修率低于 PA 或直接 LA（$P<0.001$）。这是因为一些外科医生面对病态肥胖患者时避免使用直接 AA，这些患者也更容易感染[78, 79]。一种合理解释较低翻修率的理论包括，AA 通常是通过较小的切口进行的，相关软组织损伤较少，而且脚通常不需要放在助手的脸附近——与 PA 不同。要正确回答这个问题，仍需要进行更大规模的随机对照试验。

（六）脱位

据报道，PA 的 THA 术后脱位的风险比其他入路高[7, 80, 81]，但可在一定程度上通过关节囊修复减轻脱位的风险[6, 82-84]。关节登记系统数据[73]和其他已发表的系列研究[18, 21, 85-87]显示 AA 比PA 有更低的脱位率。虽然使用 PA 时后方软组织损伤是其脱位率较高的一个促成因素，但我们通过术中透视技术，发现脱位原因也可以解释为AA 的 THA 更符合 Lewinnek "安全区"[88]。此外，当实施 PA 的 THA 时，由于受前方拉钩影响，骨盆有前倾约 15°[89] 的趋势。这可能导致外科医生

的术中参考平面的扭曲，导致髋臼杯放置在相对后倾的位置[90]。

（七）神经麻痹

通过 AA 进行 THA 的患者由于大腿外侧股外侧皮神经容易损伤，明显比其他入路更容易发生神经麻痹[91]，报道的发生率为3.37%～81.00%[92]。即使在 5 年后，症状也可能持续存在，尽管这不太可能导致功能损害[93, 94]。据报道，临床上更为重要的股神经损伤发生率为0.26%～5.00%[92]。相比之下，接受 PA 的 THA 患者神经损伤的发生率要低得多，但与股外侧皮神经的少量而单纯的感觉异常相比，坐骨神经具有广泛的运动功能，因此坐骨神经麻痹是临床上更为严重的并发症。据报道，PA 的 THA 术后坐骨神经麻痹的发生率为 0.1%～0.6%[92]。

七、复杂全髋关节置换术及全髋关节翻修术

目前有许多外科医生采用直接 AA 进行初次髋关节置换术，但不会将其用于复杂的 THA 及全髋关节翻修术。AA 能做到在初次手术甚至某些翻修手术中充分暴露髋臼，但关于股骨髓腔暴露可能要求更高的技术。将股骨良好显露，尤其是由于股骨的自然前弓，导致使用长的股骨柄变得更加困难。实现这一点的方法包括使用牵引床或利用近端或远端入路的延伸。因此，通过 AA 进行的关节翻修术目前只有一小部分在 AA 方面有经验的外科医生使用[95]。一些外科医生认为，肌肉发达、肥胖、股骨颈内翻或髋臼突出的患者进行 AA 的 THA 更加困难，处于 AA 的 THA 学习期的外科医生通常应该避免这些患者。

八、除髋关节置换术以外的髋关节入路适应证

当对化脓性关节炎进行髋关节冲洗时，保留

股骨头的血液供应是一个关键的考虑因素，而在实施全髋关节置换术时，这一点并不重要。因此，保留股骨头血供通常使用 AA 或 Watson-Jones（前外侧）间隙等入路。股骨头血供主要通过旋股内侧动脉（medial femoral circumflex artery，MFCA），这在 PA 手术时通常受到损伤。此外，坐骨神经的损伤风险通过后入路进行感染性髋关节引流比实施 THA 时更大，因为外旋肌在 THA 过程中被离断，从而保护了神经。相反，在进行化脓性髋关节炎冲洗时，外旋肌和坐骨神经处于紧张状态，以防止粗隆间血管网受损。

年轻患者的股骨头下骨折最好是解剖复位，以保护股骨头的血液供应，促进骨愈合，防止股骨头缺血性坏死及后续的髋关节置换术。Watson-Jones 入路允许通过单个长切口进行骨折复位和内固定。一种选择是利用 AA 获得解剖复位，然后通过直接 LA 进行内固定。通过解剖学 [96] 发现，与使用 Watson-Jones 入路相比，通过 AA 可以显示更大的股骨颈区域。PA 是不合适的，因为它不但提供不了充分的视野，还影响了 MFCA 向股骨头的血液供应。

工 THA 中 AA 的使用率增长是由患者、外科医生和体制因素推动的。AA 可能减少术后疼痛 [54]，加快功能恢复 [56-58]，降低脱位率 [7, 80, 81]，假体寿命与 PA 或 LA 相似 [72, 73]。然而，要降低假体周围骨折 [73, 75]、无菌性松动 [73] 的风险，以及在复杂病例中术野暴露困难的问题，所需的学习曲线较长 [68]，需要接受适当的培训，这种培训对于已经接受过其他入路学习的外科医生来说并不容易得到，有时甚至是不可能实现的。对于许多已经接受过 PA 或 LA 培训的外科医生来说，他们的技术是为患者提供"21 世纪最好的手术" [50] 最安全的方式，可以在大多数情况下都可靠地改善患者的生活质量和运动功能。PA 有如此广泛暴露范围及面对复杂情况的可操作性，以至于许多外科医生在某些适应证（包括常规的初次关节置换术）中倾向于使用 AA，但在一些复杂的病例中，仍需要保持 PA 作为其技能的一部分。对于训练有素的外科医生来说，在面对常规的初次髋关节置换术、骨折处理和化脓性髋关节炎引流，提高使用 AA 的能力是值得的，因为它在快速恢复方面提供了潜在的好处。

结论

国际关节登记系统 [40, 41, 49] 中提及近期关于人

参考文献

[1] Kocher-Langenbeck. Text-book of operative surgery. London: Black; 1903.

[2] Beaton LE, Anson BJ. The relation of the sciatic nerve and of its subdivisions to the piriformis muscle. Anat Rec (Hoboken). 1937;70:1-5.

[3] McFarland B, Osborne G. Approach to the hip: a suggested improvement on Kocher's method. J Bone Joint Surg Br. 1954;36(3):364-7.

[4] Hardinge K. The direct lateral approach to the hip. J Bone Joint Surg Br. 1982;64(1):17-9.

[5] Logishetty K, van Arkel RJ, Ng KCG, Muirhead-Allwood SK, Cobb JP, Jeffers JRT. Hip capsule biomechanics after arthroplasty: the effect of implant, approach, and surgical repair. Bone Joint J. 2019;101-B(4):426-34.

[6] Kwon MS, Kuskowski M, Mulhall KJ, Macaulay W, Brown TE, Saleh KJ. Does surgical approach affect total hip arthroplasty dislocation rates? Clin Orthop Relat Res. 2006;447:34-8.

[7] Masonis JL, Bourne RB. Surgical approach, abductor function, and total hip arthroplasty dislocation. Clin Orthop Relat Res. 2002;405:46-53.

[8] Picado CH, Garcia FL, Marques W Jr. Damage to the superior gluteal nerve after direct lateral approach to the hip. Clin Orthop Relat Res. 2007;455:209-11.

[9] Heuter C. Fünfte abtheilung: die verletzung und krankheiten des hüftgelenkes, neunundzwanzigstes capitel. Grundriss der

chirurgie. Leipzig: FCW Vogel; 1883. p. 129-200.

[10] Judet J. Prosthèses en résine acrylic. Mem Acad Chir. 1947;73:561.

[11] Judet R, Judet J, Letournel E. Fractures of the acetabulum: classification and surgical approaches for open reduction. Preliminary report. J Bone Joint Surg Am. 1964;46:1615-46.

[12] Smith-Petersen MN. Approach to and exposure of the hip joint for mold arthroplasty. J Bone Joint Surg Am. 1949;31A(1):40-6.

[13] Cohen SB, Huang R, Ciccotti MG, Dodson CC, Parvizi J. Treatment of femoroacetabular impingement in athletes using a mini-direct anterior approach. Am J Sports Med. 2012;40(7):1620-7.

[14] Swiontkowski MF, Thorpe M, Seiler JG, Hansen ST. Operative management of displaced femoral head fractures: case-matched comparison of anterior versus posterior approaches for Pipkin I and Pipkin II fractures. J Orthop Trauma. 1992;6(4):437-42.

[15] Beaule PE, Griffin DB, Matta JM. The Levine anterior approach for total hip replacement as the treatment for an acute acetabular fracture. J Orthop Trauma. 2004;18(9):623-9.

[16] Keggi KJ, Huo MH, Zatorski LE. Anterior approach to total hip replacement: surgical technique and clinical results of our first one thousand cases using non-cemented prostheses. Yale J Biol Med. 1993;66(3):243-56.

[17] Hendrikson RP, Keggi KJ. Anterior approach to resurfacing arthroplasty of the hip: a preliminary experience. Conn Med. 1983;47(3):131-5.

[18] Barnett SL, Peters DJ, Hamilton WG, Ziran NM, Gorab RS, Matta JM. Is the anterior approach safe? Early complication rate associated with 5090 consecutive primary total hip arthroplasty procedures performed using the anterior approach. J Arthroplast. 2016;31(10):2291-4.

[19] Anterior Total Hip Arthroplasty Collaborative Investigators, Bhandari M, Matta JM, Dodgin D, Clark C, Kregor P, et al. Outcomes following the single-incision anterior approach to total hip arthroplasty: a multicenter observational study. Orthop Clin North Am. 2009;40(3):329-42.

[20] Yoshino K, Nakamura J, Hagiwara S, Suzuki T, Kawasaki Y, Ohtori S. Anatomical implications regarding femoral nerve palsy during a direct anterior approach to total hip arthroplasty: a cadaveric study. J Bone Joint Surg Am. 2020;102(2):137-42.

[21] Berend KR, Mirza AJ, Morris MJ, Lombardi AV Jr. Risk of periprosthetic fractures with direct anterior primary total hip arthroplasty. J Arthroplast. 2016;31(10):2295-8.

[22] Leunig M, Faas M, von Knoch F, Naal FD. Skin crease 'bikini' incision for anterior approach total hip arthroplasty: surgical technique and preliminary results. Clin Orthop Relat Res. 2013;471(7):2245-52.

[23] Thaler M, Dammerer D, Hechenberger F, Hormann R, Van Beeck A, Stofferin H. The anatomical course of the lateral femoral cutaneous nerve in relation to various skin incisions used for primary and revision total hip arthroplasty with the direct anterior approach. J Arthroplast. 2021;36(1):368-73.

[24] Watson-Jones R. Fractures of the neck of the femur. Br J Surg. 1936;23(92):787-808.

[25] Obrant KJ, Ringsberg K, Sanzén L. Decreased abduction strength after Charnley hip replacement without trochanteric osteotomy. Acta Orthop Scand. 1989;60(3):305-7.

[26] Svensson O, Sköld S, Blomgren G. Integrity of the gluteus medius after the transgluteal approach in total hip arthroplasty. J Arthroplast. 1990;5(1):57-60.

[27] Bertin KC, Röttinger H. Anterolateral mini-incision hip replacement surgery: a modified Watson-Jones approach. Clin Orthop Relat Res. 2004;429:248-55.

[28] Laffosse JM, Chiron P, Molinier F, Bensafi H, Puget J. Prospective and comparative study of the anterolateral mini-invasive approach versus minimally invasive posterior approach for primary total hip replacement. Early results. Int Orthop. 2007;31(5):597-603.

[29] Müller M, Tohtz S, Springer I, Dewey M, Perka C. Randomized controlled trial of abductor muscle damage in relation to the surgical approach for primary total hip replacement: minimally invasive anterolateral versus modified direct lateral approach. Arch Orthop Trauma Surg. 2011;131(2):179-89.

[30] Delanois RE, Sultan AA, Albayar AA, Khlopas A, Gwam CU, Sodhi N, et al. The Rottinger approach for total hip arthroplasty: technique, comparison to the direct lateral approach and review of literature. Ann Transl Med. 2017;5(Suppl 3):S31.

[31] Barrett AA, Ezzibdeh RM, Horst PK, Roger DJ, Amanatullah DF. Direct superior approach to the hip for total hip arthroplasty. JBJS Essent Surg Tech. 2019;9(2):e17.

[32] Amanatullah DF, Masini MA, Roger DJ, Pagnano MW. Greater inadvertent muscle damage in direct anterior approach when compared with the direct superior approach for total hip arthroplasty. Bone Joint J. 2016;98-B(8):1036-42.

[33] Roger DJ, Hill D. Minimally invasive total hip arthroplasty using a transpiriformis approach: a preliminary report. Clin Orthop Relat Res. 2012;470(8):2227-34.

[34] Gofton W, Chow J, Olsen KD, Fitch DA. Thirtyday readmission rate and discharge status following total hip arthroplasty using the supercapsular percutaneously-assisted total hip surgical technique. Int Orthop. 2015;39(5):847-51.

[35] National Joint Registry of England and Wales. 16th Annual Report Hemel Hempstead: NJR2019. https:// reports. njrcentre.org.uk.

[36] Swedish Hip Arthroplasty Register (SHAR). Swedish Hip Arthroplasty Register Annual Report 2018. 2018. https:// shpr.registercentrum.se/.

[37] Norwegian National Advisory Unit on Arthroplasty and Hip Fractures. The Norwegian Arthroplasty Register Annual Report 2019. 2019. http://nrlweb. ihelse.net/.

[38] Danish Hip Arthroplasty Register (DAR). National Annual Report 2019. 2019. http://danskhoftealloplastikregister. dk/.

[39] Swiss National Joint Registry (SIRIS). Annual Report of the Swiss National Joint Registry, Hip and Knee, 2012-2018. 2019. https://www.siris-implant. ch/.

[40] Société Française de Chirurgie Orthopédique et Traumatologique (SOFCOT). SoFCOT Total Hip Arthroplasty Register Biannual report 2018. 2019. https://www.sofcot.fr/.

[41] Australian National Joint Registry. Australian National Joint Registry Annual Report 2019. 2020. https://aoanjrr.sahmri. com/.

[42] Registro Italiano ArtroProtesi (RIAP). Progetto Registro Italiano ArtroProtesi (RIAP). Istituto Superiore Di Sanita; 2017. http://www.iss.it.

[43] Canadian Institute for Health Information. Canadian Joint Replacement Registry: Hip and Knee Replacements in Canada, 2017-2018. 2019. https:// www.cihi.ca/.

[44] Pincus D, Jenkinson R, Paterson M, Leroux T, Ravi B. Association between surgical approach and major surgical complications in patients undergoing total hip arthroplasty. JAMA. 2020;323(11):1070-6.

[45] The New Zealand Joint Registry. Twenty Year Report: January 1999 To December 2018. 2019. https://nzoa. org. nz/.

[46] Slovakian Arthroplasty Register. Review of the annual report of the Slovakian Arthroplasty Register—2011. 2011. https://sar.mfn.sk/.

[47] Sociedade Portuguesa de Ortopedia e Traumatologia. Portuguese Arthroplasty Register Annual Report 2014. 2013. http://www.rpa.spot.pt/.

[48] Dutch Arthroplasty Register (LROI). LROI Annual Report 2019. 2019. https://www.lroi-rapportage. nl/.

[49] Belgian National Arthroplasty Register—Orthopride. Belgian Hip and Knee Arthroplasty Registry Annual Report 2014. 2015. https://www.ehealth.fgov.be/.

[50] Learmonth ID, Young C, Rorabeck C. The operation of the century: total hip replacement. Lancet. 2007; 370(9597):1508-19.

[51] Charney M, Paxton EW, Stradiotto R, Lee JJ, Hinman AD, Sheth DS, et al. A comparison of risk of dislocation and cause-specific revision between direct anterior and posterior approach following elective cementless total hip arthroplasty. J Arthroplast. 2020;35(6):1651-7.

[52] Aggarwal VK, Elbuluk A, Dundon J, Herrero C, Hernandez C, Vigdorchik J, et al. Surgical approach significantly affects the complication rates associated with total hip arthroplasty. Bone Joint J. 2019;101(6):646-51.

[53] Miller LE, Gondusky JS, Kamath AF, Boettner F, Wright J, Bhattacharyya S. Influence of surgical approach on complication risk in primary total hip arthroplasty. Acta Orthop. 2018;89(3):289-94.

[54] Miller L, Gondusky J, Bhattacharyya S, Kamath A, Boettner F, Wright J. Does surgical approach affect outcomes in total

hip arthroplasty through 90 days of follow-up? A systematic review with meta-analysis. J Arthroplast. 2018;33(4):1296-302.

[55] Nam D, Nunley RM, Clohisy JC, Lombardi AV, Berend KR, Barrack RL. Does patient-reported perception of pain differ based on surgical approach in total hip arthroplasty? Bone Joint J. 2019;101-B(6 Suppl B):31-6.

[56] Barrett WP, Turner SE, Leopold JP. Prospective randomized study of direct anterior vs postero-lateral approach for total hip arthroplasty. J Arthroplast. 2013;28(9):1634-8.

[57] Parvizi J, Restrepo C, Maltenfort MG. Total hip arthroplasty performed through direct anterior approach provides superior early outcome: results of a randomized, prospective study. Orthop Clin North Am. 2016;47(3):497-504.

[58] Zhao HY, Kang PD, Xia YY, Shi XJ, Nie Y, Pei FX. Comparison of early functional recovery after total hip arthroplasty using a direct anterior or posterolateral approach: a randomized controlled trial. J Arthroplast. 2017;32(11):3421-8.

[59] Weale AE, Newman P, Ferguson IT, Bannister GC. Nerve injury after posterior and direct lateral approaches for hip replacement. A clinical and electrophysiological study. J Bone Joint Surg Br. 1996;78(6):899-902.

[60] Winther SB, Husby VS, Foss OA, Wik TS, Svenningsen S, Engdal M, et al. Muscular strength after total hip arthroplasty. A prospective comparison of 3 surgical approaches. Acta Orthop. 2016;87(1):22-8.

[61] Lindgren JV, Wretenberg P, Karrholm J, Garellick G, Rolfson O. Patient-reported outcome is influenced by surgical approach in total hip replacement: a study of the Swedish Hip Arthroplasty Register including 42,233 patients. Bone Joint J. 2014;96-B(5):590-6.

[62] Restrepo C, Parvizi J, Pour AE, Hozack WJ. Prospective randomized study of two surgical approaches for total hip arthroplasty. J Arthroplast. 2010;25(5):671-9.e1.

[63] Aynardi M, Post Z, Ong A, Orozco F, Sukin DC. Outpatient surgery as a means of cost reduction in total hip arthroplasty: a case-control study. HSS J. 2014;10(3):252-5.

[64] Greenky MR, Wang W, Ponzio DY, Courtney PM. Total hip arthroplasty and the medicare inpatient-only list: an analysis of complications in medicare-aged patients undergoing outpatient surgery. J Arthroplast. 2019;34(6):1250-4.

[65] Froemke CC, Wang L, DeHart ML, Williamson RK, Ko LM, Duwelius PJ. Standardizing care and improving quality under a bundled payment initiative for total joint arthroplasty. J Arthroplast. 2015;30(10):1676-82.

[66] Coenders MJ, Mathijssen NMC, Vehmeijer SBW. Three and a half years' experience with outpatient total hip arthroplasty. Bone Joint J. 2020;102-B(1):82-9.

[67] Berend KR, Lombardi AV Jr, Berend ME, Adams JB, Morris MJ. The outpatient total hip arthroplasty: a paradigm change. Bone Joint J. 2018;100-B(1 Suppl A):31-5.

[68] de Steiger RN, Lorimer M, Solomon M. What is the learning

curve for the anterior approach for total hip arthroplasty? Clin Orthop Relat Res. 2015;473(12):3860-6.

[69] Aggarwal VK, Elbuluk A, Dundon J, Herrero C, Hernandez C, Vigdorchik JM, et al. Surgical approach significantly affects the complication rates associated with total hip arthroplasty. Bone Joint J. 2019;101-B(6):646-51.

[70] Aggarwal VK, Weintraub S, Klock J, Stachel A, Phillips M, Schwarzkopf R, et al. Frank Stinchfield Award: a comparison of prosthetic joint infection rates between direct anterior and non-anterior approach total hip arthroplasty. Bone Joint J. 2019;101-B(6 Suppl B):2-8.

[71] Meermans G, Konan S, Das R, Volpin A, Haddad FS. The direct anterior approach in total hip arthroplasty: a systematic review of the literature. Bone Joint J. 2017;99-B(6):732-40.

[72] Barrett WP, Turner SE, Murphy JA, Flener JL, Alton TB. Prospective, randomized study of direct anterior approach vs posterolateral approach total hip arthroplasty: a concise 5-year follow-up evaluation. J Arthroplast. 2019;34(6):1139-42.

[73] AOA. Australian Orthopaedic Association National Joint Replacement Registry (AOANJRR). Hip, knee & shoulder arthroplasty: 2019 Annual Report. Adelaide; 2019.

[74] Matharu GS, Judge A, Deere K, Blom AW, Reed MR, Whitehouse MR. The effect of surgical approach on outcomes following total hip arthroplasty performed for displaced intracapsular hip fractures: an analysis from the National Joint Registry for England, Wales, Northern Ireland and the Isle of Man. J Bone Joint Surg Am. 2020;102(1):21-8.

[75] Malek IA, Royce G, Bhatti SU, Whittaker JP, Phillips SP, Wilson IR, et al. A comparison between the direct anterior and posterior approaches for total hip arthroplasty: the role of an 'Enhanced Recovery' pathway. Bone Joint J. 2016;98-B(6):754-60.

[76] Triantafyllopoulos GK, Memtsoudis SG, Wang H, Ma Y, Alexiades MM, Poultsides LA. Surgical approach does not affect deep infection rate after primary total hip arthroplasty. Hip Int. 2019;29(6):597-602.

[77] Namba RS, Inacio MC, Paxton EW. Risk factors associated with surgical site infection in 30,491 primary total hip replacements. J Bone Joint Surg Br. 2012;94(10):1330-8.

[78] Watts CD, Houdek MT, Wagner ER, Sculco PK, Chalmers BP, Taunton MJ. High risk of wound complications following direct anterior total hip arthroplasty in obese patients. J Arthroplast. 2015;30(12):2296-8.

[79] Dowsey MM, Choong PF. Obesity is a major risk factor for prosthetic infection after primary hip arthroplasty. Clin Orthop Relat Res. 2008;466(1):153-8.

[80] Mjaaland KE, Svenningsen S, Fenstad AM, Havelin LI, Furnes O, Nordsletten L. Implant survival after minimally invasive anterior or anterolateral vs. conventional posterior or direct lateral approach: an analysis of 21,860 total hip arthroplasties from the Norwegian Arthroplasty Register (2008 to 2013). J Bone Joint Surg Am. 2017;99(10):840-7.

[81] Sheth D, Cafri G, Inacio MC, Paxton EW, Namba RS. Anterior and anterolateral approaches for THA are associated with lower dislocation risk without higher revision risk. Clin Orthop Relat Res. 2015;473(11):3401-8.

[82] Tsai SJ, Wang CT, Jiang CC. The effect of posterior capsule repair upon post-operative hip dislocation following primary total hip arthroplasty. BMC Musculoskelet Disord. 2008;9:29.

[83] Chiu FY, Chen CM, Chung TY, Lo WH, Chen TH. The effect of posterior capsulorrhaphy in primary total hip arthroplasty: a prospective randomized study. J Arthroplast. 2000;15(2):194-9.

[84] Pellicci PM, Bostrom M, Poss R. Posterior approach to total hip replacement using enhanced posterior soft tissue repair. Clin Orthop Relat Res. 1998;355:224-8.

[85] Lee GC, Marconi D. Complications following direct anterior hip procedures: costs to both patients and surgeons. J Arthroplast. 2015;30(9 Suppl):98-101.

[86] De Geest T, Fennema P, Lenaerts G, De Loore G. Adverse effects associated with the direct anterior approach for total hip arthroplasty: a Bayesian meta-analysis. Arch Orthop Trauma Surg. 2015;135(8):1183-92.

[87] Cidambi KR, Robertson N, Borges C, Nassif NA, Barnett SL. Intraoperative comparison of measured resection and gap balancing using a force sensor: a prospective, randomized controlled trial. J Arthroplast. 2018; 33(7S): S126-S30.

[88] Yang XT, Huang HF, Sun L, Yang Z, Deng CY, Tian XB. Direct anterior approach versus posterolateral approach in total hip arthroplasty: a systematic review and meta-analysis of randomized controlled studies. Orthop Surg. 2020;12(4):1065-73.

[89] Asayama I, Akiyoshi Y, Naito M, Ezoe M. Intraoperative pelvic motion in total hip arthroplasty. J Arthroplasty. 2004;19(8):992-7.

[90] Schwarzkopf R, Muir JM, Paprosky WG, Seymour S, Cross MB, Vigdorchik JM. Quantifying pelvic motion during total hip arthroplasty using a new surgical navigation device. J Arthroplasty. 2017;32(10):3056-60.

[91] Cheng TE, Wallis JA, Taylor NF, Holden CT, Marks P, Smith CL, et al. A prospective randomized clinical trial in total hip arthroplasty-comparing early results between the direct anterior approach and the posterior approach. J Arthroplast. 2017;32(3):883-90.

[92] Vajapey SP, Morris J, Lynch D, Spitzer A, Li M, Glassman AH. Nerve injuries with the direct anterior approach to total hip arthroplasty. JBJS Rev. 2020;8(2):e0109.

[93] Gala L, Kim PR, Beaulé PE. Natural history of lateral femoral cutaneous nerve neuropraxia after anterior approach total hip arthroplasty. Hip Int. 2019;29(2):161-5.

[94] Patton RS, Runner RP, Lyons RJ, Bradbury TL. Clinical

outcomes of patients with lateral femoral cutaneous nerve injury after direct anterior total hip arthroplasty. J Arthroplast. 2018;33(9):2919-26.e1.

[95] Kennon R, Keggi J, Zatorski LE, Keggi KJ. Anterior approach for total hip arthroplasty: beyond the minimally invasive technique. J Bone Joint Surg Am. 2004;86-A(Suppl 2):91-7.

[96] Lichstein P, Kleimeyer J, Githens M, Vorhies J, Gardner M, Bellino M, et al. Does the Watson-Jones or modified Smith-Petersen approach provide superior exposure for femoral neck fracture fixation? Clin Orthop Relat Res. 2018;476:1468-76.

第 5 章　股骨头坏死：髓芯减压还是全髋关节置换术

Osteonecrosis of the Femoral Head: Core Decompression or Total Hip Arthroplasty

Eduardo García-Rey　Fátima Pérez-Barragans　Ana Cruz-Pardos

Ricardo Fernández-Fernández　Laura Saldaña　著

非创伤性股骨头坏死（osteonecrosis of the femoral head，ONFH）是一种进行性和致残性的疾病，好发于 30—50 岁的男性。ONFH 的特征为因软骨下骨血供受损导致的骨细胞死亡。这通常会导致股骨头负重区塌陷，随后出现退行性骨关节炎。流行病学数据报道显示：在美国有 30 万～60 万人患有 ONFH，年发病人数为 1 万～2 万 [1, 2]。据估计，在接受全髋关节置换术（total hip arthroplasty，THA）的患者中有 3%～12% 的诊断为 ONFH[2]。与骨关节炎患者相比，ONFH 患者翻修手术的风险增加 [3, 4]。

一、基础科学

ONFH 发病和进展机制仍未完全阐明。ONFH 通常不容易早期发现，而且骨样本不易获取。ONFH 的病理生理变化的发生顺序是通过影像观察、从接受 THA 的患者中获取的骨活检样本以及动物模型中确定的。对于 ONFH 发病的潜在机制存在普遍共识，即软骨下骨供血改变后出现局部缺血。缺血开始的时间很难知道，因为当疾病出现临床症状时，它通常已经沉默了很长一段时间。股骨头血流受损的主要机制有 3 种：创伤导致的血管中断、血栓或栓塞脂肪导致的血管内阻塞，以及骨内血管外压迫 [5]。

众所周知，骨坏死的主要组织学征象是空骨陷窝和骨髓水肿 [6, 7]。实验研究表明，骨髓和骨细胞死亡出现在缺氧后 24～72h[8, 9]。骨坏死诱导了一个以反应性充血和血供重建区域为特征的修复过程。随着血管进入，修复过程开始，其中包括骨吸收和骨形成。在软骨下骨中，修复过程似乎是自我限制的，往往骨吸收的同时骨形成补偿不足，从而导致小梁结构完整性的丧失 [6]。股骨头机械性损伤的假定机制是修复区和坏死区交界处的累积应力性骨折 [10]。有证据表明，骨结构的弱化和微骨折的形成是骨坏死过程的一部分（图 5-1）。对 ONFH 患者股骨头的组织学研究表明，坏死骨的骨密度低于正常的邻近骨，同时伴有骨小梁破坏、微骨折和小面积骨吸收 [11]。此外，坏死区域的生物物理学和超微结构分析显示骨重塑增加、骨细胞减少和骨髓钙化 [12]。

凝血障碍与非创伤性 ONFH 的发展有关。ONFH 经常发生在镰状细胞病中，其中红细胞膜变形性的丧失导致血管内阻塞、缺氧和炎症 [13]。

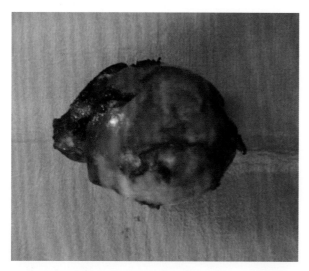

▲ 图 5-1　全髋关节置换术中股骨头坏死，可观察到软骨下骨折

在前瞻性和横断面研究中，11%～37% 的病例报道了与镰状细胞病相关的 ONFH[14]。镰状细胞病患者中有症状的 ONFH 很有可能会导致股骨头塌陷[15]。与其他血红蛋白病和溶血性疾病相关的血栓形成也与发生 ONFH 的风险增加相关。流行病学研究表明，非创伤性 ONFH 的 2 个主要危险因素是大量使用皮质类固醇和过量饮酒。一项多中心病例对照研究报道称，使用皮质类固醇的患者发生 ONFH 的概率比未接触这些药物的患者增加了约 20 倍[16]。此外，ONFH 的发展与皮质类固醇的剂量和治疗持续时间有关[17, 18]。同样，酒精摄入和 ONFH 之间似乎存在剂量依赖性关系[19]。

在其他病因中，骨内血管外压迫也被认为是 ONFH 的致病机制，其中包括酗酒、骨髓堆积病（戈谢病）和减压性骨坏死[20, 21]。皮质类固醇诱导的 ONFH 的进一步致病机制包括骨细胞和祖细胞生理学的改变[22]。在这方面，对 ONFH 患者的骨活检进行的各种研究表明，皮质类固醇可能通过减少股骨近端的间充质干细胞（mesenchymal stem cell，MSC）数量[23]和股骨转子间区域成骨细胞的复制能力[24]对骨产生不利影响。此外，与无 ONFH 病史的患者分离的 MSC 相比，从皮质类固醇诱导的 ONFH 患者中分离的 MSC 向成骨细胞系分化的能力更低[25]。骨髓间充质干细胞成骨潜能的降低，可能是皮质类固醇诱导的 ONFH 患者用自体骨髓间充质干细胞输注治疗失败的原因之一。其他作者则关注皮质类固醇对骨细胞活力和功能的影响。在与皮质类固醇治疗的 ONFH 患者的股骨中，可以发现在新月形的软骨下骨折处并列存在着大量的凋亡骨细胞，而在创伤、镰状细胞病或酗酒患者的骨标本中很少发现凋亡骨细胞[26]。糖皮质激素对骨细胞功能的不良影响在一系列小鼠实验中显而易见，这些实验显示与软骨下骨退化相关的腔隙周围骨重塑功能受损[27]。应该注意的是，大量的 ONFH 病例没有任何明显的病因，被报道为特发性[28, 29]。在过去的几年里，一些研究调查了是否存在对 ONFH 的遗传易感性。事实上，与凝血、血管生成、缺氧、骨重塑和炎症相关的基因多态性与 ONFH 的发生有关[30-34]。

二、诊断和影像

ONFH 的病因在很大程度上仍然未知，似乎是多因素的[35, 36]。如前所述，非创伤性 ONFH 是一种由于不同原因造成的微血管损害而导致骨细胞死亡的病理改变。必须进行仔细的临床问卷调查，以确定风险因素，如糖皮质激素治疗、酒精摄入、镰状细胞病等血液病、骨髓增生性疾病、血友病、遗传疾病（如蛋白 C/S 缺乏或莱顿第五因子突变）导致的高凝状态、艾滋病，或者其他自身免疫性疾病（如 Gaucher 病或 Caisson 病）。然而，遗传易感性，尤其是在接受皮质类固醇治疗、过量饮酒以及与其他合并症相关的不同药物联合治疗的患者中，可能很难引起临床怀疑。

临床怀疑后，必须根据影像学检查确定 ONFH 诊断。通常，患者主诉有可辐射至臀部或膝盖的腹股沟区疼痛。这种疼痛可能是隐匿的，也可能是突发性的。体格检查通常显示受累髋关节内旋受限，并诱发疼痛。

髋关节正侧位 X 线片检查是临床怀疑后必

须进行的第一项影像学检查。ONFH 早期可能在 X 线片上不可见，报告可能为正常；在这些患者中，应该进行磁共振成像（magnetic resonance imaging，MRI）检查以便发现疾病。计算机断层扫描（computer tomography，CT）也可用于鉴别其他病变，如肿瘤。

目前，有许多 ONFH 分类系统。Ficat 和 Arlet 分类系统可能是最常用的，60 年代早期被提出后，由于简单，在日常临床实践中被广泛使用。然而，这种分类不包括可预测塌陷的相关因素，如坏死病灶的位置和大小。20 世纪 80 年代，Steinberg 分类系统在 Ficat 分类系统的基础上又增加了 2 个时期。该系统根据股骨头在 A、B、C 区的受累百分比（<15%、15%~30%、>30%）将各期进行细分。20 世纪 80 年代末，日本调查委员会（JIC）提出了一个分类系统，根据负重区的受累程度与坏死病灶的位置对应起来。其他作者也报道了其他预测治疗的参数，如 Kerboull 等所提出的联合坏死角的测量[37]；或 Ha 等通过测量 MRI 上的联合坏死角来预测两组塌陷风险：<190° 为低塌陷风险，>240° 为高塌陷风险（未来5 年）[38]。20 世纪 90 年代初，ARCO（骨循环研究学会）描述了股骨头坏死的 5 个时期，考虑了股骨头受累的百分比、病变位置和塌陷的范围（表 5–1）。

目前，在日常临床实践中，对理想的分类系统缺乏共识（图 5–2）。在对 Steinberg、Kerboull 和 JIC 分类系统的比较研究中发现，JIC 系统具有更高的观察者间和观察者内的可靠性和更高的有效性，尤其是在初始阶段[39]。根据 JIC 系统，在坏死类型和塌陷风险之间建立了关系：A 型（0% 塌陷）和 C2 型（84.8% 塌陷）。这些结果对于决定保守治疗或手术治疗方案非常重要。所涉及的负重区越大，坍塌的风险就越高。此外，ARCO 在 2017 年成立了一个工作组，采用 Delphi 法（专家参与多轮问卷调查后获得的数据）对糖皮质激素相关的 ONFH 分类达成共识[40]。同样，对于与酒精相关的 ONFH，也报道了一种共识[41]。

三、股骨头坏死的髓芯减压术

尽管在 ONFH 的早期阶段，建议减少负重，但在评估疾病进展时发现这并无实际益处[42]。同样，其他非手术治疗方法，包括对疾病病理生理有反应的不同药物，如他汀类药物、依诺肝素、前列腺素类似物或双膦酸盐，也没有显示出实质性的证据[43-45]。其他关于高压氧或体外治疗等其他研究也给出了不确定的结果[46, 47]。由于证据不支持将非手术治疗作为 ONFH 的常规基础治疗，因此确定哪些患者适合进行任何所谓的保髋手术至关重要。在有塌陷前病变的髋关节中，尽管有几个重要因素可能影响结局，但髓芯减压术（core decompression，CD）是一种可靠的手术。

Hungerford（1979 年）和 Ficat（1985 年）分别报道了 CD 治疗早期 ONFH，有良好的临床结果[48, 49]。该手术试图通过降低骨内压促进新血管形成，进而增加坏死区域的血流量。最开始该技术使用环钻从股骨近端外侧皮质进入股骨头软骨下骨。同时还允许外科医生获取活检以确认诊断。在有 MRI 之前，建议对 I 期或 II 期的坏死股骨头实施该手术，但几年后，其他作者报道的结果较差。此外，骨内压与手术相关并发症（如股骨近端骨折）之间的相关性明显较差[50]。因此，Learmonth 等[51]发现，12 个 I 期 ONFH 髋关节中有 3 个实际上没有组织学证据，29 个 II 期髋关节中有 26 个也没有组织学证据。这些作者还报道了大多数病例的临床和放射学进展，不仅在 II 期，包括 I 期，全髋关节置换率为 44%。他们还强调，单个孔道进入无血管区很难促进新血管形成，并将 THA 取下的股骨头送去进行组织学分析后，确认髓芯充满了大量纤维化的无血管组织；从而得出结论，一旦缺血性坏死稳定，它是不可逆的。同样，早期前瞻性随机试验的结果也不一致[52, 53]。Bozic 等在一项平均随访 10 年的长期研究中发现，糖皮质激素导致的 Steinberg II B 期 ONFH 患者在 X 线片上出现囊肿的时间越短，

表 5-1 股骨头坏死：不同分类系统

分类	0 期	I 期	II 期	III 期	IV 期	V 期	VI 期
Ficat 和 Arlet	• 症状：无 • X 线：正常 • MRI, CT：正常 • 组织学：阳性发现	• 症状：腹股沟区疼痛 • X 线：正常 / 骨质疏松症 • MRI, CT, 组织学：阳性发现	• 症状：疼痛，僵硬 • X 线：硬化，软骨下囊肿 • MRI, CT, 组织学：阳性发现	• 症状：疼痛，僵硬，大腿疼痛 • X 线：新月征，塌陷 • MRI, CT, 组织学：阳性发现	• 症状：疼痛，下肢跛行 • X 线：重度退行性关节炎 • MRI, CT, 组织学：阳性发现	—	—
Steinberg[a]	• 症状：无 • X 线：正常 • MRI, CT：正常 • 组织学：阳性发现 A、B 或 C	• 症状：腹股沟区疼痛 • X 线：正常 • MRI, CT, 组织学：阳性发现 A、B 或 C	• 症状：疼痛，僵硬 • X 线：囊性变 / 硬化性改变 • MRI, CT, 组织学：阳性发现 A、B 或 C	• 症状：疼痛，僵硬，大腿疼痛 • X 线：新月征，塌陷 • MRI, CT, 组织学：阳性发现 A、B 或 C	• 症状：疼痛，下肢跛行 • X 线：关节炎变化 • MRI, CT, 组织学：阳性发现，毫米级凹陷	• 症状：疼痛，下肢跛行 • X 线：关节间隙狭窄 / 髋臼改变 • MRI, CT, 组织学：术后发现轻度、中度、重度	• 症状：疼痛，下肢跛行 • X 线：严重退行性 • MRI, CT, 组织学：事后发现
ARCO[b]	• 症状：无 • X 线：正常 • MRI, CT, 组织学：阳性表现	• 症状：腹股沟区疼痛 • X 线：正常 • MRI, CT, 组织学：阳性表现	• 症状：疼痛，僵硬 • X 线：硬化性变，软骨下囊肿 • MRI, CT, 组织学：阳性表现	• 症状：疼痛，僵硬，大腿疼痛 • X 线：新月征，塌陷 • MRI, CT, 组织学：阳性表现	• 症状：疼痛，下肢跛行 • X 线：退行性变 • MRI, CT, 组织学：阳性表现	—	—
JIC	A 型 部位：小于或等于内侧 1/3 的负重区	B 型 部位：小于或等于内侧 2/3 的负重区	C1 型 部位：超过内侧 2/3 的负重区	C2 型 部位：超过 2/3 以上的负重区并延伸至髋臼外侧缘	—	—	—

a. 面积
b. 定量 [累及面积（%）、新月征长度、表面塌陷（%）和顶部压扁（%）]
MRI. 磁共振成像；CT. 计算机断层扫描；ARCO. 骨循环研究学会；JIC. 日本调查委员会

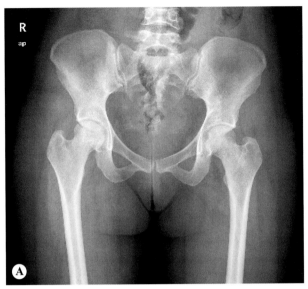
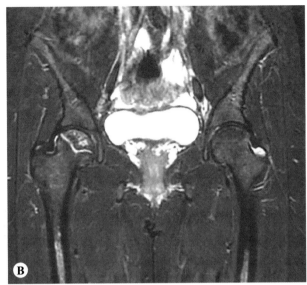

▲ 图 5-2　A. 右侧髋关节的 X 线片；B. MRI 显示股骨头坏死处于塌陷前期

结果越差 [54]。

　　进一步的调查和临床研究评估了接受 CD 治疗早期 ONFH 患者的结局，未提供建立普遍共识的显著证据。MRI 的引入使人们对这种疾病有了更好的了解。股骨头病变的大小及其在负重区的位置被认为是最重要的预后因素 [55]。此外，ONFH 的诊断、持续服用类固醇药物和其他因素也被认为与更差的结局相关。已经有 Level 1 的研究证据。美国镰状细胞贫血导致骨坏死的试验设计为一项前瞻性多中心研究，包括 32 个不同的机构 [56]。该试验对 17 例接受 CD 和物理治疗的患者与 21 例仅在 6 周内接受物理治疗的患者进行了比较。两组患者之后 3 年无并发症或再次手术的概率相似。

　　Steinberg 等评估了 CD 联合松质骨移植的效果 [57]。从病灶周围清除坏死骨，允许患者部分负重行走 3 周。在 285 例患者的 406 个髋关节中，他们发现了令人满意的结果，尤其是在早期病变较小的 ONFH 患者中。其他选择，在股骨头坏死区域清除后，如打压植骨或由植入由硫酸钙 - 磷酸钙制成的复合植骨替代物，可获得良好的结果，尤其是在年轻患者中 [58]。

　　Hernigou 等率先使用 CD 联合经皮骨髓浓缩

MSC 注射 [59]。Ganji 等在一项初步研究中报道，使用该方法 24 例髋关节塌陷进展缓慢 [60]。将更多祖细胞移植到髋关节的患者预后更好。在一项比较研究中，Yamasaki 等评估了 30 例 CD 联合植入多孔羟基磷灰石圆柱体（含 MSC 浓缩物），与之相比对照组 9 例无 MSC[61]。他们发现在有细胞组中骨坏死病变变小，其中仅 3 例进展为塌陷，与对照组大多数患者进展为塌陷。

　　基础研究报道了与手术成功相关的重要因素 [62]。股骨头的存活动能取决于从髂嵴抽取 MSC 的采集、加工和注射过程（图 5-3）。MSC 的生长速度存在高度变异性，与年龄、性别或骨特异性基因诱导之间无相关性 [63]。重要的是要知道，每次抽吸都不相同，会获得不同体积的 MSC，有可能从细胞浓度较低（CFU 为集落形成单位）的小外周血管中进行抽吸 [64]。此外，从骨髓穿刺获得的细胞计数、祖细胞浓度（每毫升骨髓的集落数）和祖细胞频数（每百万有核细胞）也与注射器类型相关 [65]。

　　尽管 CD 联合注射髂嵴获取的 MSC 作为标准操作，其结果令人鼓舞，但缺乏良好的随机对照试验：Hazeur 等报道，在 19 例 Ⅲ 期 ONFH 患者中，无论是否植入自体骨髓抽吸浓缩物，结果

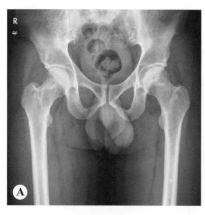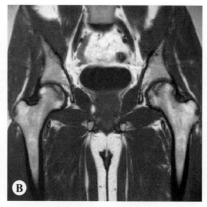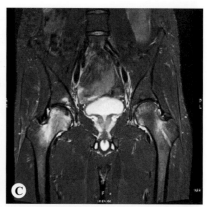

▲ 图 5-3　A. X 线片显示一名 34 岁男性患者接受髓芯减压联合自体骨髓细胞注射治疗；B. 术前 MRI；C. 术后 6 个月 MRI

均较差[66]；近期，同一组人报道在 56 例 I 期或 II 期患者中，在 CD 后植入成骨细胞与植入骨髓抽取物相比没有获益，然而，总体结果优于 III 期[67]。一项有趣的配对病例对照研究纳入了 100 例具有类似 ONFH 病因的患者，比较 I 期、II 期和 III 期，结果显示与单独进行 CD 相比，联合植入骨髓浓缩物的结果更好。尽管以 THA 为终点的 10 年生存率，特别是 3 年后，两组 I 期和 II 期的 ONFH 进展相似[68]。CD 联合骨髓抽吸浓缩物在 ONFH 的 I 期或 II 期可能是有益的，但无论如何，这项技术必须仔细操作，并应告知患者该技术可能不会改变疾病的进展。基于在我们机构治疗的患者经验，我们无法确定使用标准骨髓浓度注射联合 CD 对预防股骨头塌陷有任何益处[69]。我们的结果证实，为了改善预后，应该检测注射的祖细胞数量。尽管 Tomaru 等最近报道了总 THA 转换率高出 34%，而且这在骨密度高的患者和 ONFH III 期或 IV 期的患者中更高（与 ONFH I 期或 II 期对比分别为 49% 和 14%）[70]，但这缺乏长期结果。

近期细胞疗法的进展值得一提。基于细胞的促进骨愈合的新技术，如浓缩的抽吸骨髓细胞是有益的，然而，注射的单核细胞数量、MSC、纯度以及对不同血液因子影响的了解不足，使这一过程具有技术依赖性[71]。尽管体外细胞培养扩增比离心法更复杂，但这种方法可以产生数百万个细胞，而传统抽吸法只能获取数千个细胞[72]。骨髓间充质干细胞在骨再生中的应用前景广阔；然而，在这些技术被普遍采用之前，基础研究、适当的调控、临床前研究和随机试验都是必要的[73]。20 年来，许多设计良好的研究进行了报道，但仍有一些重要问题需要澄清，如每次注射的细胞数量、样本质量或 ONFH 病因[74]。

四、全髋关节置换术治疗股骨头坏死

ONFH 是接受 THA 的年轻患者中最常见病因[75]。虽然试图保髋的保守治疗和手术治疗的方法非常多，但是 II 期或 IV 期股骨头塌陷后通常决定了这些手段不能成功，全髋关节置换通常是不可避免的[76]。早期报道显示，与原发性退行性骨关节炎相比，ONFH 患者接受 THA 的结果不佳[77]。THA 失败与不用的因素有关，如 ONFH 的病因、年龄、体重、体力活动、骨的质量、假体固定方式和摩擦界面。骨水泥固定已被广泛使用，提供了非常好的长期效果，但在年轻人群中，由于聚乙烯磨损和晚期无菌性松动的可能性导致了生物固定和其他摩擦界面的使用[78]。

在过去的 10 年中，大多数外科医生可能会选择植入非骨水泥假体。第一批有关在这一人群中使用生物固定的研究报道有较好的结果，并被其他使用不同假体的研究证实[76]。在髋臼一侧，具有不同半径和涂层表面半球形假体可以提供满意的固定[79, 80]。在股骨侧，不同的设计也有相似的结果报道[81, 82]。

　　总之，当骨水泥和非骨水泥固定被证实可提供良好的长期结果时，THA 最重要的失败原因仍然是磨损。早期的聚乙烯已经不再使用。高交联聚乙烯和陶瓷界面极大改变了年轻患者 THA 相关的争议问题。最近，梅奥诊所的一项研究报道称，在 10 年中位随访期内，采用当代高交联聚乙烯进行非骨水泥 THA 的患者取得了很好的效果[4]。他们将 413 例 ONFH 患者与 427 例原发性骨关节炎患者进行配对，发现骨关节炎组的疗效更好。他们发现，以再次手术为终点的 15 年生存率与 ONFH 病因相关，但他们没有发现与其相一致的松动或骨溶解的影像学指征。

　　陶瓷也证实了其在预防骨溶解方面的理论优势（图 5-4）。Lariboisiere 的一项研究报道在年轻的 ONFH 患者中陶瓷也有良好的结果[83]。在 41 例患者中，他们报道了使用不同髋臼部件和骨水泥柄在预防骨溶解方面有极佳的结果。这里最重要的是髋臼杯的固定方式。我们机构已经证实非骨水泥型股骨柄在预防磨损相关并发症方面的作用[75]。在该研究中，我们未发现确诊为 ONFH 的患者的任何失败。如 Nich 等最初的报道一样，新的髋臼部件可以改善这类患者的结果[84]。

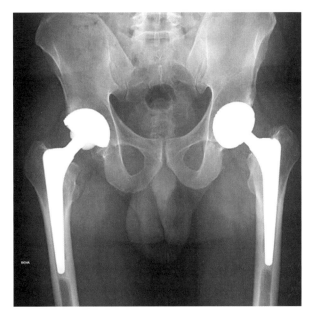

▲ 图 5-4　1 例接受双侧氧化铝 - 氧化铝界面非骨水泥型全髋关节置换术的 39 岁男性患者，术后 14 年的 X 线片

五、股骨头坏死：髓芯减压术还是全髋关节置换术

　　回顾 CD 在过去几十年中的演变，仍存在许多争议。首先，骨科医生必须对 ONFH 进行明确诊断和分期。这可能一旦临床怀疑后最困难的问题。髋关节疼痛有时难以评估，因此必须有完整的临床记录和体格检查结果。常规的 X 线片需要仔细评估，以便与症状相关联；这一步骤可能会误诊为 ONFH。如果在常规 X 线片中发现髋关节塌陷，最好实施 THA。如果没有，MRI 可以进行鉴别，即一过性骨质疏松症，并确定 ONFH，因此在条件允许并且可以预测手术结局的情况下，可以考虑 CD 联合植入自体骨髓细胞。对于没有相关风险因素的小的无症状病变，建议进行临床观察；但是，当发现临床进展，则应进行 CD（图 5-5）。然而，在大多数情况下，目前的 THA 可为年轻患者提供较好的长期疗效，因此除非在影像学检查中确定是小至中度的病变，否则应进行 THA。

结论

　　在 55 岁以下接受 THA 的患者中，最常见的诊断是 ONFH。尽管基础研究试图阐明与该疾病相关的许多问题，但仍有许多问题需要回答。许多国家的年发病率呈上升趋势，且存在一些难以评估的相关因素。尽管与一些共同疾病和药物之间存在着强烈的相关性，如皮质类固醇和镰状细胞病等特殊疾病，仍有大量的 ONFH 患者病因不明。临床怀疑 ONFH 后，明确描述疾病分期对获得最佳治疗至关重要。近期的研究报道了影像

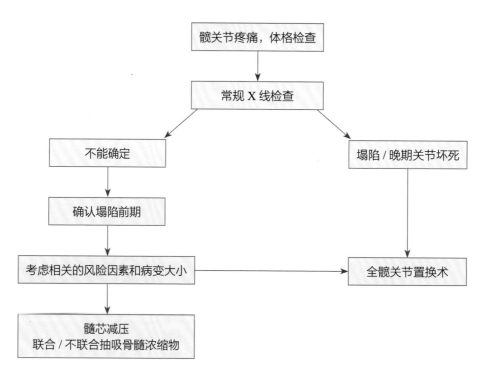

▲ 图 5-5　股骨头坏死的处置决策

学和分期的进展。此外，关于 MSC 的基础和临床研究报道了在髋关节塌陷前期行 CD 有较好的疗效。然而，许多患者可能需要行 THA。在过去的几年中，许多临床报道证实了使用新摩擦界面（如高交联聚乙烯和陶瓷）取得了长期良好的结果。

参考文献

[1] Aldridge JM, Urbaniak JR. Avascular necrosis of the femoral head: etiology, pathophysiology, classification, and current treatment guidelines. Am J Orthop. 2004;33:327-32.

[2] Lieberman JR, Berry DJ, Mont MA, Aaron RK, Callaghan JJ, Rajadhyaksha AD, et al. Osteonecrosis of the hip: management in the 21st century. Instr Course Lect. 2003;52:337-55.

[3] Bergh C, Fenstad AM, Furnes O, Garellick G, Havelin LI, Overgaard S, et al. Increased risk of revision in patients with non-traumatic femoral head necrosis. Acta Orthop. 2014;85:11-7.

[4] Hart A, Janz V, Trousdale RT, Sierra RJ, Berry DJ, Abdel MP. Long-term survivorship of total hip arthroplasty with highly cross-linked polyethylene for osteonecrosis. J Bone Joint Surg Am. 2019;101:1563-8.

[5] Aaron R, Gray R. Osteonecrosis: etiology, natural history, pathophysiology, and diagnosis. In: Callaghan JJ, Rosenberg AG, Rubash HE, editors. The adult hip. Philadelphia: Lippincott Williams & Wilkins; 2007. p. 465-76.

[6] Fondi C, Franchi A. Definition of bone necrosis by the pathologist. Clin Cases Miner Bone Metab. 2007;4:21-6.

[7] Kubo T, Yamamoto T, Inoue S, Horii M, Ueshima K, Iwamoto Y, et al. Histological findings of bone marrow edema pattern on MRI in osteonecrosis of the femoral head. J Orthop Sci. 2000;5:520-3.

[8] James J, Steijn-Myagkaya GL. Death of osteocytes: electron microscopy after in vitro ischaemia. J Bone Joint Surg Br. 1986;68:620-4.

[9] Bauer TW, Stulberg BN. The histology of osteonecrosis and its distinction from histologic artifacts. In: Schoutens A, Arlet J, Gardeniers JW, Hughes SPF, editors. Bone circulation and vascularization in normal and pathological conditions. New York: Plenum Press; 1993. p. 283-92.

[10] Motomura G, Yamamoto T, Yamaguchi R, Ikemura S, Nakashima Y, Mawatari T, et al. Morphological analysis of collapsed regions in osteonecrosis of the femoral head. J Bone Joint Surg Br. 2011;93:184-7.

[11] Wang C, Wang X, Xu XL, Yuan XL, Gou WL, Wang

AY, et al. Bone microstructure and regional distribution of osteoblast and osteoclast activity in the osteonecrotic femoral head. PLoS One. 2014;9:e96361.

[12] Narayanan A, Khanchandani P, Borkar RM, Ambati CR, Roy A, Han X, et al. Avascular necrosis of femoral head: a metabolomic, biophysical, biochemical, electron microscopic and histopathological characterization. Sci Rep. 2017;7:1-16.

[13] Naseer ZA, Bachabi M, Jones LC, Sterling RS, Khanuja HS. Osteonecrosis in sickle cell disease. South Med J. 2016;109:525-30.

[14] Mukisi-Mukaza M, Elbaz A, Samuel-Leborgne Y, Kéclard L, Le Turdu-Chicot C, Christophe-Duchange E, et al. Prevalence, clinical features, and risk factors of osteonecrosis of the femoral head among adults with sickle cell disease. Orthopedics. 2000;23:357-63.

[15] Hernigou P, Habibi A, Bachir D, Galacteros F. The natural history of asymptomatic osteonecrosis of the femoral head in adults with sickle cell disease. J Bone Joint Surg Am. 2006;88:2565-72.

[16] Sakaguchi M, Tanaka T, Fukushima W, Kubo T, Hirota Y. Impact of oral corticosteroid use for idiopathic osteonecrosis of the femoral head: a nationwide multicenter case-control study in Japan. J Orthop Sci. 2010;15:185-91.

[17] Bauer M, Thabault P, Estok D, Christiansen C, Platt R. Low-dose corticosteroids and avascular necrosis of the hip and knee. Pharmacoepidemiol Drug Saf. 2000;9:187-91.

[18] Aaron RK, Voisinet A, Racine J, Ali Y, Feller ER. Corticosteroid-associated avascular necrosis: dose relationships and early diagnosis. Ann N Y Acad Sci. 2011; 1240: 38-46.

[19] Yoon BH, Kim T-Y, Shin IS, Lee HY, Lee YJ, Koo KH. Alcohol intake and the risk of osteonecrosis of the femoral head in Japanese populations: a dose-response meta-analysis of case-control studies. Clin Rheumatol. 2017;36:2517-24.

[20] Sharareh B, Schwarzkopf R. Dysbaric osteonecrosis: a literature review of pathophysiology, clinical presentation, and management. Clin J Sport Med. 2015;25:153-61.

[21] Linari S, Castaman G. Clinical manifestations and management of Gaucher disease. Clin Cases Miner Bone Metab. 2015;12:157.

[22] Wang A, Ren M, Wang J. The pathogenesis of steroid-induced osteonecrosis of the femoral head: a systematic review of the literature. Gene. 2018;671:103-9.

[23] Houdek MT, Wyles CC, Packard BD, Terzic A, Behfar A, Sierra RJ. Decreased osteogenic activity of mesenchymal stem cells in patients with corticosteroid-induced osteonecrosis of the femoral head. J Arthroplast. 2016; 31: 893-8.

[24] Hernigou P, Beaujean F, Lambotte JC. Decrease in the mesenchymal stem-cell pool in the proximal femur in corticosteroid-induced osteonecrosis. J Bone Joint Surg Br. 1999;81:349-55.

[25] Gangji V, Hauzeur JP, Schoutens A, Hinsenkamp M, Appelboom T, Egrise D. Abnormalities in the replicative capacity of osteoblastic cells in the proximal femur of patients with osteonecrosis of the femoral head. J Rheumatol. 2003;30:348-51.

[26] Weinstein RS, Nicholas RW, Manolagas SC. Apoptosis of osteocytes in glucocorticoid-induced osteonecrosis of the hip. J Clin Endocrinol Metab. 2000;85:2907-12.

[27] Fowler TW, Acevedo C, Mazur CM, Hall-Glenn F, Fields AJ, Bale HA, et al. Glucocorticoid suppression of osteocyte perilacunar remodeling is associated with subchondral bone degeneration in osteonecrosis. Sci Rep. 2017;7:1-13.

[28] Seamon J, Keller T, Saleh J, Cui Q. The pathogenesis of nontraumatic osteonecrosis. Arthritis. 2012;2012:1-11.

[29] Fukushima W, Fujioka M, Kubo T, Tamakoshi A, Nagai M, Hirota Y. Nationwide epidemiologic survey of idiopathic osteonecrosis of the femoral head. Clin Orthop Relat Res. 2010;468:2715-24.

[30] Li Y, Wang Y, Guo Y, Wang Q, Ouyang Y, Cao Y, et al. OPG and RANKL polymorphisms are associated with alcohol-induced osteonecrosis of the femoral head in the north area of China population in men. Medicine (Baltimore). 2016;95:e3981.

[31] Samara S, Kollia P, Dailiana Z, Chassanidis C, Papatheodorou L, Koromila T, et al. Predictive role of cytokine gene polymorphisms for the development of femoral head osteonecrosis. Dis Markers. 2012;33:215-21.

[32] Hong JM, Kim TH, Kim HJ, Park EK, Yang EK, Kim SY. Genetic association of angiogenesis- and hypoxia-related gene polymorphisms with osteonecrosis of the femoral head. Exp Mol Med. 2010;42:376-85.

[33] Zhou ZC, Gu SZ, Wu J, Liang QW. VEGF, eNOS, and ABCB1 genetic polymorphisms may increase the risk of osteonecrosis of the femoral head. Genet Mol Res. 2015;14:13688-98.

[34] Peng KT, Huang KC, Huang TW, Lee YS, Hsu WH, Hsu RWW, et al. Single nucleotide polymorphisms other than factor V Leiden are associated with coagulopathy and osteonecrosis of the femoral head in Chinese patients. PLoS One. 2014;9:e104461.

[35] Petek D, Hannouche D, Suva D. Osteonecrosis of the femoral head: pathophysiology and current concepts of treatment. EFORT Open Rev. 2019;4:85-97.

[36] Cohen-Rosenblum A, Cui Q. Osteonecrosis of the femoral head. Orthop Clin North Am. 2019;50:139-49.

[37] Kerboull M. Varus-flexion osteotomy in avascular femoral head osteonecrosis. Acta Orthop Belg. 1999;65(Suppl 1): 68-70.

[38] Ha YC, Jung WH, Kim JR, Seong NH, Kim SY, Koo KH. Prediction of collapse in femoral head osteonecrosis: a modified Kerboul method with use of magnetic resonance images. J Bone Joint Surg Am. 2006;88(Suppl 3):35-40.

[39] Takashima K, Sakai T, Hamada H, Takao M, Sugano N. Which classification system is most useful for classifying osteonecrosis of the femoral head? Clin Orthop Relat Res. 2018;476:1240-9.

[40] Yoon BH, Jones LC, Chen CH, Cheng EY, Cui Q, Drescher W, et al. Etiologic classification criteria of ARCO on femoral head osteonecrosis. Part 1: glucocorticoid-associated osteonecrosis. J Arthroplast. 2019;34:163-168.e1.

[41] Yoon BH, Jones LC, Chen CH, Cheng EY, Cui Q, Drescher W, et al. Etiologic classification criteria of ARCO on femoral head osteonecrosis. Part 2: alcohol-associated osteonecrosis. J Arthroplast. 2019;34:169-174.e1.

[42] Mont MA, Carbone JJ, Fairbank AC. Core decompression versus nonoperative management for osteonecrosis of the hip. Clin Orthop Relat Res. 1996;324:169-78.

[43] Ajmal M, Matas AJ, Kuskowski M, Cheng EY. Does statin usage reduce the risk of corticosteroid-related osteonecrosis in renal transplant population? Orthop Clin North Am. 2009;40:235-9.

[44] Glueck CJ, Freiberg RA, Sieve L, Wang P. Enoxaparin prevents progression of stages I and II osteonecrosis of the hip. Clin Orthop Relat Res. 2005;435:164-70.

[45] Disch AC, Matziolis G, Perka C. The management of necrosis-associated and idiopathic bone-marrow oedema of the proximal femur by intravenous iloprost. J Bone Joint Surg. 2005;87-B:560-4.

[46] Camporesi EM, Vezzani G, Bosco G, Mangar D, Bernasek TL. Hyperbaric oxygen therapy in femoral head necrosis. J Arthroplast. 2010;25:118-23.

[47] Russo S, Sadile F, Esposito R, et al. Italian experience on use of E.S.W. therapy for avascular necrosis of femoral head. Int J Surg. 2015;24:188-90.

[48] Hungerford DS. Bone marrow pressure, venography and core decompression in ischemic necrosis of the femoral head. In: The hip: proceedings of the seventh open scientific meeting of the hip society. St Louis: CV Mosby; 1979. p. 218-37.

[49] Ficat RP. Idiopathic bone necrosis of the femoral head. Early diagnosis and treatment. J Bone Joint Surg Br. 1985;67:3-9.

[50] Hopson CN, Siverhus SW. Ischemic necrosis of the femoral head. Treatment by core decompression. J Bone Joint Surg Am. 1988;70:1048-51.

[51] Learmonth ID, Maloon S, Dall G. Core decompression for early atraumatic osteonecrosis of the femoral head. J Bone Joint Surg Br. 1990;72:387-90.

[52] Stulberg BN, Davis AW, Bayer TW, Levine M, Easley K. Osteonecrosis of the femoral head: a randomized prospective treatment protocol. Clin Orthop. 1991;268:140-51.

[53] Koo KH, Kim R, Ko GH, Song HR, Cho JH. Preventing collapse in early osteonecrosis of the femoral head: a randomized clinical trial of core decompression. J Bone Joint Surg. 1995;77-B:870-4.

[54] Bozic KJ, Zurakowski D, Thornhill TS. Survivorship analysis of hips treated with core decompression for nontraumatic osteonecrosis of the femoral head. J Bone Joint Surg Am. 1999;81:200-9.

[55] Lieberman JR, Berry DJ, Mont MA, et al. Osteonecrosis of the hip: management in the twenty-first century. J Bone Joint Surg. 2002;84-A:834-53.

[56] Neumayr LD, Aguilar C, Earles AN, et al. Physical therapy alone compared with core decompression and physical therapy for femoral head osteonecrosis in sickle cell disease. Results of a multicenter study at a mean of three years after treatment. J Bone Joint Surg Am. 2006;88:2573-82.

[57] Steinberg ME, Larcom PG, Strafford B, et al. Core decompression with bone grafting for osteonecrosis of the femoral head. Clin Orthop Relat Res. 2001;386:71-8.

[58] Rijnen WH, Gardeniers JW, Buma P, Yamano K, Slooff TJ, Schreurs BW. Treatment of femoral head osteonecrosis using bone impaction grafting. Clin Orthop Relat Res. 2003;417:74-83.

[59] Hernigou P, Beaujean F. Treatment of osteonecrosis with autologous bone marrow grafting. Clin Orthop Relat Res. 2002;405:14-23.

[60] Gangji V, Hauzeur JP, Matos C, et al. Treatment of osteonecrosis of the femoral head with implantation of autologous bone-marrow cells. A pilot study. J Bone Joint Surg Am. 2004;86-A:1153-60.

[61] Yamasaki T, Yasunaga Y, Ishikawa M, Hamaki T, Ochi M. Bone-marrow-derived mononuclear cells with a porous hydroxyapatite scaffold for the treatment of osteonecrosis of the femoral head: a preliminary study. J Bone Joint Surg Br. 2010;92:337-41.

[62] Goodman SB. The biological basis for concentrated iliac crest aspirate to enhance core decompression in the treatment of osteonecrosis. Int Orthop. 2018;42:1705-9.

[63] Phinney DG, Kopen G, Righter W, Webster S, Tremain N, Prockop DJ. Donor variation in the growth properties and osteogenic potential of human marrow stromal cells. J Cell Biochem. 1999;75:424-36.

[64] Fennema EM, Renard AJ, Leusink A, van Blitterswijk CA, de Boer J. The effect of bone marrow aspiration strategy on the yield and quality of human mesenchymal stem cells. Acta Orthop. 2009;80:618-21.

[65] Hernigou P, Homma Y, Flouzat Lachaniette CH, Poignard A, Allain J, Chevallier N, et al. Benefits of small volume and small syringe for bone marrow aspirations of mesenchymal stem cells. Int Orthop. 2013;37:2279-87.

[66] Hauzeur JP, De Maertelaer V, Baudoux E, Malaise M, Beguin Y, Gangji V. Inefficacy of autologous bone marrow concentrate in stage three osteonecrosis: a randomized controlled double-blind trial. Int Orthop. 2018;42:1429-35.

[67] Hauzeur JP, Lechanteur C, Baudoux E, De Maertelaer V, Pather S, Katz R, et al. Did osteoblastic cell therapy improve the prognosis of pre-fracture osteonecrosis of the femoral head? A randomized, controlled trial. Clin Orthop Relat Res. 2020;478:1307-15.

[68] Kang JS, Suh YJ, Moon KH, Park JS, Roh TH, Park MH, et al. Clinical efficiency of bone marrow mesenchymal stem cell implantation for osteonecrosis of the femoral head: a matched pair control study with simple core decompression.

Stem Cell Res Ther. 2018;9(1):274.

[69] Cruz-Pardos A, Garcia-Rey E, Ortega-Chamarro JA, Duran-Manrique D, Gomez-Barrena E. Mid-term comparative outcomes of autologous bone-marrow concentration to treat osteonecrosis of the femoral head in standard practice. Hip Int. 2016;26:432-7.

[70] Tomaru Y, Yoshioka T, Sugaya H, Kumagai H, Hyodo K, Aoto K, et al. Ten-year results of concentrated autologous bone marrow aspirate transplantation for osteonecrosis of the femoral head: a retrospective study. BMC Musculoskelet Disord. 2019;20(1):410.

[71] Gomez-Barrena E, Rosset P, Müller I, Giordano R, Carmen B, Layrolle P, et al. Bone regeneration: stem cell therapies and clinical studies in orthopaedics and traumatology. J Cell Mol Med. 2011;15:1266-86.

[72] Rosset P, Deschaseaux F, Layrolle P. Cell therapy for bone repair. Orthop Traumatol Surg Res. 2014;100(1 Suppl):S107-12.

[73] Gomez-Barrena E, Sola CA, Bunu CP. Regulatory authorities and orthopaedic clinical trials on expanded mesenchymal stem cells. Int Orthop. 2014;38:1803-9.

[74] Hernigou P, Dubory A, Homma Y, Guissou I, Flouzat Lachaniette CH, Chevallier N, et al. Cell therapy versus simultaneous contralateral decompression in symptomatic corticosteroid osteonecrosis: a thirty year follow-up prospective randomized study of one hundred and twenty five adult patients. Int Orthop. 2018;42:1639-49.

[75] Garcia-Rey E, Cruz-Pardos A, Garcia-Cimbrelo E. Alumina-on-alumina total hip arthroplasty in young patients: diagnosis is more important than age. Clin Orthop Relat Res. 2009;467:2281-9.

[76] Xenakis TA, Beris AE, Malizos KK, Koukoubis T, Gelalis J, Soucacos PN. Total hip arthroplasty for avascular necrosis and degenerative osteoarthritis of the hip. Clin Orthop Relat Res. 1997;341:62-8.

[77] Cornell CN, Salvati EA, Pellicci PM. Long-term follow-up of total hip replacement in patients with osteonecrosis. Orthop Clin North Am. 1985;16:757-69.

[78] Nich C, Courpied JP, Kerboull M, Postel M, Hamadouche M. Charnley-Kerboull total hip arthroplasty for osteonecrosis of the femoral head a minimal 10-year follow-up study. J Arthroplast. 2006;21:533-40.

[79] Kim YH, Kim JS, Park JW, Joo JH. Contemporary total hip arthroplasty with and without cement in patients with osteonecrosis of the femoral head: a concise follow-up, at an average of seventeen years, of a previous report. J Bone Joint Surg. 2011;93-A:1806-10.

[80] García-Rey E, Carbonell-Escobar R, Cordero-Ampuero J, García-Cimbrelo E. Outcome of a hemispherical porous-coated acetabular component with a proximally hydroxyapatite-coated anatomical femoral component: an update at 23 to 26 years' follow-up. Bone Joint J. 2019;101-B:378-85.

[81] Min BW, Song KS, Bae KC, Cho CH, Lee KJ, Kim HJ. Second-generation cementless total hip arthroplasty in patients with osteonecrosis of the femoral head. J Arthroplast. 2008;23:902-10.

[82] Bedard NA, Callaghan JJ, Liu SS, Greiner JJ, Klaassen AL, Johnston RC. Cementless THA for the treatment of osteonecrosis at 10-year follow-up: have we improved compared to cemented THA? J Arthroplast. 2013;28:1192-9.

[83] Nich C, Sariali E-H, Hannouche D, Nizard R, Witvoet J, Sedel L, Bizot P. Long-term results of alumina-on-alumina hip arthroplasty for osteonecrosis. Clin Orthop Relat Res. 2003;417:102-11.

[84] García-Rey E, Cruz-Pardos A, García-Cimbrelo E. The evolution of an uncemented acetabular component in alumina-on-alumina total hip arthroplasty has improved clinical outcome: a prospective, comparative five- to 15-year follow-up study. Bone Joint J. 2017;99-B:749-58.

第 6 章　膝关节软骨缺损外科治疗的争议

Controversies on the Surgical Treatment of Cartilage Defects of the Knee

Juan S. Ruiz-Pérez　Primitivo Gómez-Cardero　E. Carlos Rodríguez-Merchán　著

膝关节软骨缺损在临床上非常常见，其可以导致明显的疼痛和较高的膝关节疾病发病率。在约 60% 的膝关节镜检查中均可发现膝关节软骨缺损[1-3]。除了直接产生的症状外，软骨缺损还会在缺损附近的完整软骨上产生更大的接触应力[4-6]。如果不进行治疗，软骨缺损可能会导致进行性软骨退变，最终发展为早期骨关节炎[7]。

目前对软骨缺损的处理存在诸多争议，多种外科技术已用于临床治疗。在本章中，我们回顾了目前膝关节软骨缺损的治疗方法。

一、关节镜清理术

Weissenberger 等[8]研究了关节镜清理术是否有益于孤立性局灶软骨缺损的治疗，以及部分半月板切除术是否会影响临床结果。他们分析了来自德国软骨注册中心的 126 例患者，并进行了为期 12 个月的随访。他们根据软骨缺损的大小和半月板病变的存在，创建了 4 个亚组：单纯镜下清理术，软骨缺损 $<2cm^2$；单纯镜下清理术，软骨缺损 $>2cm^2$；镜下清理并部分半月板切除术，软骨缺损 $<2cm^2$；镜下清理并部分半月板切除术，软骨缺损 $>2cm^2$。他们得出的结论是：在功能结果方面（WOMAC Western Ontario 和麦克马斯特大学骨关节炎指数），关节镜下清理术对膝关节软骨局灶性病变通常是有益的（无论病损范围的大小）。然而，在大面积软骨缺损（$>2cm^2$）并半月板病变的患者中，这种改善很小。虽然患者在 WOMAC 评分上有所改善，但在疼痛数字量表评分上没有显著改善[8]。

二、微骨折（图 6-1）

Orth 等[9]对微骨折（microfracture，MFX）治疗膝关节软骨缺损进行了系统回顾（证据等级 IV 级）。他们发现，MFX 治疗全层（$3.4cm^2$）关节软骨缺损的时间通常较晚（在症状出现后 43.4 个月）。术后平均 79.5 个月的随访评估显示术后 5 年的手术失败率为 11%～27%，术后 10 年的手术失败率为 6%～32%。研究方案、人口统计学和软骨缺损面积大小因研究而异；在许多病例中，软骨缺损 $>3cm^2$，其他的治疗技术如自体软骨细胞植入（autologous chondrocyte implantation，ACI）于现代临床治疗中可能被视为金标准。因此，他们得出结论，根据当前研究中所包含的数据，无法将 MFX 的临床有效性与其他技术进行比较[9]。

Da Cunha 等[10]系统地分析了"增强 MFX"的术后结果，即使用脱细胞胶原支架增强微骨折。他们对诸多单组实验研究进行分析并得出结论：增强 MFX 技术可以显著改善患者自我评估的结果，尽管该评估结果与影像学结果不一致。

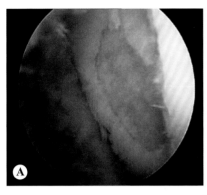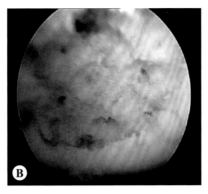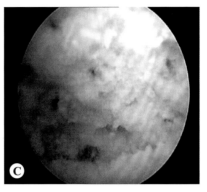

▲ 图 6-1　42 岁男性，使用关节镜下微骨折技术治疗股骨外侧髁退行性软骨病变
A. 关节软骨病变术中图像；B. 微骨折后病变外观；C. 微骨折后软骨病变区域的图像

他们的结论是：现有的临床证据不允许明确建议使用增强 MFX 去治疗有症状的 III / IV 级膝关节局灶性软骨病变。

三、镶嵌成形术（自体骨软骨移植）（图 6-2 和图 6-3）

Kizaki 等[11] 在对文献的系统回顾中比较了开放下和关节镜下镶嵌成形术的区别。他们比较了临床结果、术后并发症、缺损位置和缺损面积大小。开放下行镶嵌成形术治疗的软骨缺损面积是关节镜下镶嵌成形术的 3 倍（2.96cm²vs. 0.97cm²）。关于软骨缺损的位置，股骨内侧髁（MFC）最常见（75.4%），其次是股骨外侧髁（LFC；12.1%）、髌骨（6.7%）和股骨滑车（5.7%）。在任何部位的软骨缺损均可于开放下行镶嵌成形术，而关节镜下镶嵌成形术仅应用于 MFC 和 LFC 病变。术后并发症共 53 例（开放式镶嵌成形术 39 例，关节镜下镶嵌成形术 14 例）。最常见的并发症是关节炎（开放下行镶嵌成形术 13/39，关节镜下镶嵌成形术 1/14）[11]。

根据 Inderhaug 等[12] 的研究，镶嵌成形术通常用于膝关节的大面积（>3cm²）关节软骨损伤。患者选择是成功结果的关键；镶嵌成形术不适用于已确定的骨关节炎或患有类风湿关节炎等系统性疾病的患者。患者行镶嵌成形术前应尝试进行

为期 3 个月的神经肌肉康复锻炼。在多数情况下，手术可以在关节镜下进行。在初始阶段患者通过非负重以恢复膝关节的活动范围后，可逐渐增加神经肌肉锻炼。通常建议患者在术后至少 6 个月内不要进行体育活动。研究结果显示，与基线功能相比，镶嵌成形术于术后 10 年内改善了患者的主观预后[12]。

四、同种异体骨软骨移植

同种异体骨软骨移植是治疗大型骨软骨缺损或其他治疗方案失败后的良好选择[13]。新鲜同种异体移植物通常被移植到受累的股骨髁上，但它们也可移植至髌骨、胫骨平台或股骨滑车上。

Melugin 等[14] 使用冷冻保存的同种异体骨软骨移植物治疗膝关节髌股间室的全层软骨缺损，并对结果进行了分析。19 例患者接受治疗，平均年龄 31 岁（15—45 岁），其中包括 12 例女性患者和 7 例男性患者。再次手术率为 21.1%，2 例患者（12.5%）表现为进行性髌股骨关节炎，需进一步行髌股关节置换术。结论是：在 2 年的随访过程中，对髌股关节间室单极软骨缺损的患者，采用冷冻保存的同种异体骨软骨移植物进行手术治疗，可获得良好疗效。然而，该术式再次手术率很高，且双极软骨损伤增加了手术失败率[14]。

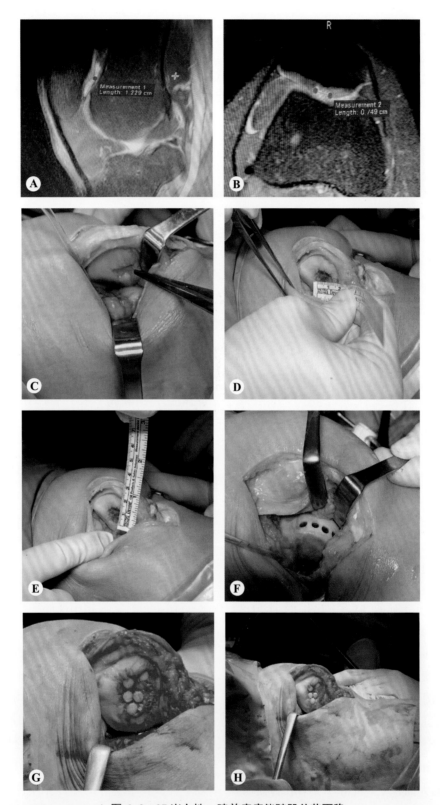

▲ 图 6-2　37 岁女性，膝前疼痛伴髌股关节不稳

患者行胫骨上段右旋截骨术后症状未见改善，1 年后发现髌骨软骨缺损，然后于开放下行镶嵌成形术（6 个直径 4.5mm 的圆柱状软骨）。A. 矢状位 MRI 显示髌骨软骨病变；B. MRI 横断面显示病变区域；C. 术中病变区域图像；D. 测量病变区域的面积；E. 测量软骨病变面积的图像；F. 显示供区状态的图像（圆柱状自体骨软骨移植物）；G. 镶嵌成形术后病变区域的形态；H. 显示镶嵌成形术后病变区域形态的图像

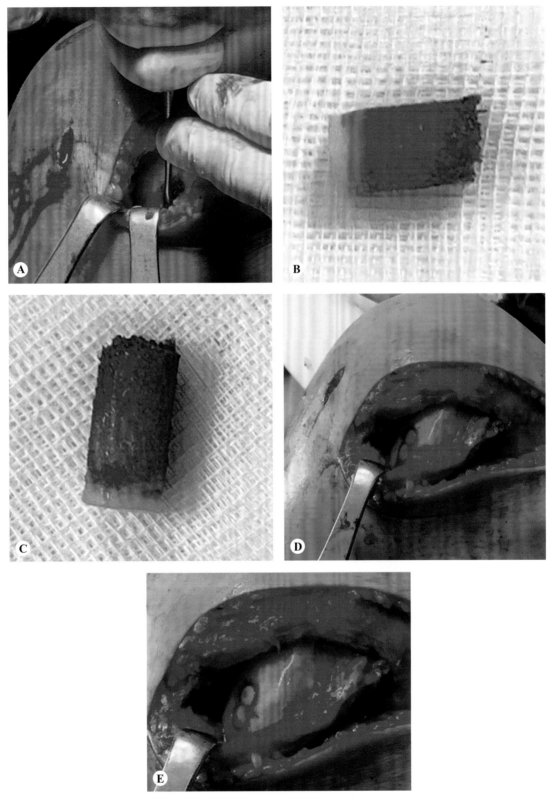

▲ 图 6-3　**38 岁男性，股骨外侧髁软骨病变伴后交叉韧带（PCL）功能不全和膝关节外翻畸形**
行矫形截骨术和镶嵌成形术（2 个直径 6mm 的圆柱状自体骨软骨移植物）：A. 病变区域的术中图像；B. 获得第
一块柱状骨软骨自体移植物；C. 第二块柱状骨软骨自体移植物；D. 镶嵌成形术后病变区域的图像；E. 显示镶嵌
成形术后病变区域的图像

五、自体软骨细胞植入（图 6-4）

多年来，ACI 应用于治疗膝关节软骨缺损，并有大量证据支持其应用。因为成本、培养 ACI 所需细胞的困难和需要 2 个阶段步骤来完成手术，所以 ACI 的应用受到阻碍。这已经导致了 ACI 新变种的发展，从而克服了其中一些阻碍。

（一）关节镜下凝胶型 ACI

Yoon 等[15] 研究了关节镜凝胶型 ACI 治疗膝关节软骨缺损的临床、放射学和组织学结果（证据等级IV级）。这项小型前瞻性研究对 10 例平均年龄为 40.3 岁的患者（男性：女性为 5∶5）进行了为期 10 年的随访。凝胶由 1ml 纤维蛋白原加 0.1～0.2ml 凝血酶组成。软骨缺损的平均面积为 2.9cm²（1.2～5.4cm²）。WOMAC 评分的提升虽小，但在某些病例中有显著的统计学意义，且所有患者的软骨缺损于术后 2 年被完全填补。18 个月时，10 例患者中有 8 例进行了第二次关节镜检查和活检，结果显示缺损处充满了透明软骨。因此，关节镜凝胶 ACI 被认为是一种可接受的、微创的、技术简单的膝关节软骨缺损修复方案。

（二）骨髓刺激失败后应用第三代 ACI（Novocart）

Müller 等[16] 研究了既往骨髓刺激（bone marrow stimulation，BMS）对后续 ACI 治疗的影响（证据等级III级），研究纳入 40 例患者，随访为期 3 年[16]。20 例（I 组）膝关节软骨缺损患者将第三代 ACI（Novocart®3D）作为一线治疗。缺损的平均尺寸为 5.4cm²。将 I 组与 20 例将 ACI 作为二线治疗的患者（II 组）进行比较，两组 IKDC 评分均有显著改善，但 I 组改善更大，且不需要翻修手术。在既往行 BMS 的患者中，30% 的病例出现了移植失败。

（三）肋软骨细胞衍生颗粒型 ACI

Yoon 等[17] 通过收集一系列数据评估了植入

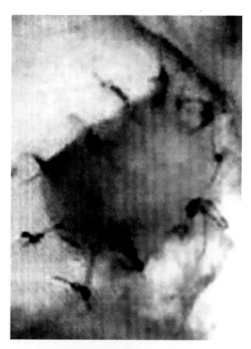

▲ 图 6-4　第一代 ACI（自体软骨细胞植入），软骨细胞必须被骨膜贴片覆盖

软骨细胞衍生颗粒（CCP-ACI）是否能够安全地，功能性和结构性地修复膝关节全层软骨缺损（证据等级IV级）。该技术的目的是提供一种比膝关节更容易获得、更具扩张性的软骨细胞来源，并减少供区部位出现并发症的可能性。文章对 7 例有症状的全层软骨病变患者进行了分析。从患者肋软骨中分离软骨细胞并进行扩增，然后进行三维颗粒培养制备 CCP-ACI。颗粒植入采用微创关节切开术，纤维蛋白密封胶固定的方式进行。临床评分（IKDC 和 Lysholm）和 MRI 表现[MOCART（磁共振观察软骨修复组织）评分] 在 5 年内均有显著改善。这篇文章首次将 CCP-ACI 应用于人类临床研究中，结果表明 CCP-ACI 是一种很有前途的关节软骨修复治疗方案，具有良好的临床疗效和结构再生功能[17]。

六、基质相关软骨细胞植入（图 6-5）

基质相关软骨细胞植入与球体技术

基质相关软骨细胞植入（matrix-associated

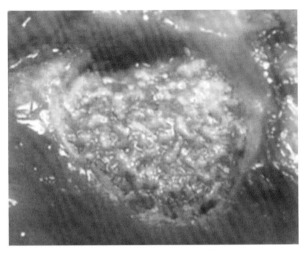

▲ 图 6-5 应用球体技术进行基质相关软骨细胞植入（MACI），注意软骨缺损处有软骨球

chondrocyte implantation，MACI）是 ACI 的一种形式，是在植入将前培养的细胞包裹在球体内。Hoburg 等 [18] 在一项前瞻性 Ⅲ 期临床试验中对 MACI 和 MFX 进行了比较，患者随机分配到 ACI 组（n=52）或 MFX 组（n=50）。该试验作为一项非劣效性研究，证明了 MACI 不次于 MFX；事实上，在术后 1 年膝关节损伤和骨关节炎预后评分（knee injury and osteoarthritis outcome score，KOOS）上，两组患者有显著的统计学差异来支持使用 ACI。MFX 组有 4 例患者手术失败需要再次手术。在 ACI 组则没有失败病例。以不同年龄组和不同软骨缺损大小进行亚组分析得到了相似的结果 [18]。与 MFX 相比，本研究支持使用 MACI；然而，它是否优于传统 ACI 仍然没有答案。

该实验的同一小组成员研究了使用 MACI 对全层膝关节软骨缺损的治疗过程中，不同给药剂量对中期临床和形态学结果的影响（证据等级 Ⅰ级）。该单盲、随机、前瞻对照性临床试验纳入了 75 例患者。将患者随机分为 3 个不同剂量组［低剂量（3～7/cm²）、中剂量（10～30/cm²）、高剂量（40～70/cm²）］。本研究中应用的所有剂量都在中期随访中显著改善了患者的临床症状，并被认为是有效剂量。因此，推荐剂量为 10～70/cm²[19]。

七、脱细胞支架

（一）潜在适应证

脱细胞支架在 ACI 中作为骨膜补片的替代品，可在没有软骨细胞的情况下，具有修复软骨的潜力。Filardo 等 [20] 试图为软骨和骨软骨病变的支架使用制订指南。在制订针对患者的建议时，采用了 RAND/UCLA（RAM）拟合方法，并将最佳科学证据与专家组集体建议相结合。在所有软骨或骨软骨损伤的病例中，支架的应用与其他软骨再生技术一样，只要膝关节不受骨关节炎的影响，就被认为是应用合理 [20]。

（二）脱细胞支架：单一疗法

Kwan 等 [21] 发表文章称，脱细胞支架有助于关节软骨的再生，因此有可能治疗软骨缺损。他们还表示，关于这一主题的研究很少，尽管在基于细胞的支架中测试了许多生物材料，但大多数脱细胞研究集中在特定的 Ⅰ 型胶原支架上。因此，根据 Kwan 等的说法，未来对脱细胞支架的临床研究应该基于改良细胞支架。此外，他们表示，需要进一步的研究来帮助理解脱细胞支架的潜在机制。

（三）合成支架

Shivji 等 [22] 建议不要使用 TruFit™（一种合成双相聚合物支架，专为植入于局灶软骨缺损部位而设计）。他们分析了 6 例使用 TruFit™ 支架治疗膝关节软骨缺损患者的长期临床和放射学结果，平均随访 121 个月。在所有患者中，研究人员观察到支架的结合要么不完整，要么缺失，并观察到持续性的软骨丢失。

八、间充质干细胞

（一）骨髓间充质干细胞植入物

Kyriakidis 等 [23] 研究了以使用基质诱导的培

养 – 扩大自体脂肪（AD-MCS）来源的单期细胞为基础的手术中期随访结果（证据等级Ⅳ级）。文章纳入 25 例有症状的局灶性膝关节软骨缺损患者，随访为期 3 年，平均年龄 30.5 岁，BMI 为 23.6kg/m²，平均病变大小为 3.5cm²。2 例患者术后进行了活检，并发现透明组织存在。本研究表明 AD-MSC 是治疗症状性膝关节全层软骨损伤的一种有效且安全的方法。从临床、功能和放射学角度来看，所有患者于中期随访时均有显著的改善。

Gobbi 等 [24] 发表文章称，用嵌有来源于骨髓抽吸液浓缩物的 MSC 的透明质酸支架进行 I 期软骨修复在软骨缺损的治疗中具有显著作用。该手术操作简单，可以在不久的将来改善问题并具有成本效益。

根据 Arshi 等的说法 [25]，骨髓间充质干细胞治疗软骨缺损的初步临床试验是有希望的（作为一种非手术治疗选择，或者作为现有修复软骨手术技术的辅助手段）。虽然近年来出现了支持骨髓间充质干细胞治疗软骨缺损的高质量证据，但其临床常规应用的方法仍需进一步完善。

（二）MSC 联合 MFX 和透明质酸

Qiao 等 [26]（ClinicalTrials.gov 编号：NCT02855073）发表的研究初步评估了人类脂肪来源的间充质祖细胞（haMPC）与 MFX 和透明质酸（hyaluronic acid，HA）联合治疗膝关节软骨缺损的安全性和有效性 [26]。他们将 30 例患有股骨胫骨内侧髁软骨缺损的患者随机分为 3 组：关节镜下 MFX 联合生理盐水注射组、关节镜下 MFX 联合关节内 HA 注射组、关节镜下 MFX 联合关节内 HA 和 haMPC 注射组。结果表明，关节内注射 haMPC 加 MFX 和 HA 是安全的，可以用于改善软骨缺损患者的膝关节功能 [26]。

九、自体胶原诱导软骨形成

Kim 等 [27] 描述了一种被称为自体胶原诱导

软骨形成（autologous Collagen Induced Chondrogenesis，ACIC）的技术，并在一项临床研究（证据级别Ⅳ级）中展示了他们的结果。这项研究对 30 例患者进行了为期 6 年的随访。根据国际软骨修复协会（ICRS）的数据，所有患者均有Ⅲ/Ⅳ级症状性膝关节软骨缺损，并于术中采用了增强微钻孔治疗联合去端胶原蛋白技术（这是使用现成产品对传统 MFX 方法的改进）。在中等到严重的软骨病变中，这种技术可产生透明质样软骨并改善症状。

十、新型自体基质

Cugat 等 [28] 发表了基于临床、功能及 MRI 结果的一种新型自体基质，该基质由透明软骨与富含血小板凝块和生长因子的血浆（plasma rich in growth factors，PRGF）组成，并在 15 例患有全层骨软骨缺损的患者（证据级别Ⅳ级）中进行应用。对于具有全层软骨或骨软骨缺损的年轻活跃个体，这种新的软骨修复手术技术提供了很好的临床、功能和基于 MRI 的结果。

十一、比较研究

（一）MFX 与镶嵌成形术

Solhemin 等 [29] 在Ⅲ级治疗研究中研究了 MFX（n=119）或镶嵌成形术（n=84）修复膝关节软骨的存活率。对于生存分析，"失败"被定义为 Lysholm 评分<65 分或患者需要进行同侧全膝关节置换术。MFX 组的长期失败率（总体为 62%）显著高于镶嵌成形术组（51%）。此外，MFX 组的平均失败时间（4 年）明显短于镶嵌成形术组（8.4 年）。镶嵌成形术组 7 年生存率>80%，15 年生存率>60%，而 MFX 组 12 个月生存率<80%，3 年生存率<60%。当以年龄（<51 岁）和病灶面积（<500mm²）进行亚组分析时（n=134），他们得到了相同的结果。手术未失败

患者（48%）平均随访 15 年（1～18 年）。该文献得出的结论是无论进行整体分析还是亚组分析，MFX 比镶嵌成形术更容易失败，这表明镶嵌成形术的疗效更为持久[29]。

（二）ACI vs. MFX

MFX 常被认为是一线治疗的选择，因为它操作简单且成本低廉，并具有良好的短期效果[30]。然而，最近的多项研究表明，MFX 会导致膝关节在 5 年后病情加重，尤其是对于较大的软骨损伤。除此之外，既往 MFX 患者较 ACI 拥有更糟糕的临床效果，所以 ACI 被建议作为局灶性软骨膝关节缺损的一线治疗技术而非挽救性的手术。然而，它的长期结果还需要更好地进行研究。

（三）ACI 与同种异体软骨移植

当骨髓刺激（MFX 或软骨下钻孔）技术失败时，许多软骨修复技术被采用，如 ACI 和同种异体骨软骨移植。Riff 等[31] 得出结论，ACI 和同种异体骨软骨移植均为治疗膝关节软骨缺损的可行选择，即使在 BMS 技术失败后也是如此。二期 ACI 的功能结果、主观满意度、再手术率和失败率与一期 ACI 和二期同种异体骨软骨移植术相当。

（四）合成双相支架与 MFX

在一组 132 例患者研究中，Wang 等[32] 比较了双相合成支架（TruFit、Smith 和 Nephew）（$n=66$）与 MFX（$n=66$）治疗膝关节孤立性软骨或骨软骨缺损的结果。该系列患者的平均年龄为 42.8 岁（69% 为男性）。他们发现，从长期来看，双相合成支架组（TruFit、Smith 和 Nephew）的活性水平和 MRI 表现要优于 MFX 组。

（五）镶嵌成形术：髌股关节与胫股关节

Solheim 等[33] 研究了镶嵌成形术的存活率与软骨缺损位置的关系：髌股关节缺损（$n=26$）对比股骨内侧或外侧髁缺损（$n=58$）。各组之间的存活率没有显著差异。这项研究（治疗性，证据等级 Ⅲ 级）表明，从长远来看，镶嵌成形术在髌股关节和胫股关节拥有类似的结果。

（六）镶嵌成形术 vs. MFX vs. ACI vs. MACI

Zamborsky 等[34] 发表了一篇大型系统综述和 Meta 分析。该分析中有 21 项随机对照试验研究，共纳入 891 例患者；创伤是最常见的导致软骨缺损的病因。在 10 年的随访中，MFX 组的失败率明显高于 ACI 组（根据不同的研究标准定义）。在 3 年的随访中，镶嵌成形术组比 MFX 组有更多好的或非常好的临床结果；MFX 组的不良结果比 ACI 和 MACI 组多。接受镶嵌成形术的患者比接受 MFX 的患者有更高的活动恢复率。最后，在再手术与并发症方面，不同技术之间没有显著差异。结论为：ACI 和 MACI 相较于 MFX 提供了更好的组织修复质量，具有更少的失败率和更高的活动恢复率。作者建议进行更长时间的随访和纳入更多患者以进一步研究，并确认这些干预措施的有效性和安全性[34]。

根据 Chimutengwende-Gordon 等[35] 的研究，MFX 临床效果常常不尽如人意。此外，MFX 通常不适合处理大于 $2～4cm^2$ 的缺陷。镶嵌成形术尽管在技术上更困难，但已被证明比 MFX 会有更好临床结果。另外，镶嵌成形术也受限于移植物的可用性。如果不能将它们很好的整合，也会成为一个棘手的问题。ACI 会产生透明软骨，但它需要一个相对昂贵的两个阶段过程。ACI 后的康复大约需要 12 个月，这是比较困难的（特别是进行体育锻炼的患者）。最近也有研究通过一个阶段进行自体干细胞移植进行软骨再生的方法，这种方法通常比 ACI 的康复期更短，而且费用更低。然而，这种方法（自体干细胞移植）仍需要长期的研究。

十二、软骨疗法的成本效益

Everhart 等[36] 分析了美国软骨疗法（MFX、

镶嵌成形术、骨软骨同种异体移植软骨移植、ACI 和 MACI）的成本效益，并将中长期的临床结果作为参考。结论是，在大多数临床可接受的应用中，美国用于治疗膝关节软骨缺损的治疗是经济有效的。然而，对于>3cm² 的缺陷，MFX 并不是一种经济有效的初始处理方法。此外，髌骨或双极病变的镶嵌成形术可能成本效益低，因此应谨慎使用。

结论

目前膝关节软骨缺损的治疗方法主要是形成纤维软骨，因此仅适用于直径小于 2～4cm² 的小缺损。以细胞为基础的方法，特别是 ACI 和 MACI，在长达 20 年的时间里产生了优异的功能结果，并能够在较大的缺损中形成透明软骨。这就是为什么 ACI 和 MACI 现在可以被接受用于较大面积的软骨损伤，也被用于治疗早期骨关节炎。尽管干细胞移植还需要更高水平、更大规模和更长期的研究来证明其有效性，但也提供了优良的临床结果。此外，在广泛推荐于临床使用，尤其是对骨关节炎患者使用生长因子和改进的支架材料进行软骨再生技术之前，我们仍需长期的随机对照研究来评估其疗效。

参考文献

[1] Hjelle K, Solheim E, Strand T, Muri R, Brittberg M. Articular cartilage defects in 1,000 knee arthroscopies. Arthroscopy. 2002;18:730-4.

[2] Koh JL, Wirsing K, Lautenschlager E, Zhang LO. The effect of graft height mismatch on contact pressure following osteochondral grafting: a biomechanical study. Am J Sports Med. 2004;32:317-20.

[3] Moyad TF. Cartilage injuries in the adult knee: evaluation and management. Cartilage. 2011;2:226-36.

[4] Guettler JH, Demetropoulos CK, Yang KH, Jurist KA. Osteochondral defects in the human knee: influence of defect size on cartilage rim stress and load redistribution to surrounding cartilage. Am J Sports Med. 2004;32:1451-8.

[5] Gratz KR, Wong BL, Bae WC, Sah RL. The effects of focal articular defects on cartilage contact mechanics. J Orthop Res. 2009;27:584-92.

[6] Wong BL, Sah RL. Effect of a focal articular defect on cartilage deformation during patello-femoral articulation. J Orthop Res. 2010;28:1554-61.

[7] Strauss EJ, Fonseca LE, Shah MR, Yorum T. Management of focal cartilage defects in the knee: is ACI the answer? Bull NYU Hosp Jt Dis. 2011;69:63-72.

[8] Weissenberger M, Heinz T, Boelch SP, Niemeyer P, Rudert M, Barthel T, et al. Is debridement beneficial for focal cartilage defects of the knee: data from the German Cartilage Registry (KnorpelRegister DGOU). Arch Orthop Trauma Surg. 2020;140:373-82.

[9] Orth P, Gao L, Madry H. Microfracture for cartilage repair in the knee: a systematic review of the contemporary literature. Knee Surg Sports Traumatol Arthrosc. 2020;28:670-706.

[10] da Cunha CB, Andrade R, Veloso TR, Learmonth DA, Espregueira-Mendes J, Sousa RA. Enhanced microfracture using acellular scaffolds improves results after treatment of symptomatic focal grade III/IV knee cartilage lesions but current clinical evidence does not allow unequivocal recommendation. Knee Surg Sports Traumatol Arthrosc. 2020;28:3245-57.

[11] Kizaki K, El-Khechen HA, Yamashita F, Duong A, Simunovic N, Musahl V, et al. Arthroscopic versus open osteochondral autograft transplantation (mosaicplasty) for cartilage damage of the knee: a systematic review. J Knee Surg. 2021;34(1):94-107. https://doi. org/10.1055/s-0039-1692999.

[12] Inderhaug E, Solheim E. Osteochondral autograft transplant (mosaicplasty) for knee articular cartilage defects. JBJS Essent Surg Tech. 2019;9(4). pii: e34.1-2.

[13] Wise KL, Ridley TJ, Macalena JM. Osteochondral allograft cartilage transplantation for a full-thickness femoral condyle chondral lesion. JBJS Essent Surg Tech. 2019;9(3):e28.

[14] Melugin HP, Ridley TJ, Bernard CD, Wischmeier D, Farr J, Stuart MJ, et al. Prospective outcomes of cryopreserved osteochondral allograft for patellofemoral cartilage defects at minimum 2-year followup. Cartilage. 2020;1947603520903420. https://doi. org/10.1177/1947603520903420.

[15] Yoon TH, Jung M, Choi CH, Kim HS, Lee YH, Choi YS, et al. Arthroscopic gel-type autologous chondrocyte implantation presents histologic evidence of regenerating hyaline-like cartilage in the knee with articular cartilage defect. Knee Surg Sports Traumatol Arthrosc. 2020;28:941-51.

[16] Müller PE, Gallik D, Hammerschmid F, Baur-Melnyk A, Pietschmann MF, Zhang A, et al. Third-generation autologous chondrocyte implantation after failed bone marrow stimulation leads to inferior clinical results. Knee

Surg Sports Traumatol Arthrosc. 2020;28:470-7.

[17] Yoon KH, Park JY, Lee JY, Lee E, Lee J, Kim SG. Costal chondrocyte-derived pellet-type autologous chondrocyte implantation for treatment of articular cartilage defect. Am J Sports Med. 2020;48:1236-45.

[18] Hoburg A, Niemeyer P, Laute V, Zinser W, Becher C, Kolombe T, et al. Matrix-associated autologous chondrocyte implantation with spheroid technology is superior to arthroscopic microfracture at 36 months regarding activities of daily living and sporting activities after treatment. Cartilage. 2020;1947603519897290. https://doi.org/10.1177/1947603519897290.

[19] Niemeyer P, Laute V, Zinser W, John T, Becher C, Diehl P, et al. Safety and efficacy of matrix-associated autologous chondrocyte implantation with spheroid technology is independent of spheroid dose after 4 years. Knee Surg Sports Traumatol Arthrosc. 2020;28:1130-43.

[20] Filardo G, Andriolo L, Angele P, Berruto M, Brittberg M, Condello V, et al. Scaffolds for knee chondral and osteochondral defects: indications for different clinical scenarios. A consensus statement. artilage. 2020;1947603519894729. https://doi.org/10.1177/1947603519894729.

[21] Kwan H, Chisari E, Khan WS. Cell-free scaffolds as a monotherapy for focal chondral knee defects. Materials (Basel). 2020;13(2). pii: E306.

[22] Shivji FS, Mumith A, Yasen S, Melton JT, Wilson AJ. Treatment of focal chondral lesions in the knee using a synthetic scaffold plug: long-term clinical and radiological results. J Orthop. 2020;20:12-6.

[23] Kyriakidis T, Iosifidis M, Michalopoulos E, Melas I, Stavropoulos-Giokas C, Verdonk R. Good mid-term outcomes after adipose-derived culture-expanded mesenchymal stem cells implantation in knee focal cartilage defects. Knee Surg Sports Traumatol Arthrosc. 2020;28:502-8.

[24] Gobbi A, Dallo I, Kumar V. Editorial commentary: biological cartilage repair technique—an "effective, accessible, and safe" surgical solution for an old difficult biological problem. Arthroscopy. 2020;36:859-61.

[25] Arshi A, Petrigliano FA, Williams RJ, Jones KJ. Stem cell treatment for knee articular cartilage defects and osteoarthritis. Curr Rev Musculoskelet Med. 2020;13:20-7.

[26] Qiao Z, Tang J, Yue B, Wang J, Zhang J, Xuan L, et al. Human adipose-derived mesenchymal progenitor cells plus microfracture and hyaluronic acid for cartilage repair: a Phase IIa trial. Regen Med. 2020;15:1193-214.

[27] Kim SJ, Shetty AA, Kurian NM, Ahmed S, Shetty N, Stelzeneder D, et al. Articular cartilage repair using autologous collagen-induced chondrogenesis (ACIC): a pragmatic and cost-effective enhancement of a traditional technique. Knee Surg Sports Traumatol Arthrosc. 2020;28:2598-603.

[28] Cugat R, Alentorn-Geli E, Navarro J, Cuscó X, Steinbacher G, Seijas R, et al. A novel autologous-made matrix using hyaline cartilage chips and platelet-rich growth factors for the treatment of full-thickness cartilage or osteochondral defects: preliminary results. J Orthop Surg (Hong Kong). 2020;28(1):2309499019887547.

[29] Solheim E, Hegna J, Inderhaug E. Long-term survival after microfracture and mosaicplasty for knee articular cartilage repair: a comparative study between two treatments cohorts. Cartilage. 2020;11:71-6.

[30] Belk JW, McCarty E. Editorial Commentary: autologous chondrocyte implantation versus microfracture for knee articular cartilage repair: we should focus on the latest autologous chondrocyte implantation techniques. Arthroscopy. 2020;36:304-6.

[31] Riff AJ, Huddleston HP, Cole BJ, Yanke AB. Autologous chondrocyte implantation and osteochondral allograft transplantation render comparable outcomes in the setting of failed marrow stimulation. Am J Sports Med. 2020;48:861-70.

[32] Wang D, Nawabi DH, Krych AJ, Jones KJ, Nguyen J, Elbuluk AM, et al. Synthetic biphasic scaffolds versus microfracture for articular cartilage defects of the knee: a retrospective comparative study. Cartilage. 2020;1947603520903418. https://doi.org/10.1177/1947603520903418.

[33] Solheim E, Hegna J, Inderhaug E. Clinical outcome after mosaicplasty of knee articular cartilage defects of patellofemoral joint versus tibiofemoral joint. J Orthop. 2019;18:36-40.

[34] Zamborsky R, Danisovic L. Surgical techniques for knee cartilage repair: an updated large-scale systematic review and network meta-analysis of randomized controlled trials. Arthroscopy. 2020;36:845-58.

[35] Chimutengwende-Gordon M, Donaldson J, Bentley G. Current solutions for the treatment of chronic articular cartilage defects in the knee. EFFORT Open Rev. 2020;5:156-63.

[36] Everhart JS, Campbell AB, Abouljoud MM, Kirven JC, Flanigan DC. Cost-efficacy of knee cartilage defect treatments in the United States. Am J Sports Med. 2020; 48: 242-51.

第7章 急性前交叉韧带损伤：修复还是重建
Acute Anterior Cruciate Ligament Injuries: Repair or Reconstruction

E. Carlos Rodríguez-Merchán　Carlos A. Encinas-Ullán　Juan S. Ruiz-Pérez　Primitivo Gómez-Cardero　著

前交叉韧带重建术（anterior cruciate ligament reconstruction，ACLR）是目前手术治疗急性前交叉韧带（anterior cruciate ligament，ACL）撕裂的金标准（图 7-1）[1, 2]。有文献报道开放下行一期韧带修复手术治疗 ACL 撕裂产生了糟糕的临床效果[3]，而 ACLR 则有较高的成功率恢复患者膝关节的运动功能[4-6]。有大量的证据支持 ACLR[7]，一项治疗性研究（证据等级 2 级）证明：接受 ACLR 治疗的患者在术后 10 年，其膝关节仍然能够执行运动相关功能，并保持相对较高的与膝关节功能相关的生活质量，尽管患者的活动水平随时间的推移而显著下降。有研究通过多变量分析确定了多个可变且能够显著影响手术效果的关键风险因素。导致术后 10 年预后不良的患者特定危险因素有：基线时患者膝关节评分较低；较高的体重指数（BMI）；吸烟者；在 ACLR 手术前进行过内侧或外侧半月板手术；接受过 ACLR 翻修术；接受过外侧半月板切除术；内侧、外侧或髌股间室的 3～4 级关节软骨病变；ACLR 术后接受过任何同侧膝关节手术。

然而，最近有报道称，如果对近端撕裂且韧带组织质量良好的患者早期选择性地应用 ACL 修复术，可能会获得良好的结果。保留 ACL 的优点是既能维持其本体感觉功能，又能消除供区损伤。此外，该技术具有微创性，并能减少

ACLR 术后常见的局部炎症反应[2, 3, 8]。

近年来，人们提出了多种保护并一期修复 ACL 的方法。在这些技术中，韧带缝合加强技术（suture ligament augmentation，SLA）可能于术后早期膝关节运动时保护 ACL，有利于 ACL 的愈合；然而，有文献报道：对青少年患者使用 SLA 修复 ACL 有较高的早期失败率[9]。动态韧带内固定（dynamic intraligamentary stabilization，DIS）[10, 11]和韧带内支架增强术是一期韧带修复增强技术的替代方法[12]。尽管当代 ACL 修复技术在多项研究中显示了良好的术后短期疗效[6]，但与 ACLR 相比，此类治疗的有效性仍缺乏高质量的证据。

因此，对于急性 ACL 撕裂而言，哪种手术技术更有利于患者（修复技术和重建技术），目前仍存在一些争议。为了阐明上述争议，我们将在本章中分析有关这两种手术技术的最新研究数据，尤其是比较性的研究。

一、ACL 修复

（一）适于 ACL 修复术的患者方面因素

2019 年，由 Van der List 等发表的一项文章分析了于 10 年间接受 ACL 手术的 371 例患者。其中，158 例患者（44%）被认为可以行一期修

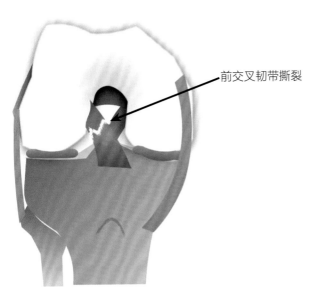

▲ 图 7-1　ACL 撕裂

前交叉韧带撕裂

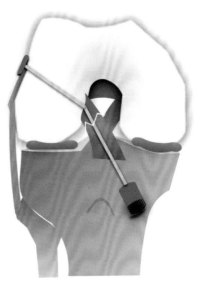

▲ 图 7-2　DIS（动态韧带内固定）应用于 ACL 修复

复手术（韧带质量好且撕裂位于近端）。他们回顾了这些患者的特征，从而确定了哪些患者适合行 ACL 修复手术。他们的多因素分析显示，年龄较大（>35 岁）、韧带损伤后前 4 周进行手术和 BMI<26kg/m^2 的患者可能更适合行 ACL 修复手术，而那些患有外侧半月板撕裂的患者则可能不适合。

（二）动态韧带内固定

2020 年，Ahmad 等[11] 发表了一篇证据等级为Ⅳ级文章，他们研究了患者 ACL 于 DIS 手术后的存活率（图 7-2）。57 例近端急性 ACL 撕裂患者在损伤后 3 周内接受了 DIS 修复，并可在手术后至少 5 年进行随访。使用生存分析来对手术失败进行评估（失败定义为需要 ACL 重建，持续性松弛>5mm 或韧带再破裂）。ACL 生存率于术后 6 年 2 个月为 70%。发病前的活动水平是与 ACL 生存率显著相关的唯一因素，在受伤前进行竞技运动的患者表现得更差（ACL 生存率 56.4%），而只进行休闲运动的患者则表现得较好（79.2%）。

2019 年，Heusdens 等[13] 报道了其所在单位首批通过 DIS 手术进行 ACL 修复的 15 例患者的结果。15 例患者中的 11 例在案例中遇到了他们所重视的与手术方式相关的问题。其中 6 例与外科医生相关，9 例与种植体相关，且均在手术中得到解决。其中，4 例患者因关节内纤维化，1 例患者因 cyclops 病变而行再次手术，3 例患者中有 1 例最终移除了 DIS 植入物。根据 Tegner 评分，70% 的患者在术后 6 个月内恢复了与术前相当的运动水平，且所有患者于术后平均 5.4 周恢复正常工作。在 MRI 上，10 例患者表现为正常的前交叉韧带；3 例患者表现为 ACL 过度紧张，2 例患者显示 ACL 无愈合迹象（但无临床不稳定）。无一例患者需要行 ACLR。

Häberli 等[10] 发表了一篇病例对照研究来评估 DIS 内固定物取出对患者膝关节松弛程度和功能评分的影响，结局指标于 DIS 术后第 2 年进行采集。他们共纳入 173 例患者，其中包含 47 例行内固定物取出的患者和 126 例未行内固定物取出的患者。两组患者的平均年龄均为 34 岁；内固定物取出组中女性占 47%，内固定物未取出组中女性占 50%。DIS 术后第 2 年，两组在膝关节松弛或任何其他结果测量指标上都没有统计学差异。

（三）韧带缝合增强

与 DIS 相比，关于 SLA 的文献较少。最近，一项由 Gagliardi 等进行的队列研究，分析比较了使用 SLA 和应用自体股四头肌肌腱（quadriceps autograft，QPA）的 ACLR 治疗青少年（7—18 岁）ACL 损伤的诸多指标，包括手术失败率、膝关节功能结果、运动能力的恢复和术后膝关节松弛程度。该研究纳入 22 例 SLA 组患者和 157 例 QPA 组患者。两组的平均随访时间相似（QPA 组 2.7 年，SLA 组 3.2 年）。结果采用多变量回归分析（协变量包括性别、年龄、BMI 和自受伤至手术的时间）进行比较。SLA 组的结果明显更差，其移植失败的风险是重建组的 10.66 倍，而功能无明显差异（以运动能力的恢复率进行衡量）。术后前 3 年，SLA 组的移植物失败累积发生率为 48.8%，而 QPA 组为 4.7%（2.1%～10.3%）。作者建议，SLA 术后短期失败的风险很高，在决定为青少年提供该手术时应尤为注意。

（四）ACL 修复术的效果

2019 年，Nwachukwu 等[14] 对 ACL 一期手术修复的结果进行了系统回顾。作者纳入了 28 项研究，文章最早可追溯到 2005 年；一半（n=14）采用了直接缝合修复术，另一半采用 DIS 修复。其中，有 2 篇文章只研究了开放下行修复手术，1 篇研究比较了开放下和关节镜下 ACL 修复手术，其余文章均只包含关节镜下修复手术。韧带断裂、翻修、再次手术的发生率分别为 23.1%、33.3%、51.5%。ACL 修复的总生存率为 60%～100%。在近端破裂修补术的亚组分析中，翻修率和再手术率分别为 12.9% 和 18.2%。患者的平均自我评价结果很少（手术前 PROM 的尤为罕见），而且 PROM 的结果通常令人失望。作者的结论是，相对于现有的 ACLR 文献，ACL 修复术的 PROM 结果较差且翻修率较高，对于大多数患者来说，ACLR 仍然是最正确的治疗方法。

在 2019 年发表的对近期文献的系统回顾和 Meta 分析中，Van der List 等[15] 评估了各种 ACL 一期修复技术，其中多数为 DIS（证据等级Ⅳ）。一期修复的推荐程度较弱。74 例一期修复手术中有 9 例失败（10%）；69 例静态增强修复手术中有 6 例失败（7%）；958 例动态增强修复手术中，有 106 例失败（11%）。动态增强修复术拥有较高的再手术率（99 例，10%）和更多的内固定物移除率（255 例，29%）。所有功能评分均大于最高评分的 85%。总的来说，该 Meta 分析只包括了最近的研究，其功能结果一般大于最大评分的 85%，并优于 Nwachukwu 等的综述所得出的失败率（7%～11%）。然而，纳入的研究存在较高的偏倚风险，且随访时间短（2.1 年）。

在 2019 年发表的一篇系统综述（等级Ⅳ级，对Ⅲ级和Ⅳ级研究进行系统综述）中，Houck 等[16] 描述了一期 ACL 修复后的临床结果。他们共纳入 6 项研究（2 项Ⅲ级研究，4 项Ⅳ级研究）。这 6 项研究专门包含了近端撕脱性撕裂。总的来说，0%～25% 的患者手术失败，0%～20% 的患者需要进一步的手术治疗。

二、急性前交叉韧带断裂：修复还是重建

有三项比较性研究将 ACL 修复术与治疗 ACL 损伤的金标准——ACLR 进行了比较。

2019 年，Hoogeslag 等[6] 发表了一项随机对照试验（证据等级Ⅰ级），他们纳入了 48 例患者，并将 ACL 动态增强修复术与单束全内半腱肌 ACLR 进行了比较，主要的最终随访指标为术后第 2 年的 PROM。两组 IKDC 的平均主观评分（修复组，95.4；重建组，94.3）无明显统计学差异。动态增强修复组有 2 例发生了 ACL 断裂（8.7%），重建组有 4 例发生了 ACL 断裂（19.0%）。结论是，在术后 2 年，ACL 动态增强修复术在患者主观评分方面并不逊色于单束全内半腱肌技术的 ACLR。这提示动态增强 ACL 修复术是治疗急性 ACL 撕裂的一种可行方法。

2019 年，Sporsheim 等[17] 报道了一项 30 年 RCT 实验的随访结果。他们比较了骨 – 髌腱 – 骨（bonepatellar tendon-bone，BPTB）ACLR 与两种 ACL 修复术：直接修复和人工合成韧带增强修复术（韧带增强器——LAD）（图 7–3 和图 7–4）。当进行 BPTB 重建时，重建过程中保留了残余的 ACL。实验最初纳入了 150 例患者，其中 113 例患者在术后 30 年可随访。ACL 修复术的手术失败率显著较高（39 例患者中有 12 例的一期修复和 9 例增强修复在随访期进行了 ACLR，而重建组 ACLR 翻修率仅为 1/35）。将失败的手术排除后，三组之间在膝关节活动度、松弛度或 Tegner 和 Lysholm 评分方面没有统计学差异。共有 42% 的患者表现出骨性关节炎的影像学证据。作者的结论是 BPTB 重建是治疗 ACL 撕裂的最可靠的手术方案。

在 2020 年发表的一项回顾性配对研究中，Ortmaier 等[18] 比较了 24 例使用韧带内支架进行 ACL 修复的患者和 45 例使用腘绳肌肌腱（n=25）（图 7–5）或股四头肌肌腱（n=20）进行 ACLR 的患者。患者平均年龄为 33.4 岁，最少随访时长为 12 个月。2 组患者的运动恢复水平为 91.3%，差异无统计学意义（P ≥ 0.05）；所有患者于术后所参与的运动水平均与术前相似。他们得到的结论是，在选定的患者群体中，使用韧带内支架增强修复术可以使患者在短期内获得与经典 ACLR 类似的运动活动水平和患者满意度。

结论

与重建相比，一期 ACL 修复术有几个理论上的优势，但仍存在争议。比较两种技术的单一同期随机试验表明，对于急性的 ACL 断裂，DIS 修复也许是一种可行的替代方案。然而来自队列研究的大量证据表明，与 ACLR 相比，DIS 修复后 ACL 再次断裂的发生率要显著更高。由于缺乏相对高质量的研究和现有技术的多样性，目前对 ACL 修复术的理解受到了阻碍。尽管 ACL 修复术是一种有保障的手术，ACLR 仍被认为是治疗急性 ACL 撕裂的金标准。

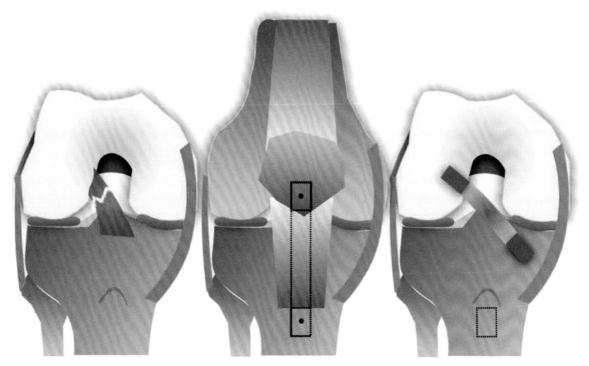

▲ 图 7–3　骨 – 髌腱 – 骨自体移植物应用于 ACLR

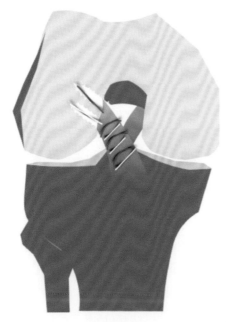

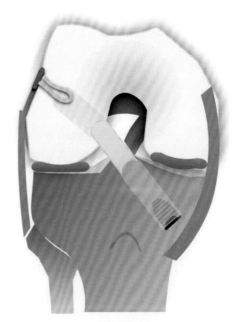

▲ 图 7-4　LAD（韧带增强器）应用于 ACL 修复　　▲ 图 7-5　自体肌腱应用于 ACLR

参考文献

[1] Papalia R, Torre G, Papalia G, Campi S, Maffulli N, Denaro V. Arthroscopic primary repair of the anterior cruciate ligament in adults: a systematic review. Br Med Bull. 2019;131:29-42.

[2] Rodriguez-Merchan EC. Primary repair of the anterior cruciate ligament: a review of recent literature (2016-2017). Arch Bone Jt Surg. 2019;7:297-300.

[3] Olmos MI, Sonnery-Cottet B, Barth J. How to succeed in arthroscopic anterior cruciate ligament primary repair? Step-by-step technique. Arthrosc Tech. 2018;8:e37-46.

[4] Erickson BJ, Chalmers PN, D'Angelo J, Ma K, Dahm DL, Romeo AA, et al. Performance and return to sport after anterior cruciate ligament reconstruction in professional baseball players. Orthop J Sports Med. 2019;7(10): 2325967119878431.

[5] Flagg KY, Karavatas SG, Thompson S Jr, Bennett C. Current criteria for return to play after anterior cruciate ligament reconstruction: an evidence-based literature review. Ann Transl Med. 2019;7(Suppl 7):S252.

[6] Hoogeslag RAG, Brouwer RW, Boer BC, de Vries AJ, Huis In 't Veld R. Acute anterior cruciate ligament rupture: repair or reconstruction? Two-year results of a randomized controlled clinical trial. Am J Sports Med. 2019;47:567-77.

[7] MOON Knee Group, Spindler KP, Huston LJ, Chagin KM, Kattan MW, Reinke EK, Amendola A, et al. Ten-year outcomes and risk factors after anterior cruciate ligament reconstruction: a MOON longitudinal prospective cohort study. Am J Sports Med. 2018;46:815-25.

[8] van der List JP, Jonkergouw A, van Noort A, Kerkhoffs GMMJ, DiFelice GS. Identifying candidates for arthroscopic primary repair of the anterior cruciate ligament: a case-control study. Knee. 2019;26:619-27.

[9] Gagliardi AG, Carry PM, Parikh HB, Traver JL, Howell DR, Albright JC. ACL repair with suture ligament augmentation is associated with a high failure rate among adolescent patients. Am J Sports Med. 2019;47:560-6.

[10] Häberli J, Bieri KS, Aghayev E, Eggli S, Henle P. Dynamic intraligamentary stabilization of anterior cruciate ligament repair: hardware removal has no effect on knee laxity at 2-year follow-up. Arch Orthop Trauma Surg. 2019;139: 639-44.

[11] Ahmad SS, Schürholz K, Liechti EF, Hirschmann MT, Kohl S, Klenke FM. Seventy percent long-term survival of the repaired ACL after dynamic intraligamentary stabilization. Knee Surg Sports Traumatol Arthrosc. 2020;28:594-8.

[12] Kalina R, Holibka R, Fidler E, Gallo J, Sigmund M. InternalBrace ACL repair—first experiences and outcomes (Article in Czech). Acta Chir Orthop Traumatol Cechoslov. 2019;86:423-30.

[13] Heusdens CH, Dossche L, Zazulia K, Michielsen J, Van Dyck P. Tips and tricks to optimize surgical outcomes after ACL repair using dynamic intraligamentary stabilization. Surg Technol Int. 2020;36:309-16.

[14] Nwachukwu BU, Patel BH, Lu Y, Allen AA, Williams RJ 3rd. Anterior cruciate ligament repair outcomes: an updated systematic review of recent literature. Arthroscopy. 2019;35:2233-47.

[15] van der List JP, Vermeijden HD, Sierevelt IN, DiFelice GS, van Noort A, Kerkhoffs GMMJ. Arthroscopic primary repair of proximal anterior cruciate ligament tears seems safe but higher level of evidence is needed: a systematic review and meta-analysis of recent literature. Knee Surg Sports Traumatol Arthrosc. 2020;28:1946-57.

[16] Houck DA, Kraeutler MJ, Belk JW, Goode JA, Mulcahey MK, Bravman JT. Primary arthroscopic repair of the anterior cruciate ligament: a systematic review of clinical outcomes. Arthroscopy. 2019;35:3318-27.

[17] Sporsheim AN, Gifstad T, Lundemo TO, Engebretsen L, Strand T, Mølster A, et al. Autologous BPTB ACL reconstruction results in lower failure rates than ACL repair with and without synthetic sugmentation at 30 years of follow-up: a prospective randomized study. J Bone Joint Surg Am. 2019;101:2074-81.

[18] Ortmaier R, Fink C, Schobersberger W, Kindermann H, Leister I, Runer A, et al. Return to sports after anterior cruciate ligament injury: a matched-pair analysis of repair with internal brace and reconstruction using hamstring or quadriceps tendons. Sportverletz Sportschaden. 2021;35(1):36-44. https://doi.org/10.1055/a-1019-0949.

第8章　前交叉韧带重建：单独手术还是联合关节外手术

Anterior Cruciate Ligament Reconstruction: Isolated or Combined with an Extra-Articular Procedure

Carlos A. Encinas-Ullán　Primitivo Gómez-Cardero　E. Carlos Rodríguez-Merchán　著

前交叉韧带重建（anterior cruciate ligament reconstruction，ACLR）术后，部分患者在自评结果（patient-reported outcomes，PROM）、膝关节运动学和体育运动方面并没有完全恢复。手术技术只是其中部分原因，术后残留的前外侧旋转不稳定（anterolateral rotational instability，ALRI）、轴移试验阳性，是功能预后不良的因素之一。

无论 ACLR 采用何种技术，一些回顾性研究发现，ACLR 术后患者做轴移试验，残留 ALRI 的比例最高达 34%。年轻患者（＜25 岁）的软组织更柔韧，因此残留不稳定的风险更高，可能会导致更差的长期结果，影响体育运动恢复。有文献报道，这种松弛可以通过增加外侧关节外手术（extraarticular lateral procedure，LEAP）来改善[1]。

值得关注的是 ACLR 术后移植物断裂，高危患者发生率可达 28%。联合手术可保护前交叉韧带（anterior cruciate ligament，ACL）移植物，使其免受过大应力，减少移植物断裂和翻修手术[2]。

当前证据表明，前外侧复合体由髂胫束（iliotibial band，ITB）及其 Kaplan 纤维系统、前外侧韧带（anterolateral ligament，ALL）和关节囊组成，是膝关节前外侧重要的稳定结构。因此，在 ACL 初次重建和翻修术中，联合 LEAP 也逐渐增加[3]。

LEAP 可分为传统的外侧关节外肌腱固定术（lateral extra-articular tenodesis，LET）和更现代的前外侧韧带解剖重建术（anatomic anterolateral ligament reconstruction，AALLR）。由于 LET 和 AALLR 术式存在重大差异，本文分别讨论两者结果。

一、外侧关节外肌腱固定术

LET 是一种非解剖手术，用于恢复前外侧旋转稳定性和纠正轴移。Lemaire 描述了用 ITB 的部分腱束做外侧加固。同时，也涌现出了不少类似术式。由于对膝关节前外侧结构的解剖和生物力学有了更好认识，LET 作为 ACLR 的补充再次受到人们重视。

行 LET 时，先从 ITB 远端取腱束，腱束近端切断，远端仍与 Gerdy 结节相连。ITB 腱束经外侧副韧带（lateral collateral ligament，LCL）深面穿过，然后近段用门型钉、带线锚钉或界面螺钉固定于外上髁[4]（图 8-1）。重建过紧和僵硬是 LET 技术最需要关注的问题。

二、前外侧韧带解剖重建

AALLR 技术与 LET 的不同之处在于，前者重建 ALL 的正常解剖结构和生物力学。通常使用自体移植物，如股薄肌肌腱，编织为单股或双股，也可使用异体移植物。AALLR 包括 3 种术式：单束解剖重建、双束解剖重建以及关节内和关节外联合技术。

（一）单束解剖重建

移植物的股骨骨道应略偏后偏近端，更准确地说，位于股骨外上髁后方 4mm 和近侧 8mm 处；胫腓骨骨道应位于关节线以远 5～10mm 处，腓骨头与 Gerdy 结节的中间[5]（图 8-2）。

（二）双束解剖重建

胫骨侧固定用双骨道，在 Gerdy 结节的上外侧区再增加一个骨道。用这种方法，双束移植物为"三角形"或"倒 Y 形"排列。用界面螺钉或门形钉将移植物固定于胫骨骨道中。移植肌腱朝向胫骨前下方向，在 ITB 和 LCL 的深面。

（三）ACLR 联合关节内和关节外技术

AALLR 联合 ACLR 也可通过将移植物越过股骨外侧髁顶部或共用单个股骨骨道进行（图

8-3）；这被称为 ACLR 的关节内和关节外联合技术。在该技术中，ALL 和 ACL 移植物穿过同一股骨骨道，该骨道从股骨外髁外侧壁（ALL 股骨止点，外上髁偏近偏后）延伸至外髁内侧壁（ACL 印记）。移植物 ACL 部分由半腱肌和股薄肌腱组成，在关节内从胫骨拉至股骨。股薄肌肌腱的留长部分拉出股骨骨道或越过股骨髁后方，用于 AALLR。

AALLR 避免了外侧大切口，不用取 ITB 移植物，因 ITB 切取本身就可影响膝关节前外侧稳定性，引起持续的外侧疼痛。但这些重建手术的主要缺点是没有长期随访结果。

另外，迄今没有 ACLR 联合 LET 与 AALLR 的临床对比结果。Delaloye 等在 6 具尸体膝关节上进行了生物力学研究，发现在 ACL 损伤、前外侧不稳定膝关节中，较之单一 ACLR，ACLR 联合前外侧重建恢复了膝关节的前向、内旋稳定性[6, 7]。此外，两种关节外手术（AALLR 或改良 Lemaire LET）在膝关节运动学恢复方面无差异。然而，在尸体（20 个膝关节）上进行的另一项研究显示，LET 的生物力学性能优于 AALLR[8]。在最近的一项系统综述中，ACLR 联合 LET 或联合 AALLR 的旋转稳定性和 PROM 相近[8]。这两种技术在费用上差异较大：LET 仅需增加 1 个内植物，而大多数 AALLR 需要 2 个或更多。

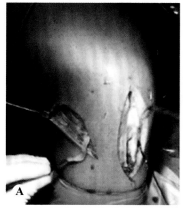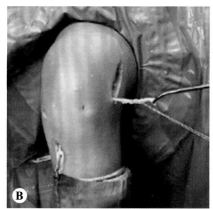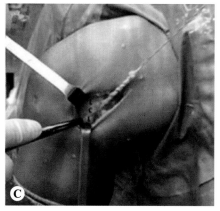

▲ 图 8-1 A. 联合 ACLR（骨 – 髌腱 – 骨，BPTB）+LET；B. 联合 ACLR（腘绳肌肌腱，HT）+LET；C. ITB 在 LCL 深面走行

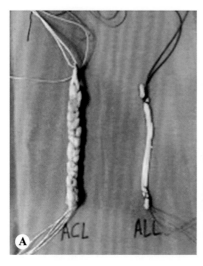 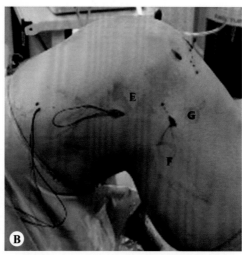

◀ 图 8-2　A. 解剖单束 ALL 联合 ACL 重建的移植物（腘绳肌，HT）准备；B. 解剖标记：股骨外侧上髁（E）、腓骨（F）和 Gerdy 结节（G）

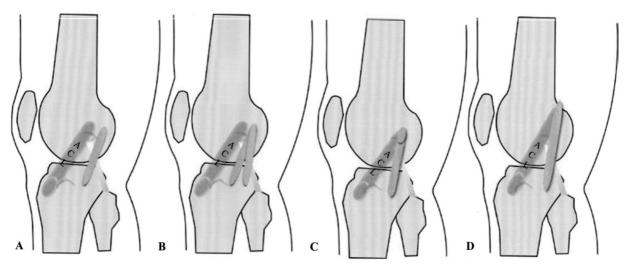

▲ 图 8-3　ACL 解剖重建类型
A. 单束技术；B. 双束技术；C. 使用单个股骨骨道的关节内和关节外组合技术；D. 股骨外侧髁过顶位重建技术

三、前交叉韧带重建：单独手术 vs. 联合手术

近期，几乎所有临床研究都显示 ACLR 联合 LEAP 优于仅行 ACLR。联合重建的优点在于分担了 ACL 移植物应力，改善了膝关节运动学。

（一）ACLR+LEAP 是否能提高 ACL 移植物存活率

Sonnery-Cottet 等对高危患者（年轻运动员，参加接触性运动）进行了研究，对比了 ACLR+AALLR（使用股薄肌肌腱，1 个股骨骨道，2 个胫骨骨道）与只行 ACLR 的临床结果。共 512 例患者，年龄 16—30 岁，平均随访 38.4 个月。作者发现，接受 ACLR+AALLR 手术的 ACL 移植物失败率，比四股腘绳肌腱移植的 ACLR 患者低 3.1 倍，比 BPTB 移植的 ACLR 患者低 2.5 倍[9]，四股腘绳肌腱移植的 ACLR 组移植物断裂率为 10.77%，BPTB 组移植物断裂率为 16.77%，四股腘绳肌腱移植的 ACLR 联合 AALLR 组移植物断裂率为 4.13%。此外，Sonnery-cotte 等发现，在接受联合重建患者中，内侧半月板修复的失败率较低[10]。

Castoldi 等进行了一项随机对照试验（证据水平，2），121 个膝关节，随访 19 年，作者对比了单一 BPTB·ACLR 与 BPTB·ACLR+ 股薄肌肌腱 AALLR 的结果，其中 AALLR 胫骨骨道三角形排列[11]。研究显示，与单一组（29%）相比，联合组（13%）的移植物断裂风险有下降趋势（P=0.1），但不具有统计学意义。

在最近的一项随机对照研究中（证据水平，2），ACL 重建后即刻进行轴移试验，如果较对侧正常膝差别≥ 1 级，则随机分配入组，一组为不再进一步手术，另一组为加做 LET。经过 2 年随访，发现 ACLR 联合 LET 可降低轴移试验复发风险［14.8% vs. 0.0%（P＜0.001）］，并改善临床结果。因此，ACL 重建后残余轴移试验阳性可认为是联合 LET 的实用指征[12]。

在首个比较单用 ACLR（单束腘绳肌肌腱）或联合 LET（ITB）的多中心、前瞻性、随机临床试验中，共有 618 例 14—25 岁患者。术后 2 年，ACLR 组移植物断裂发生率为 11%，而 ACL+LET 组中为 4%。ACLR 组 40% 的患者有持续性旋转不稳（临床失败），ACLR+LET 组中为 25%。失败风险高的年轻患者中，LET 联合 ACLR 可使移植物断裂的相对风险降低 66%，临床失败（移植物断裂或持续性旋转松弛）的相对风险降低近 40%。研究认为差异具有临床意义，可能会影响目前的手术理念[13]。

（二）ACLR+LEAP 是否能改善残余的旋转不稳定

Helito 等回顾比较了（证据等级 3，病例对照）慢性 ACL 断裂（定义为超过 12 个月）ACLR 联合 AALLR 与单一 ACLR 的治疗效果[14]。采用联合技术的患者 KT-1000 评分更高，残余轴移阳性更少，仅为 9.1%，而单一 ACLR 组为 35.3%。IKDC 和 Lysholm 功能评分更好。联合组无移植物再断裂，而单一 ACLR 组为 7.3%。

在一项研究中，Lee 等评估了 AALLR（同种异体股薄肌肌腱单束解剖重建）对翻修 ACLR

（同种异体胫骨前肌肌腱）的效果[15]。ACLR 联合 AALLR 显著降低了旋转不稳。联合组 90.5% 的患者和单一组 53.5% 的患者轴移试验阴性（P＜0.001）。与翻修单用 ACLR 相比，联合手术恢复到相同运动水平占比更高（分别为 57.1% 和 25.6%，P=0.008）。单一组 2 例患者（4.4%）移植物断裂需要翻修，而联合组中无移植物断裂发生。

Helito 等在一个 3 级研究中，纳入的均为韧带过度松弛（Beighton 最小值为 5）患者，作者比较了 ACLR 与 ACLR/AALLR 联合手术的功能结局、残余不稳定性和移植物断裂率。AALLR 与 ACLR 共用一个股骨骨道，股薄肌肌腱作为 AALLR 移植物，移植物均使用界面螺钉固定）[16]。末次随访时，联合组患者 KT-1000 测量前后更稳定（P=0.02），轴移试验测试旋转稳定性更优（P=0.03），失败率更低（单一组为 21.7%，联合组为 3.3%，P=0.03）。与单一 ACLR 相比，韧带过度松弛患者 ACL 与 ALL 联合重建，ACL 移植物断裂率更低，膝关节稳定性更佳。

Getgood 等在一项随机对照试验中，比较了 ACLR 与 ACLR 联合 LET 术后 6 个月、12 个月、24 个月时的功能结果。与单用 ACLR 相比，ACLR+LET 手术患者功能结果并未变差。两组之间的 PROM 无差异，第 12 个月时的力量、功能也无差异。恢复运动和再次手术的比例也没有差异[17]。

研究显示，与单行 ACLR 相比，联合重建组移植物断裂，以及需要后续半月板切除的风险显著降低；膝关节更稳定，恢复到受伤前运动水平的比率更高。此外，联合术式在一些特定人群中优势显著，如参与对旋转稳定性要求较高运动的年轻患者、过度松弛患者、慢性 ACL 损伤患者和 ACLR 翻修患者。

目前尚无评估 ACLR 加用 LEAP 的费效研究。这些手术增加了成本：手术时间轻度延长，还需要固定材料，如缝线、螺钉、门形钉或锚钉等；还需要额外的移植物。但 LEAP 减少了残余松弛和失败风险，从长远来看，这可能有助于降低总体成本。此外，临床结果改善和失败风险降低允许患者更早重返工作，也将间接降低成本，从而补偿 LEAP 手术相关成本[18]。

四、AALLR 和 LET 的适应证

AALLR 或 LET 的适应证仍有争议。ACL 和 ALL 联合重建的适应证正在扩大。国际前外侧韧带专家组最近发表的共识[19]，以及国际 ACL 共识小组会议最近发表的共识[20]对其适应证进行了总结。如表 8-1 中所示，ACL 损伤的年轻患者（14—25 岁），如果伴有 2 条及以上的风险因素，出现再次受损的风险很大，建议 ACL 与 ALL 均重建。

五、LEAP 并发症

尽管 LEAP 临床结果优异，术后并发症报道极少，但仍有些作者表示担忧。一项随机对照试验正在研究联合 ACLR+AALLR 与单行 ACL 重建相比，未发现联合手术（采用 HT 移植物）的并发症或再手术风险增加[21]。一项系统综述显示，ACLR 翻修患者中，LET 相关的并发症发生率为 8%[22]。

（一）移植困难

建议用 2 号不可吸收缝线在移植物末端做好准备，要连续锁边缝合，以避免在固定移植物时撕裂。

（二）LCL 损伤

钻取股骨骨道时，如果与 LCL 股骨止点太近，易导致医源性 LCL 损伤。Helito 等在新鲜尸体膝关节中观察到，当准备 ALL 股骨侧骨道时，8.3% 的标本 LCL 出现了至少 50% 的纤维损伤。而使用 8mm 直径钻头时，LCL 损伤发生率上升至 41.6%[23]。

表 8-1 ACLR 和 LEAP 联合手术适应证	
14—25 岁 ACL 损伤患者，具备以下 2 条及以上风险因素	
1	参与运动复杂，多涉及膝关节轴移
2	精英运动员
3	轴移试验 2° 及以上
4	全身韧带松弛（Beighton 评分 ≥ 4 分）
5	膝关节过伸 > 10°
6	术前内外侧松弛 > 7mm
7	Segond 骨折
8	慢性 ACL 损伤
9	平片上股骨外髁沟槽征
10	ACLR 翻修
11	对侧 ACL 重建失败
12	ACL 移植物更易受损的情况，如同种异体移植 ACLR、患者胫骨后倾较大

（三）伤口血肿

LET 术后最常见的并发症。显露过程中膝上血管存在损伤风险。因此，要辨认止血，以免术后血肿。可在术野放置引流防止血肿形成。

（四）膝外侧疼痛

Getgood 等观察到，在 ACLR 手术和 ACLR+LET 联合手术的患者中，术后早期（3 个月）疼痛较轻；总体而言，在四项疼痛评估中，疼痛约为 8/40（P4：早上、下午、晚上和过去 2 天活动时疼痛），尽管 ACLR 组的疼痛程度低于 ACLR+LET 组（调整后的平均差异为 –1.6，95%CI –27～–0.6，P=0.003）[17]，术后 3 个月差异消失。

（五）固定装置引起的不适

这种情况可能发生，尤其是在使用门形钉固定的情况下，可能需要取出固定材料。

（六）外侧间室过紧

由于移植物在胫骨外旋时固定，或者固定时肌腱拉的过紧。

（七）膝关节活动度丧失或僵硬

在最近发表的文献中，没有病例因膝关节活动度丧失或膝关节僵硬，需要在麻醉下松解或关节镜下处理。

（八）髌骨捻发音

在 ITB 远端浅层前部，附着在髌骨和髌腱外侧的斜行纤维，通常称为髂髌韧带。髂髌韧带远端部分组成髌胫韧带[24]。LET 术中缝合 ITB 缺口会导致髌股关节问题。我们建议不要在张力下缝合 ITB，甚至可以不缝合。

（九）外侧间室骨关节炎

O'Brien 等在一项小型非随机回顾性综述中，对比了单用 BPTB-ACLR 和 BPTB-ACLR+LET，共 80 例患者。两组 KT-1000 评分未发现差异，作者得出结论：增加 LET 未提供任何益处，但 40% 的患者出现外侧区慢性疼痛和（或）炎症[25]。

Marcacci 等发现，在 ACLR 联合 LET 手术，且无外侧半月板撕裂患者中，随访 10 年以上，外侧间室退变无加重[26]。另外两项欧洲随访超过 20 年的研究，也没有发现联合 LET 骨关节炎发生率更高[27, 28]。

此外，最近的一项 Meta 分析也发现，LET 与骨关节炎之间没有相关性。术后 11 年内骨关节炎的发生率较低，但之后有所增加。而伴有半月板损伤是骨关节炎发生的主要预测因素[29]。以前所称的骨关节炎增加，可能是以下因素的共同结果，如不合适的 ACL 解剖重建、非解剖 LET、屈曲位及胫骨外旋位固定移植物，以及近 2 个月的石膏固定康复延迟。基于目前的研究，ACL 解剖重建联合 LEAP，采用现代康复方案，并不会增加骨关节炎的风险[30]。尽管人们一直担心骨

关节炎的风险可能会增加，但目前还没有临床证据。

（十）固定物移位

固定螺钉可脱出骨道至股骨髁上区域。胫骨侧固定物也可脱落进入关节，损伤胫骨关节软骨[31]。

（十一）骨道汇合

股骨侧骨道汇合是联合重建的一个潜在问题。术中 ACL-ALL 的股骨骨道方向需要小心谨慎，以免二者出现汇合。骨道汇合会影响移植物的固定和整合，使联合重建失败，甚至可导致股骨外侧髁骨折。ALL 股骨侧与 ACL 分开固定最常见，有些需要骨道。

在对 10 具尸体膝关节的研究中，Jaecker 等观察到，使用 Lemaire 术式的 10 个膝关节中有 7 个（70%）出现了骨道汇合，而使用 MacIntosh 技术的病例中没有一例发生[32]。他们的结论是，无论膝关节大小，使用 Lemaire 技术进行 ACL 和 LET 联合重建，更容易出现骨道汇合。而 MacIntosh 方法不会导致股骨骨道汇合。

在一项对 10 具尸体膝关节的研究中，Jette 等发现，在水平面成角 0° 的骨道接触、破坏股骨后方皮质的风险较高；应予以避免[33]。他们建议，当同时进行 ACLR 和 AALLR 时，ALL 股骨骨道应在轴面向前方 30°、冠状面向近端 30° 方向钻孔。

在一项体内研究中，Smeets 等发现，当在水平面上以 0° 钻 ALL 股骨骨道时，骨道汇合的风险显著增加[34]。而将 ALL 骨道成角 40° 指向前方，并垂直于股骨解剖轴，可以避免骨道汇合。使用前内侧技术制备 ACL 股骨骨道时，通常方向会更水平，是骨道融合的风险因素，而经胫骨技术则无此问题。

在另一项体内研究中，Perelli 等发现，当 LET 股骨骨道在水平面上倾斜成角 <15° 时，骨道汇合的风险为 100%，当倾斜成角为 15°~20° 时，骨道之间出现不安全骨桥（<5mm）的风

险为 92%[35]。在水平面上成角影响骨道汇合的可能性，而冠状面成角似乎没有同样的影响。他们建议，为了避免 ACL 解剖重建股骨骨道与改良 LEAP Lemaire 股骨骨道之间的任何干扰，股骨骨道应以至少成角 20° 向前钻孔。

ACL 股骨骨道采用由内向外的技术，而不是由外而内；或股骨侧采用锚钉固定，而不是隧道内固定，可避免这种并发症。总体而言，LEAP 的并发症或不良事件发生率较低。基于目前研究，既往报道的 LEAP 不良事件发生率高现在已无证据支持。表 8-2 总结了 LEAP 的并发症 / 不良影响。

结论

尽管有多种 ACLR 技术（经胫骨、解剖或双束技术），ACLR 术后移植物失败仍是大家关注的问题。这使得大家对前外侧增强手术重新产生兴趣。目前，人们对膝关节前外侧结构在控制轴移的作用，及其分担 ACL 移植物负荷的能力非常关注。临床结果显示，ACLR 和 LEAP 联合手术安全可靠，可降低 ACL 移植物失败率，让更多的患者恢复至损伤前运动水平。研究表明，这些手术不会限制膝关节活动，也不增加胫股外侧间室压力，也不会导致内旋活动丢失。

表 8-2 关节外侧手术（LEAP）的并发症 / 不良反应
• 术中
– 移植困难
– LCL 损伤
• 术后
– 伤口血肿
– 切口不美观
– 持续外侧疼痛
– 髂胫束弹响
– 外侧肌疝
– 内植物不适感
– 外侧间室过紧
– 僵硬
– 髌股捻发音
– 外侧间室骨关节炎
– 内固定移位
– 骨道汇合

参考文献

[1] Inderhaug E, Stephen JM, Williams A, Amis AA. Anterolateral tenodesis or anterolateral ligament complex reconstruction: effect of flexion angle at graft fixation when combined with ACL reconstruction. Am J Sports Med. 2017;45:3089-97.

[2] Zhang H, Qiu M, Zhou A, Zhang J, Jiang D. Anatomic anterolateral ligament reconstruction improves postoperative clinical outcomes combined with anatomic anterior cruciate ligament reconstruction. J Sports Sci Med. 2016;15:688-96.

[3] Lagae KC, Robberecht J, Athwal KK, Verdonk PCM, Amis AA. ACL reconstruction combined with lateral monoloop tenodesis can restore intact knee laxity. Knee Surg Sports Traumatol Arthrosc. 2020;28:1159-68.

[4] Bernholt DL, Kennedy MI, Crawford MD, DePhillipo NN, LaPrade RF. Combined anterior cruciate ligament reconstruction and lateral extra-articular tenodesis. Arthrosc Tech. 2019;8:e855-9.

[5] Chahla J, Menge TJ, Mitchell JJ, Dean CS, LaPrade RF. Anterolateral ligament reconstruction technique: an anatomic-based approach. Arthrosc Tech. 2016;5:e453-7.

[6] Delaloye JR, Hartog C, Blatter S, Schläppi M, Müller D, Denzler D, et al. Anterolateral ligament reconstruction and modified Lemaire lateral extra-articular tenodesis improve knee stability after anterior cruciate ligament reconstruction: a biomechanical study. Arthroscopy. 2020. pii: S0749-8063(20)30272-3.

[7] Geeslin AG, Chahla J, Moatshe G, Muckenhirn KJ, Kruckeberg BM, Brady AW, et al. Anterolateral knee extra-articular stabilizers: a robotic sectioning study of the anterolateral ligament and distal iliotibial band Kaplan fibers. Am J Sports Med. 2018;46:1352-61.

[8] Ra HJ, Kim JH, Lee DH. Comparative clinical outcomes of anterolateral ligament reconstruction versus lateral extra-articular tenodesis in combination with anterior cruciate ligament reconstruction: systematic review and meta-analysis. Arch Orthop Trauma Surg. 2020;140(7):923-31. https://doi.org/10.1007/s00402-020-03393-8.

[9] Sonnery-Cottet B, Saithna A, Cavalier M, Kajetanek C,

Temponi EF, Daggett M, et al. Anterolateral ligament reconstruction is associated with significantly reduced ACL graft rupture rates at a minimum follow-up of 2 years: a prospective comparative study of 502 patients from the SANTI Study Group. Am J Sports Med. 2017;45:1547-57.

[10] Sonnery-Cottet B, Saithna A, Blakeney WG, Ouanezar H, Borade A, Daggett M, et al. Anterolateral ligament reconstruction protects the repaired medial meniscus: a comparative study of 383 anterior cruciate ligament reconstructions from the SANTI Study Group with a minimum follow-up of 2 years. Am J Sports Med. 2018;46:1819-26.

[11] Castoldi M, Magnussen RA, Gunst S, Batailler C, Neyret P, Lustig S, et al. A randomized controlled trial of bone-patellar tendon-bone anterior cruciate ligament reconstruction with and without lateral extra-articular tenodesis: 19-year clinical and radiological follow-up. Am J Sports Med. 2020;48:1665-72.

[12] Porter M, Shadbolt B. Modified iliotibial band tenodesis is indicated to correct intraoperative residual pivot shift after anterior cruciate ligament reconstruction using an autologous hamstring tendon graft: a prospective randomized controlled trial. Am J Sports Med. 2020;48:1069-77.

[13] Getgood AMJ, Bryant DM, Litchfield R, Heard M, McCormack RG, Rezansoff A, et al. Lateral extra-articular tenodesis reduces failure of hamstring tendon autograft anterior cruciate ligament reconstruction: 2-year outcomes from the STABILITY study randomized clinical trial. Am J Sports Med. 2020;48:285-97.

[14] Helito CP, Camargo DB, Sobrado MF, Bonadio MB, Giglio PN, Pécora JR, et al. Combined reconstruction of the anterolateral ligament in chronic ACL injuries leads to better clinical outcomes than isolated ACL reconstruction. Knee Surg Sports Traumatol Arthrosc. 2018;26:3652-9.

[15] Lee DW, Kim JG, Cho SI, Kim DH. Clinical outcomes of isolated revision anterior cruciate ligament reconstruction or in combination with anatomic anterolateral ligament reconstruction. Am J Sports Med. 2019;47:324-33.

[16] Helito CP, Sobrado MF, Giglio PN, Bonadio MB, Pécora JR, Camanho GL, et al. Combined reconstruction of the anterolateral ligament in patients with anterior cruciate ligament injury and ligamentous hyperlaxity leads to better clinical stability and a lower failure rate than isolated anterior cruciate ligament reconstruction. Arthroscopy. 2019;35:2648-54.

[17] Getgood A, Hewison C, Bryant D, Litchfield R, Heard M, Buchko G, et al. No difference in functional outcomes when lateral extra-articular tenodesis is added to anterior cruciate ligament reconstruction in young active patients: the Stability Study. Arthroscopy. 2020;36:1690-701.

[18] Wood R, Marsh J, Getgood A. Anterolateral complex reconstruction: another fad or method to improve ACL outcomes? Tech Orthop. 2018;33:239-45.

[19] Getgood A, Brown C, Lording T, Amis A, Claes S, Geeslin A,

et al. The anterolateral complex of the knee: results from the International ALC Consensus Group Meeting. Knee Surg Sports Traumatol Arthrosc. 2019;27:166-76.

[20] Sonnery-Cottet B, Daggett M, Fayard JM, Ferretti A, Helito CP, Lind M, et al. Anterolateral Ligament Expert Group consensus paper on the management of internal rotation and instability of the anterior cruciate ligament—deficient knee. J Orthop Traumatol. 2017;18:91-106.

[21] Sonnery-Cottet B, Pioger C, Vieira TD, Franck F, Kajetanek C, Fayard JM, et al. Combined ACL and anterolateral reconstruction is not associated with a higher risk of adverse outcomes: preliminary results from the SANTI randomized controlled trial. Orthop J Sports Med. 2020; 8(5): 2325967120918490.

[22] Grassi A, Zicaro JP, Costa-Paz M, Samuelsson K, Wilson A, Zaffagnini S, et al. Good mid-term outcomes and low rates of residual rotatory laxity, complications and failures after revision anterior cruciate ligament reconstruction (ACL) and lateral extra-articular tenodesis (LET). Knee Surg Sports Traumatol Arthrosc. 2020;28:418-31.

[23] Helito CP, Bonadio MB, Gobbi RG, da Mota E, Albuquerque RF, Pécora JR, et al. Is it safe to reconstruct the knee anterolateral ligament with a femoral tunnel? Frequency of lateral collateral ligament and popliteus tendon injury. Int Orthop. 2016;40:821-5.

[24] Godin JA, Chahla J, Moatshe G, Kruckeberg BM, Muckenhirn KJ, Vap AR, et al. A comprehensive reanalysis of the distal iliotibial band: quantitative anatomy, radiographic markers, and biomechanical properties. Am J Sports Med. 2017;45:2595-603.

[25] O'Brien SJ, Warren RF, Wickiewicz TL, Rawlins BA, Allen AA, Panariello R, et al. The iliotibial band lateral sling procedure and its effect on the results of anterior cruciate ligament reconstruction. Am J Sports Med. 1991;19:21-4.

[26] Marcacci M, Zaffagnini S, Giordano G, Iacono F, Presti ML. Anterior cruciate ligament reconstruction associated with extra-articular tenodesis: a prospective clinical and radiographic evaluation with 10- to 13-year follow-up. Am J Sports Med. 2009;37:707-14.

[27] Pernin J, Verdonk P, Si Selmi TA, Massin P, Neyret P. Long-term follow-up of 24.5 years after intra-articular anterior cruciate ligament reconstruction with lateral extra-articular augmentation. Am J Sports Med. 2010;38:1094-102.

[28] Zaffagnini S, Marcheggiani Muccioli GM, Grassi A, Roberti di Sarsina T, Raggi F, Signorelli C, et al. Over-the-top ACL reconstruction plus extra-articular lateral tenodesis with hamstring tendon grafts: prospective evaluation with 20-year minimum follow-up. Am J Sports Med. 2017;45: 3233-42.

[29] Devitt BM, Bouguennec N, Barfod KW, Porter T, Webster KE, Feller JA. Combined anterior cruciate ligament reconstruction and lateral extra-articular tenodesis does not result in an increased rate of osteoarthritis: a systematic review and best evidence synthesis. Knee Surg Sports

Traumatol Arthrosc. 2017;25:1149-60.

[30] Ferretti A, Monaco E, Ponzo A. Combined intra-articular and extra-articular reconstruction in anterior cruciate ligament deficient knee: 25 years later. Arthroscopy. 2016;32:2039-47.

[31] Teixeira Lobo CF, Helito PVP, Bordalo-Rodrigues M, Helito CP. Computed tomography (CT), X-ray, and MRI evaluation of two anterolateral knee reconstruction techniques: lateral extra-articular tenodesis (LET) and the anterolateral ligament (ALL) reconstruction. Skelet Radiol. 2020;49:1037-49.

[32] Jaecker V, Ibe P, Endler CH, Pfeiffer TR, Herbort M, Shafizadeh S. High risk of tunnel convergence in combined anterior cruciate ligament reconstruction and lateral extra-articular tenodesis. Am J Sports Med. 2019;47:2110-5.

[33] Jette C, Pomés J, Sastre S, Gutierrez D, Llusa M, Combalia A. Safe drilling angles avoid femoral tunnel complications during combined anterolateral ligament and anterior cruciate ligament reconstruction. Knee Surg Sports Traumatol Arthrosc. 2019;27:3411-7.

[34] Smeets K, Van Haver A, Van den Bempt S, Verheyden M, Bruckers L, Verdonk P, et al. Risk analysis of tunnel collision in combined anterior cruciate ligament and anterolateral ligament reconstructions. Knee. 2019;26: 962-8.

[35] Perelli S, Erquicia JI, Ibañez M, Daesino G, Gelber PE, Pelfort X, et al. Evaluating for tunnel convergence in anterior cruciate ligament reconstruction with modified Lemaire tenodesis: what is the best tunnel angle to decrease risk? Arthroscopy. 2020;36:776-84.

第9章 膝关节周围截骨最佳手术技术
Optimal Technique in Knee Osteotomy

Grégoire Micicoi　Lebur Rohman　Akash Sharma　Matthieu Ollivier　著

现代截骨术的目标有两个。第一，在形态学上纠正下肢力线，在冠状面和矢状面上重建骨解剖形态[1-3]；第二，在生物力学上，需要纠正负重力线，将其从疼痛的骨关节炎间室转移到健康间室，以恢复患者功能[4-6]。

一、胫骨高位截骨术是所有膝内翻的最佳选择吗

通常内侧开放楔形 HTO（open-wedge HTO，OWHTO）术后目标力线为机械轴外翻 2°～7°，临床结果良好[2, 3, 7, 8]。

截骨术后力线偏差或对线不良已有广泛报道[9-11]。OWHTO 矫正不足或过度矫正均可导致并发症和患者不满意[12, 13]。胫骨过度矫正与功能结果不佳相关[14]，并可能导致关节线倾斜（joint line obliquity，JLO）过度，对关节软骨造成有害应力[15]。目前尚不清楚 OWHTO 胫骨近端内侧角（medial proximal tibial angle，MPTA）何种程度的过度矫正可以接受[16]。为了避免胫骨、股骨解剖形态变化，以及关节线倾斜，应尽量在畸形来源处截骨，由此更强调了对正常胫骨、股骨角度的认识。既往研究表明，在非骨关节炎人群中，胫骨内翻平均 3°～4°，股骨外翻平均 3°～4°[17-21]。

最近一项研究给出了理想的截骨角度，用于避免关节线倾斜。作者发现目标为解剖矫正（术后 MPTA＜90°）时，仅有 12% 的患者单用 HTO 可矫正[22]。但本研究只分析了下肢力线内翻＞3° 的患者。

在日常工作中，我们会估计需要的矫正角度，并常规评估股骨和胫骨的力线形态（图 9-1）。根据患者的骨骼特点，决定最佳截骨方式。双截骨时，每处矫形角度需超过 4°。因为 4° 以下的截骨考虑到潜在的并发症，不足以抵消增加一处截骨带来的收益。

二、截骨手术是否需要常备血管外科医生

OWHTO 虽然预后良好，但报道称其术后并发症发生率在 30% 左右。神经血管损伤较罕见（1.7%）[23]，但后果严重。为了防止神经血管损伤，文献中介绍了以下几种技术，包括使用保护性截骨系统[24]、患者个性化截骨导板[25]、计算机辅助导航[26]。OWHTO 内侧副韧带（medial collateral ligament，MCL）的处理已经有相当多的探讨[27, 28]。在 OWHTO 的标准入路中，MCL 需从骨膜下剥离至胫骨后内侧，然后在胫骨后放置后方拉钩（posterior tibial retractor，PTR），以保护神经血管组织（neurovascular structures，NVS）。然而，MCL 松解不够时，助手常需要用力牵开，此时无法下压的拉钩常会阻挡术野。

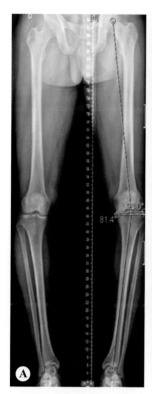 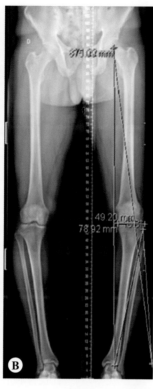 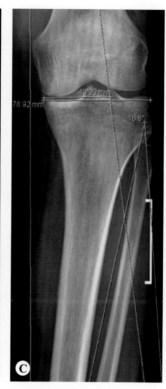 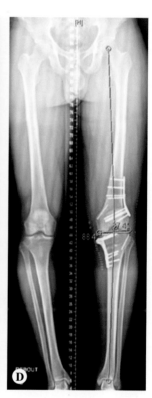

▲ 图 9-1 胫骨、股骨畸形双截骨术

A. 术前双内翻：股骨机械轴内翻 6°（正常为外翻 3°），胫骨 MPTA 为 5.6°（正常为内翻 3°），髋 – 膝 – 踝角为 166.7°；B. 胫骨近端内侧开放截骨术，Miniaci 法；C. 如目标力线为机械轴轻度外翻，单纯胫骨截骨需矫正 16.8°（术后 MPTA 可达 98.2°），可导致胫骨相对于正常外翻了 11.2°（98.2°～87°）；D. 为避免此错误，我们进行了双截骨术，以恢复机械轴中立位，同时获得"正常"的股骨和胫骨解剖形态

文献报道腘动脉分叉处存在解剖变异，胫前动脉有异常的高分支走行于腘肌后方[29, 30]。因此，医生需将腘肌自胫骨近端后方剥离，看到胫骨后方皮质时，再放置 PTR，能为 NVS 提供良好的保护。截骨时锯片撞到 PTR，意味着胫骨后方皮层已被截透。

我们最近改良了 HTO 显露技术，在同一个皮肤切口内，使用 2 个手术窗。第二个窗口位于腓肠肌内侧头前方、后斜韧带后方，与腘绳肌腱相切平行。

使用更安全的器械，如钝头霍曼牵开器，贴着胫骨后方皮层插入，在腘肌前方走行，直至腓骨头后方。

该后方窗口能将腘肌从胫骨后皮质隔开（也就隔开了摆锯），从而对 NVS 提供良好保护（图 9-2）。除此之外，本窗口沿 MCL 后缘进入，能

够在撑开截骨端时做到可控、"个性化"松解，可以防止内侧间室压力过大（松解不足），或内侧不稳定（松解过度）。

三、为什么关节内磨损及软组织的处理最复杂

术前明确胫骨畸形、股骨畸形以及关节内畸形，对计划如何矫正下肢力线至关重要。术前截骨计划方法有多种，均显示出较高的准确性[31-35]。然而，对某些病例，由于关节内畸形变化不可预测，往往无法获得满意的力线矫正[9, 11, 36-38]。关节线汇聚角（joint line convergence angle，JLCA）能近似反映软组织张力和关节内畸形，但术前计划、术中矫形很少考虑[11]。

膝关节周围截骨手术，关于 JLCA 有以下

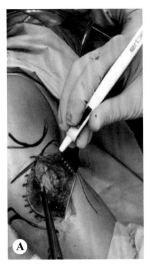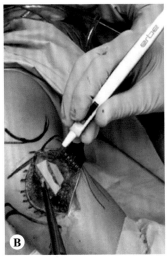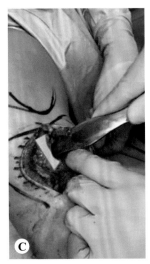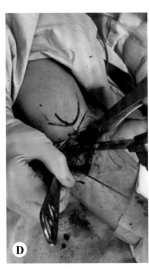

▲ 图 9-2 OWHTO 后方手术窗口

A. 鹅足自胫骨表面剥离，显露内侧副韧带浅层；B. 后方手术窗在腓肠肌内侧头前方、后斜韧带后方、与腘绳肌肌腱平行相切；C. 插入钝头霍曼牵开器，贴胫骨后皮质、腘肌前方向后剥离深入，直到腓骨头后方；D. 神经血管结构于后窗获得保护，从而可以使用摆锯安全截骨

问题。

首先，术前站立位片 JLCA ＞3° 的患者，其仰卧位与站立位机械轴常存在差异[39]。其次，下肢畸形分析中，JLCA 通常没有进行独立分析，而是变成了骨性矫形的一部分。

Noyes 等将膝内翻解剖异常分为 3 类。

原发性内翻仅涉及骨性内翻，是指胫骨、股骨的原始解剖结构导致的内翻；而第二类涉及 2 个因素，除了骨性内翻以外，还有外侧软组织功能不良、外侧间室张开产生的内翻[40]；第三类涉及 3 个因素，除了第二类的特征外，还包括后外侧韧带结构的严重缺陷导致的过伸畸形。

因此术前计划不仅应考虑机械轴，还应区分骨性内翻，以及骨关节炎（osteoarthritis，OA）和软组织松弛引起的关节内畸形。

术前计划时，可以在下肢全长负重位 X 线片上，通过测量股骨远端关节面和胫骨近端关节面的连线夹角确定 JLCA[41-43]。

这样髋 - 膝 - 踝（hip-knee-ankle，HKA）角是胫骨畸形、股骨畸形和关节内畸形的总和，分别以 MPTA、股骨外侧远端角（lateral distal femoral angle，LDFA）和 JLCA 表示[42]。

多个文献报道了膝关节截骨术后力线与术前计划的差异，其原因在于未考虑软组织松弛，未将其纳入到术前计划中[11, 36-38]。术前计划的目的是获得一个可预测的力线矫正，如果不考虑 JLCA，就会增加过度矫正的风险。一旦进行了胫骨和（或）股骨截骨，术前的 JLCA 术后可能会变为 0°，从而导致过度矫正。

在日常工作中，我们用一个简单的公式来消除软组织松弛的影响，避免过度矫正。当术前 JLCA ≤ 2° 时，可以认为影响不大，无须考虑软组织的矫正。这种情况下，任何关节内畸形都可在下肢矫形中全部或部分矫正。

如果 JLCA＞2° 我们会用计划的矫正角度减去（JLCA-2°）/2，以避免矫正过度。

举个例子，如果一个患者胫骨近端内翻 6°，JLCA 为 6°，也就是说关节内畸形为 4°（正常 JLCA 不超过 2°）。股骨无畸形，因此下肢力线为内翻 12°（HKA 角为 168°）。最终目标为外翻 3°，因此截骨角度计划为 13°（胫骨 6°+3° 过度矫正 + 4° 关节内畸形）。

首先，除非进行双平面截骨，单纯使用 HTO 将导致术后 MPTA 异常，关节线倾斜（图 9-3）。

其次，关节内畸形（JLCA 为 6°）在截骨后能自行部分矫正，如不考虑此因素，则可能导致过度矫正。在这种情况下，基于"运动学截骨"概念的矫正更可取，通常我们的目标只是部分矫正关节内畸形。根据上面的公式，需要将计划的 13° 减去矫正值。我们计划的关节内矫正值为 2°：（JLCA–2°）/2=（6°–2°）/2。

四、如何提高截骨准确性：计算机辅助截骨术/患者个性化截骨工具/机器人

OWHTO 的成功依赖于个性化畸形矫正。术前计划和术中精准实现矫正度数是膝关节截骨术的关键步骤。使用传统技术获得精准矫正有一定的困难，相当部分患者会出现矫正不足或过度校正[4]。

新技术，如导航辅助截骨术已显示出在冠状面及矢状面更准确、更具重复性[44]。最近，PSI 进入膝关节周围截骨领域，其目的亦为保证术中精确性[45]。

CAO 是一种实时辅助技术，导航系统可在术中标记解剖标志，进行图像采集，同时也允许股骨、胫骨的动态参考。一些研究表明，导航比传统方法更准确[44, 46, 47]。Bae 等报道计算机导航辅助截骨术成功率为 86%，而常规技术仅为 50%[15]。然而，导航在骨科医生中并不普及。Schröter 等发现导航与常规技术结果没有差异，他认为既然手术准确性无明显差异，没有必要应用导航增加费用及手术时间[48]。

PSI 是基于 3D 设计的一种技术。需行术前 CT（计算机断层扫描）获得参考点。如股骨头中心，膝关节中心（包括股骨远端和胫骨近端），以及踝关节中心[32]。医生通过模拟截骨确认无误后，制作出患者个性化的截骨导板。PSI 使手术医生截骨更准确[25, 49]。与传统技术相比，已证实 PSI 能缩短 70% 的手术时间。经短暂的学习曲

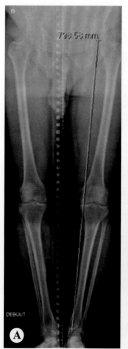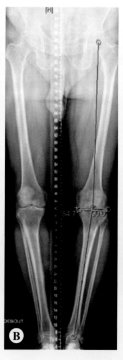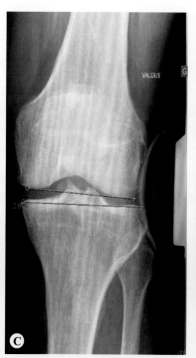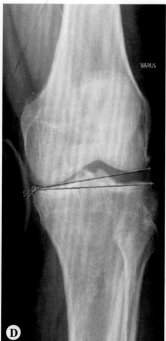

▲ 图 9–3　下肢内翻畸形

A. 股胫内翻伴关节内畸形，关节线汇聚角可通过应力位片评估，以了解软组织松弛度，判断其对矫形的影响；B. 外翻应力位片；C. 内翻应力位片

线[50]，术中透视次数亦减少。PSI 的最终的矫形准确性略好于传统技术，但没有统计学意义[51]。

机器人辅助全膝关节置换术逐渐普及，与传统技术相比，其短期临床结果无明显优势[52, 53]，然而却增加了手术时间和费用[54]。机器人对于截骨术意义仍不明确，一项研究报道了机器人能提高闭合楔形截骨的准确性和可重复性[55]，但目前仍缺乏关于机器人辅助截骨手术的临床证据。

导航和 PSI 能提供截骨准确性。因为患者手术是仰卧位，完全依赖导航设备，可能导致术前计划和术后负重位力线出现差异、过度矫正[9]。其原因在于 JLCA 在卧位及站立位时是不一致的[56]。

此外，进一步比较传统方法、导航和 PSI 的研究也将存在准确性的问题。以前只有一项研究比较了这 3 种技术的结果[57]，且主要参考的是 HKA 角，因此只能提供一个间接的矫正结果。

五、膝关节截骨术矢状位矫正与髌骨高度

胫骨后倾（posterior tibial slope，PTS）与胫骨前移[58]、膝关节稳定性[59]和前交叉韧带（anterior cruciate ligament，ACL）损伤[60]的因果关系已有广泛研究。尽管以前有大量研究致力于胫骨后倾的解剖形态学特征[61]，但直到最近，PTS 才作为 ACL 断裂的解剖学预测指标受到关注。研究证实胫骨后倾 ≥ 12° 是 ACL 断裂[62]和 ACL 修复失败[63]的危险因素。一些学者主张在 ACL 重建反复失败的情况下，需进行截骨术纠正 PTS[64, 65]。

很多学者将截骨术胫骨后倾目标定为 3°~5°[65]。而我们则建议定为 7°。

Kiapour 等发现胫骨冠状面倾斜与 ACL 重建临床结果不佳相关。纠正内翻畸形是 ACL 手术成功的重要因素[66, 67]。交叉韧带重建联合胫骨高位截骨术显示术后功能明显改善，并发症、再断裂或翻修手术发生率低[68, 69]。Kiapour 将截骨目标力线定为轻度过矫至外翻 1°~3°。

交叉韧带重建联合胫骨高位截骨术有 3 个最常见的并发症，分别是活动范围受限、深静脉血栓形成和需要取出内固定物[69]。个别患者出现腓神经或血管损伤也有报道[68]。

我们的经验是，根据畸形的特点选择两种不同的矫形方法。如果内翻是主要问题，使用后内侧开放楔形截骨（图 9-4）。而当矫正后倾是主要矛盾时，则选择前方闭合楔形截骨（图 9-5）。

当需要在两个平面上矫形时，特别是内侧平台后倾异常，而外侧平台后倾相对正常时，可以使用不对称的前方闭合楔形截骨。

通常认为髌骨高度是胫骨后倾调整截骨术中的关键问题之一。髌骨高度的测量常需参考胫骨前皮质，如 Blackburne-Peel 指数或 Caton-Deschamps 指数。这些指标受胫骨后倾变化和（或）截骨近端前后平移的影响。已发现胫骨倾角改变与髌骨高度指标变化存在相关性[70]。同样，HTO 导致 PTS 减小，常伴有截骨近端前移，从而人为地改变髌骨高度指标[71]。如果大家接受 OWHTO 会使胫骨关节面抬高，导致髌骨高度降低，但在未来的研究中，使用 3D 评估截骨术对髌骨高度的影响，这一理念可能会受到挑战。

六、开放楔形胫骨高位截骨术，截骨间隙必须填充植骨吗

内侧开放楔形胫骨高位截骨最初提倡截骨间隙植骨，以防止矫正丢失，减少骨不愈合的风险。目前，填充截骨间隙的目的主要是减少肿胀及术后疼痛。楔形骨块结构性植骨也可以提高整体稳定性，允许更早完全负重和加速康复。当截骨间隙＜10mm 时，不植骨与自体植骨、异体植骨或人工骨移植相互比较，12~24 个月的并发症发生率、矫正丢失、临床和放射学结果均无差异[72-78]。2 种技术的平均骨愈合时间均为 12.4~13.7 周[78-80]。生物力学研究表明，采用结

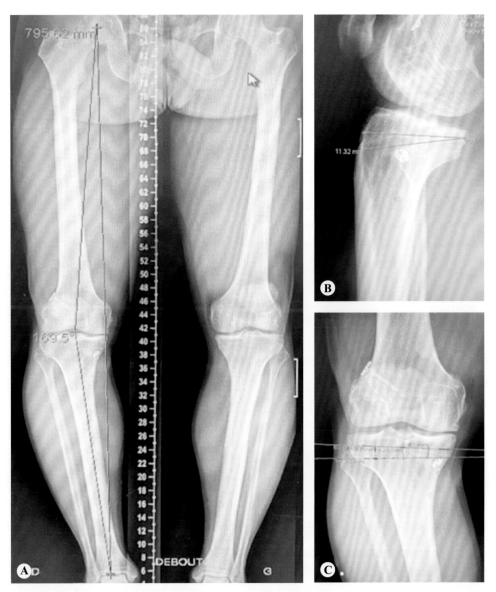

▲ 图 9-4　**31 岁职业运动员，半月板切除术后疼痛、内翻畸形、ACLR 后 3 次再断裂，胫骨高位截骨术前计划**

A. 术前 HKA 角内翻为 10.5°；B. PTS 过大，计划进行 10° 矫正，以避免 ACL 再断裂；C. 该患者还需考虑冠状面畸形，因此计划行后内侧开放楔形 HTO

构植骨填充截骨间隙更好，PTS 变化更小，钢板及外侧合页的应力更小，并能显著增加失败负荷[81, 82]。

　　尽管生物力学得到改善，但截骨间隙无论填充与否，其 10 年生存率相似，约为 88%（患者年龄 37—72 岁）[83]。间隙不填充不增加长期并发症，即便改行全膝关节置换术（total knee replacement，TKR）也不增加困难。锁定钢板（locking plate，

LP）的出现是截骨术的重要进展。Lansdaal 等报道，与传统的延迟负重组和截骨间隙填充组相比，采用锁定钢板、不填充截骨间隙、术后立即负重对患者没有不利影响，功能结果评分，视觉模拟量表疼痛评分和矫正丢失无差异[84]。虽然固定方式改进，但在一些情况下，固定的稳定性仍是问题，不愈合的潜在风险增加。在这些情况下可填充截骨间隙，包括外侧皮质骨折、体

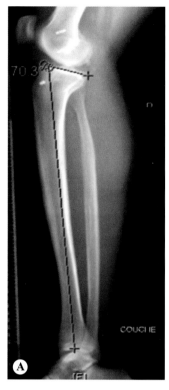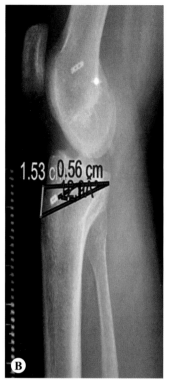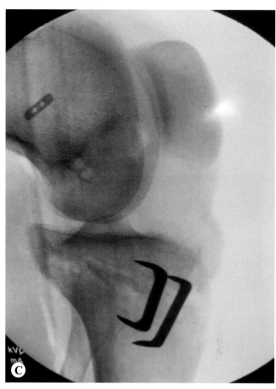

▲ 图 9-5 **ACL 再断裂患者，计划行前方闭合楔形胫骨高位截骨术**

A. 本例患者 ACLR 术后再断裂，PTS>20°；BC. 无明显冠状面畸形，行单纯的前方闭合楔形截骨术

重指数（body mass index，BMI）>30kg/m² 和矫正>10°[85]。对于撑开间隙多大时需要填充争议更多，作者建议间隙超过 10~14mm 时要填充植骨材料[77, 79, 86-88]，此时间隙大小与愈合时间[78, 79] 呈正相关。间隙无论填充自体骨还是同种异体骨，在最终临床结果方面无明显差异。自体骨会有供区相关并发症，而同种异体骨会增加费用[76, 89]。相比之下，人工合成植骨材料的骨不连风险略增加，但成本昂贵阻碍了其使用[72, 77, 90]。一项比较同种异体颗粒骨和磷酸三钙（tricalcium phosphate，TCP）的 Ⅰ 级研究显示，两者的愈合率没有差异[91]。

Basel 团队最近的一项 Meta 分析显示，植骨（同种异体骨或自体骨）比人工合成材料功能结果更好[77]。我们已有 4 年使用同种异体股骨头的经验。由于磷酸钙水泥的不良反应和特殊并发症[25]，目前已完全弃用（图 9-6）。

综上所述，如果使用锁定钢板，那么中度撑开的间隙不需要填充。对于较大的间隙撑开 / 矫正、合页不稳定 / 外侧皮质骨折、高 BMI 或不愈合风险增加的患者，应考虑填充截骨间隙。文献中普遍认为，与不填充截骨间隙相比，采用同种异体骨移植、自体骨移植或人工合成骨移植填充截骨间隙可改善早期临床结果（3 个月），但在 12 个月时结果无差异。

最近的文献倾向于使用植骨提高临床结果，并避免人工合成材料吸收相关的并发症。

结论

机械轴外翻 2°~7° 是 OWHTO 的理想目标力线，临床结果良好。既往文献也详细报道了矫形错误、力线不良等情况。众所周知，OWHTO 矫正不足或过度矫正均会导致并发症及患者不满意。胫骨过度矫正与功能结果不佳相关，并可能导致过度的关节线倾斜，从而产生对关节软骨的

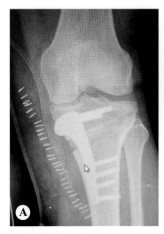
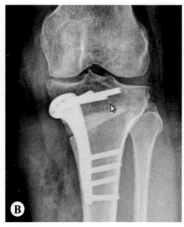
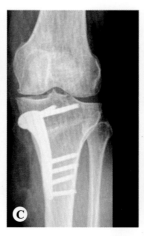
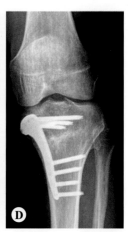

▲ 图 9-6　使用同种异体股骨头植骨填充截骨间隙，术后即刻（A）、3 个月（B）、6 个月（C）和 1 年（D）随访，截骨间隙变化

有害应力。对于 OWHTO，目前还不清楚可接受何种程度的 MPTA 过度矫正。为了避免异常的胫骨、股骨形态和关节线倾斜，应该畸形在哪儿，就在哪儿截骨，这强调了理解胫骨和股骨相关角度的重要性。先前的研究表明，在非 OA 人群中，胫骨内翻平均为 3°～4°，股骨外翻平均为 3°～4°。

如果使用锁定钢板固定，中度及以下的间隙撑开不需填充。对于撑开间隙 / 矫正较大、合页不稳定 / 外侧皮质骨折、BMI 高或有不愈合风险的患者，应考虑填充截骨间隙。文献普遍认为，使用同种异体骨植骨、自体植骨或人工合成材料植骨填充截骨间隙，可改善早期临床结果（3 个月），但 12 个月时无差异。最近的文献倾向于植骨改善临床结果，并避免与人工合成材料吸收相关的特定并发症。

参考文献

[1] Coventry MB. Proximal tibial varus osteotomy for osteoarthritis of the lateral compartment of the knee. J Bone Joint Surg Am. 1987;69:32-8.

[2] Fujisawa Y, Masuhara K, Shiomi S. The effect of high tibial osteotomy on osteoarthritis of the knee. An arthroscopic study of 54 knee joints. Orthop Clin North Am. 1979;10:585-608.

[3] Sprenger TR, Doerzbacher JF. Tibial osteotomy for the treatment of varus gonarthrosis. Survival and failure analysis to twenty-two years. J Bone Joint Surg Am. 2003;85:469-74.

[4] Van den Bempt M, Van Genechten W, Claes T, Claes S. How accurately does high tibial osteotomy correct the mechanical axis of an arthritic varus knee? A systematic review. Knee. 2016;23:925-35. https://doi. org/10.1016/j.knee.2016.10.001.

[5] Zilber S, Larrouy M, Sedel L, Nizard R. Distal femoral varus osteotomy for symptomatic genu valgum: long-term results and review of the literature. Rev Chir Orthop Reparatrice Appar Mot. 2004;90:659-65. https://doi.org/10.1016/S0035-1040(04)70727-8.

[6] Bouguennec N, Mergenthaler G, Gicquel T, et al. Medium-term survival and clinical and radiological results in high tibial osteotomy: factors for failure and comparison with unicompartmental arthroplasty. Orthop Traumatol Surg Res. 2020;S1877056820302267. https://doi.org/10.1016/j.otsr.2020.08.002.

[7] Hernigou P, Medevielle D, Debeyre J, Goutallier D. Proximal tibial osteotomy for osteoarthritis with varus deformity. A ten to thirteen-year follow-up study. J Bone Joint Surg Am. 1987;69:332-54.

[8] Jung W-H, Takeuchi R, Chun C-W, et al. Second-look arthroscopic assessment of cartilage regeneration after medial opening-wedge high tibial osteotomy. Arthroscopy. 2014;30:72-9. https://doi.org/10.1016/j. arthro.2013.10.008.

[9] Kyung BS, Kim JG, Jang K-M, et al. Are navigation systems accurate enough to predict the correction angle during high tibial osteotomy?: comparison of navigation systems

with 3-dimensional computed tomography and standing radiographs. Am J Sports Med. 2013;41:2368-74. https://doi.org/10.1177/0363546513498062.

[10] Lee D-H, Han S-B, Oh K-J, et al. The weight-bearing scanogram technique provides better coronal limb alignment than the navigation technique in open high tibial osteotomy. Knee. 2014;21:451-5. https://doi. org/10.1016/j.knee.2012.09.003.

[11] Tsuji M, Akamatsu Y, Kobayashi H, et al. Joint line convergence angle predicts outliers of coronal alignment in navigated open-wedge high tibial osteotomy. Arch Orthop Trauma Surg. 2020;140(6):707-15. https://doi.org/10.1007/s00402-019-03245-0.

[12] Dowd GSE, Somayaji HS, Uthukuri M. High tibial osteotomy for medial compartment osteoarthritis. Knee. 2006;13:87-92. https://doi.org/10.1016/j. knee.2005.08.002.

[13] Sim JA, Kwak JH, Yang SH, et al. Effect of weight-bearing on the alignment after open wedge high tibial osteotomy. Knee Surg Sports Traumatol Arthrosc. 2010;18:874-8. https://doi.org/10.1007/s00167-009-1000-0.

[14] Akamatsu Y, Kumagai K, Kobayashi H, et al. Effect of increased coronal inclination of the tibial plateau after opening-wedge high tibial osteotomy. Arthroscopy. 2018;34:2158-2169.e2. https://doi. org/10.1016/j.arthro. 2018.01.055.

[15] Nakayama H, Schröter S, Yamamoto C, et al. Large correction in opening wedge high tibial osteotomy with resultant joint-line obliquity induces excessive shear stress on the articular cartilage. Knee Surg Sports Traumatol Arthrosc. 2018;26:1873-8. https://doi.org/10.1007/s00167-017-4680-x.

[16] Kuriyama S, Watanabe M, Nakamura S, et al. Classical target coronal alignment in high tibial osteotomy demonstrates validity in terms of knee kinematics and kinetics in a computer model. Knee Surg Sports Traumatol Arthrosc. 2020;28:1568-78. https://doi.org/10.1007/s00167-019-05575-3.

[17] Bellemans J, Colyn W, Vandenneucker H, Victor J. The Chitranjan Ranawat Award: is neutral mechanical alignment normal for all patients?: the concept of constitutional varus. Clin Orthop Relat Res. 2012;470:45-53. https://doi.org/10.1007/s11999-011-1936-5.

[18] Cooke D, Scudamore A, Li J, et al. Axial lower-limb alignment: comparison of knee geometry in normal volunteers and osteoarthritis patients. Osteoarthr Cartil. 1997;5:39-47. https://doi.org/10.1016/S1063-4584(97)80030-1.

[19] Hirschmann MT, Moser LB, Amsler F, et al. Phenotyping the knee in young non-osteoarthritic knees shows a wide distribution of femoral and tibial coronal alignment. Knee Surg Sports Traumatol Arthrosc. 2019;27:1385-93. https://doi.org/10.1007/s00167-019-05508-0.

[20] Micicoi G, Jacquet C, Sharma A, et al. Neutral alignment resulting from tibial vara and opposite femoral valgus is the main morphologic pattern in healthy middle-aged patients: an exploration of a 3D-CT database. Knee Surg Sports Traumatol Arthrosc. 202;29(3):849-58. https://doi.org/10.1007/s00167-020-06030-4.

[21] Shetty GM, Mullaji A, Bhayde S, et al. Factors contributing to inherent varus alignment of lower limb in normal Asian adults: role of tibial plateau inclination. Knee. 2014;21:544-8. https://doi.org/10.1016/j. knee.2013.09.008.

[22] Feucht MJ, Winkler PW, Mehl J, et al. Isolated high tibial osteotomy is appropriate in less than two-thirds of varus knees if excessive overcorrection of the medial proximal tibial angle should be avoided. Knee Surg Sports Traumatol Arthrosc. 2020. https://doi.org/10.1007/s00167-020-06166-3.

[23] Kim J-H, Kim H-J, Lee D-H. Survival of opening versus closing wedge high tibial osteotomy: a meta-analysis. Sci Rep. 2017;7:7296. https://doi. org/10.1038/s41598-017-07856-8.

[24] Lee YS, Lee MC, Kang SG, et al. Open-wedge high tibial osteotomy using a protective cutting system: technical advancement for the accuracy of the osteotomy and avoiding intraoperative complications. Arthrosc Tech. 2016;5:e7-e10. https://doi. org/10.1016/j.eats.2015.08.016.

[25] Chaouche S, Jacquet C, Fabre-Aubrespy M, et al. Patient-specific cutting guides for open-wedge high tibial osteotomy: safety and accuracy analysis of a hundred patients continuous cohort. Int Orthop (SICOT). 2019;43:2757-65. https://doi.org/10.1007/s00264-019-04372-4.

[26] Song SJ, Bae DK. Computer-assisted navigation in high tibial osteotomy. Clin Orthop Surg. 2016;8:349. https://doi.org/10.4055/cios.2016.8.4.349.

[27] Malinowski K, Sibilska A, Góralczyk A, et al. Superficial medial collateral ligament reattachment during high tibial osteotomy: regulate tension, preserve stability! Arthrosc Tech. 2019;8:e1339-43. https://doi.org/10.1016/j.eats.2019.07.002.

[28] Pape D, Duchow J, Rupp S, et al. Partial release of the superficial medial collateral ligament for open-wedge high tibial osteotomy: a human cadaver study evaluating medial joint opening by stress radiography. Knee Surg Sports Traumatol Arthrosc. 2006;14:141-8. https://doi.org/10.1007/s00167-005-0649-2.

[29] Klecker RJ, Winalski CS, Aliabadi P, Minas T. The aberrant anterior tibial artery: magnetic resonance appearance, prevalence, and surgical implications. Am J Sports Med. 2008;36:720-7. https://doi. org/10.1177/0363546507311595.

[30] Tindall A, Shetty A, James K, et al. Prevalence and surgical significance of a high-origin anterior tibial artery. J Orthop Surg (Hong Kong). 2006;14:13-6. https://doi.org/10.1177/230949900601400104.

[31] Akamatsu Y, Mitsugi N, Mochida Y, et al. Navigated opening wedge high tibial osteotomy improves intraoperative correction angle compared with conventional method. Knee Surg Sports Traumatol Arthrosc. 2012;20:586-93. https://doi.org/10.1007/s00167-011-1616-8.

[32] Donnez M, Ollivier M, Munier M, et al. Are three-dimensional patient-specific cutting guides for open wedge high tibial osteotomy accurate? An in vitro study. J Orthop Surg Res. 2018;13:171. https://doi. org/10.1186/s13018-018-0872-4.

[33] Freiling D, van Heerwaarden R, Staubli A, Lobenhoffer P. The medial closed-wedge osteotomy of the distal femur for the treatment of unicompartmental lateral osteoarthritis of the knee. Orthop Traumatol. 2010;22:317-34. https://doi. org/10.1007/s00064-010-9006-9.

[34] Krettek C, Miclau T, Grün O, et al. Intraoperative control of axes, rotation and length in femoral and tibial fractures technical note. Injury. 1998;29:29-39. https://doi. org/10.1016/S0020-1383(98)95006-9.

[35] Miniaci A, Ballmer FT, Ballmer PM, Jakob RP. Proximal tibial osteotomy. A new fixation device. Clin Orthop Relat Res. 1989;(246):250-9.

[36] Kim MS, Son JM, Koh IJ, et al. Intraoperative adjustment of alignment under valgus stress reduces outliers in patients undergoing medial opening-wedge high tibial osteotomy. Arch Orthop Trauma Surg. 2017;137:1035-45. https://doi. org/10.1007/s00402-017-2729-4.

[37] Kumagai K, Yamada S, Akamatsu T, et al. Intraoperatively accurate limb alignment after opening wedge high tibial osteotomy can be lost by large knee joint line convergence angle during surgery. Arch Orthop Trauma Surg. 2021;141(1):23-8. https://doi.org/10.1007/s00402-020-03419-1.

[38] So S-Y, Lee S-S, Jung EY, et al. Difference in joint line convergence angle between the supine and standing positions is the most important predictive factor of coronal correction error after medial opening wedge high tibial osteotomy. Knee Surg Sports Traumatol Arthrosc. 2020;28(5):1516-25. https://doi. org/10.1007/s00167-019-05555-7.

[39] Sabharwal S, Zhao C. Assessment of lower limb alignment: supine fluoroscopy compared with a standing full-length radiograph. J Bone Joint Surg Am. 2008;90:43-51. https://doi.org/10.2106/JBJS.F.01514.

[40] Noyes FR, Barber-Westin SD, Hewett TE. High tibial osteotomy and ligament reconstruction for varus angulated anterior cruciate ligament-deficient knees. Am J Sports Med. 2000;28:282-96. https://doi.org/10.1177/03635465000280030201.

[41] Lee D-H, Park S-C, Park H-J, Han S-B. Effect of soft tissue laxity of the knee joint on limb alignment correction in open-wedge high tibial osteotomy. Knee Surg Sports Traumatol Arthrosc. 2016;24:3704-12. https://doi. org/10.1007/s00167-015-3682-9.

[42] Paley D. Normal lower limb alignment and joint orientation. In: Principles of deformity correction. Berlin, Heidelberg: Springer; 2002. p. 1-18.

[43] Schröter S, Ihle C, Mueller J, et al. Digital planning of high tibial osteotomy. Interrater reliability by using two different software. Knee Surg Sports Traumatol Arthrosc. 2013;21:189-96. https://doi.org/10.1007/s00167-012-2114-3.

[44] Iorio R, Pagnottelli M, Vadalà A, et al. Open-wedge high tibial osteotomy: comparison between manual and computer-assisted techniques. Knee Surg Sports Traumatol Arthrosc. 2013;21:113-9. https://doi.org/10.1007/s00167-011-1785-5.

[45] Munier M, Donnez M, Ollivier M, et al. Can three-dimensional patient-specific cutting guides be used to achieve optimal correction for high tibial osteotomy? Pilot study. Orthop Traumatol Surg Res. 2017;103:245-50. https://doi.org/10.1016/j. otsr.2016.11.020.

[46] Han S-B, Kim HJ, Lee D-H. Effect of computer navigation on accuracy and reliability of limb alignment correction following open-wedge high tibial osteotomy: a meta-analysis. Biomed Res Int. 2017;2017:1-9. https://doi.org/10.1155/2017/3803457.

[47] Hankemeier S, Hufner T, Wang G, et al. Navigated open-wedge high tibial osteotomy: advantages and disadvantages compared to the conventional technique in a cadaver study. Knee Surg Sports Traumatol Arthrosc. 2006;14:917-21. https://doi.org/10.1007/s00167-006-0035-8.

[48] Schröter S, Ihle C, Elson DW, et al. Surgical accuracy in high tibial osteotomy: coronal equivalence of computer navigation and gap measurement. Knee Surg Sports Traumatol Arthrosc. 2016;24:3410-7. https://doi.org/10.1007/s00167-016-3983-7.

[49] Victor J, Premanathan A. Virtual 3D planning and patient specific surgical guides for osteotomies around the knee: a feasibility and proof-of-concept study. Bone Joint J. 2013;95-B:153-8. https://doi. org/10.1302/0301-620X. 95B11.32950.

[50] Jacquet C, Sharma A, Fabre M, et al. Patient-specific high-tibial osteotomy's 'cutting-guides' decrease operating time and the number of fluoroscopic images taken after a Brief Learning Curve. Knee Surg Sports Traumatol Arthrosc. 2020;28(9):2854-62. https://doi. org/10.1007/s00167-019-05637-6.

[51] Pérez-Mañanes R, Burró JA, Manaute JR, et al. 3D surgical printing cutting guides for open-wedge high tibial osteotomy: do it yourself. J Knee Surg. 2016;29:690-5. https://doi.org/10.1055/s-0036-1572412.

[52] Song E-K, Seon J-K, Yim J-H, et al. Robotic-assisted TKA reduces postoperative alignment outliers and improves gap balance compared to conventional TKA. Clin Orthop Relat Res. 2013;471:118-26. https://doi.org/10.1007/s11999-012-2407-3.

[53] Spencer JM, Chauhan SK, Sloan K, et al. Computer navigation versus conventional total knee replacement: no difference in functional results at two years. J Bone Joint Surg Br. 2007;89-B:477-80. https://doi. org/10.1302/0301-620X. 89B4.18094.

[54] Siebert W, Mai S, Kober R, Heeckt PF. Technique and first clinical results of robot-assisted total knee replacement.

Knee. 2002;9:173-80. https://doi. org/10.1016/s0968-0160(02)00015-7.

[55] Phillips R, Hafez MA, Mohsen AM, et al. Computer and robotic assisted osteotomy around the knee. Stud Health Technol Inform. 2000;70:265-71.

[56] Wang JH, Shin JM, Kim HH, et al. Discrepancy of alignment in different weight bearing conditions before and after high tibial osteotomy. Int Orthop (SICOT). 2017;41:85-92. https://doi.org/10.1007/00264-016-3279-z.

[57] Tardy N, Steltzlen C, Bouguennec N, et al. Is patient-specific instrumentation more precise than conventional techniques and navigation in achieving planned correction in high tibial osteotomy? Orthop Traumatol Surg Res. 2020;S1877056820302358. https://doi. org/10.1016/j.otsr. 2020.08.009.

[58] Dejour H, Bonnin M. Tibial translation after anterior cruciate ligament rupture. Two radiological tests compared. J Bone Joint Surg Br. 1994;76:745-9.

[59] Marriott K, Birmingham TB, Kean CO, et al. Five-year changes in gait biomechanics after concomitant high tibial osteotomy and ACL reconstruction in patients with medial knee osteoarthritis. Am J Sports Med. 2015;43:2277-85. https://doi. org/10.1177/0363546515591995.

[60] Todd MS, Lalliss S, Garcia E, et al. The relationship between posterior tibial slope and anterior cruciate ligament injuries. Am J Sports Med. 2010;38:63-7. https://doi. org/10.1177/0363546509343198.

[61] Sturnick DR, Vacek PM, DeSarno MJ, et al. Combined anatomic factors predicting risk of anterior cruciate ligament injury for males and females. Am J Sports Med. 2015;43:839-47. https://doi.org/10.1177/0363546514563277.

[62] Brandon ML, Haynes PT, Bonamo JR, et al. The association between posterior-inferior tibial slope and anterior cruciate ligament insufficiency. Arthroscopy. 2006;22:894-9. https://doi.org/10.1016/j. arthro.2006.04.098.

[63] Webb JM, Salmon LJ, Leclerc E, et al. Posterior tibial slope and further anterior cruciate ligament injuries in the anterior cruciate ligament-reconstructed patient. Am J Sports Med. 2013;41:2800-4. https://doi. org/10.1177/0363546513503288.

[64] Sonnery-Cottet B, Mogos S, Thaunat M, et al. Proximal tibial anterior closing wedge osteotomy in repeat revision of anterior cruciate ligament reconstruction. Am J Sports Med. 2014;42:1873-80. https://doi. org/10.1177/0363546514534938.

[65] Dejour D, Saffarini M, Demey G, Baverel L. Tibial slope correction combined with second revision ACL produces good knee stability and prevents graft rupture. Knee Surg Sports Traumatol Arthrosc. 2015;23:2846-52. https://doi. org/10.1007/s00167-015-3758-6.

[66] Kiapour AM, Yang DS, Badger GJ, et al. Anatomic features of the tibial plateau predict outcomes of ACL reconstruction within 7 years after surgery. Am J Sports Med. 2019;47:303-11. https://doi. org/10.1177/0363546518823556.

[67] Mehl J, Paul J, Feucht MJ, et al. ACL deficiency and varus osteoarthritis: high tibial osteotomy alone or combined with ACL reconstruction? Arch Orthop Trauma Surg. 2017;137:233-40. https://doi. org/10.1007/s00402-016-2604-8.

[68] Gupta A, Tejpal T, Shanmugaraj A, et al. Surgical techniques, outcomes, indications, and complications of simultaneous high tibial osteotomy and anterior cruciate ligament revision surgery: a systematic review. HSS J. 2019;15:176-84. https://doi. org/10.1007/s11420-018-9630-8.

[69] Stride D, Wang J, Horner NS, et al. Indications and outcomes of simultaneous high tibial osteotomy and ACL reconstruction. Knee Surg Sports Traumatol Arthrosc. 2019;27:1320-31. https://doi.org/10.1007/s00167-019-05379-5.

[70] Kesmezacar H, Erginer R, Ogut T, et al. Evaluation of patellar height and measurement methods after valgus high tibial osteotomy. Knee Surg Sports Traumatol Arthrosc. 2005;13:539-44. https://doi.org/10.1007/s00167-004-0572-y.

[71] Tseng T-H, Tsai Y-C, Lin K-Y, et al. The correlation of sagittal osteotomy inclination and the anteroposterior translation in medial open-wedge high tibial osteotomy-one of the causes affecting the patellofemoral joint? Int Orthop. 2019;43:605-10. https://doi.org/10.1007/s00264-018-3951-6.

[72] Ferner F, Dickschas J, Ostertag H, et al. Is a synthetic augmentation in medial open wedge high tibial osteotomies superior to no augmentation in terms of bone-healing? Knee. 2016;23:2-7. https://doi. org/10.1016/j.knee.2015.09.015.

[73] Fucentese SF, Tscholl PM, Sutter R, et al. Bone autografting in medial open wedge high tibial osteotomy results in improved osseous gap healing on computed tomography, but no functional advantage: a prospective, randomised, controlled trial. Knee Surg Sports Traumatol Arthrosc. 2019;27:2951-7. https://doi.org/10.1007/s00167-018-5285-8.

[74] Han JH, Kim HJ, Song JG, et al. Is bone grafting necessary in opening wedge high tibial osteotomy? A meta-analysis of radiological outcomes. Knee Surg Relat Res. 2015;27:207-20. https://doi.org/10.5792/ksrr.2015.27.4.207.

[75] Nha KW, Oh SM, Ha YW, et al. A retrospective comparison of union rates after open wedge high tibial osteotomies with and without synthetic bone grafts (hydroxyapatite and β-tricalciumphosphate) at 2 years. Arthroscopy. 2018;34:2621-30. https://doi. org/10.1016/j.arthro.2018.03.008.

[76] Ren Y-M, Duan Y-H, Sun Y-B, et al. Opening-wedge high tibial osteotomy using autograft versus allograft: a systematic review and metaanalysis. J Knee Surg. 2020;33:565-75. https://doi. org/10.1055/s-0039-1681065.

[77] Slevin O, Ayeni OR, Hinterwimmer S, et al. The role of bone void fillers in medial opening wedge high tibial osteotomy: a systematic review. Knee Surg Sports Traumatol Arthrosc. 2016;24:3584-98. https://doi. org/10.1007/s00167-

016-4297-5.

[78] Türkmen F, Sever C, Kacıra BK, et al. Medial opening-wedge high tibial osteotomy fixation with short plate without any graft, synthetic material or spacer. Eur J Orthop Surg Traumatol. 2014;24:1549-55. https://doi.org/10.1007/s00590-014-1417-0.

[79] El-Assal MA, Khalifa YE, Abdel-Hamid MM, et al. Opening-wedge high tibial osteotomy without bone graft. Knee Surg Sports Traumatol Arthrosc. 2010;18:961-6. https://doi.org/10.1007/s00167-010-1104-6.

[80] Zorzi AR, da Silva HGPV, Muszkat C, et al. Opening-wedge high tibial osteotomy with and without bone graft. Artif Organs. 2011;35:301-7. https://doi. org/10.1111/j.1525-1594.2010.01058. x.

[81] Takeuchi R, Bito H, Akamatsu Y, et al. In vitro stability of open wedge high tibial osteotomy with synthetic bone graft. Knee. 2010;17:217-20. https://doi. org/10.1016/j.knee.2009.09.002.

[82] Takeuchi R, Woon-Hwa J, Ishikawa H, et al. Primary stability of different plate positions and the role of bone substitute in open wedge high tibial osteotomy. Knee. 2017;24:1299-306. https://doi.org/10.1016/j. knee.2017.07.015.

[83] Darees M, Putman S, Brosset T, et al. Opening-wedge high tibial osteotomy performed with locking plate fixation (TomoFix) and early weight-bearing but without filling the defect. A concise follow-up note of 48 cases at 10 years' follow-up. Orthop Traumatol Surg Res. 2018;104:477-80. https://doi.org/10.1016/j. otsr.2017.12.021.

[84] Lansdaal JR, Mouton T, Wascher DC, et al. Early weight bearing versus delayed weight bearing in medial opening wedge high tibial osteotomy: a randomized controlled trial. Knee Surg Sports Traumatol Arthrosc. 2017;25:3670-8. https://doi.org/10.1007/s00167-016-4225-8.

[85] Siboni R, Beaufils P, Boisrenoult P, et al. Opening-wedge high tibial osteotomy without bone grafting in severe varus osteoarthritic knee. Rate and risk factors of non-union in 41 cases. Orthop Traumatol Surg Res. 2018;104:473-6. https://doi.org/10.1016/j. otsr.2018.01.014.

[86] Goshima K, Sawaguchi T, Shigemoto K, et al. Large opening gaps, unstable hinge fractures, and osteotomy line below the safe zone cause delayed bone healing after open-wedge high tibial osteotomy. Knee Surg Sports Traumatol Arthrosc. 2019;27:1291-8. https://doi.org/10.1007/s00167-018-5334-3.

[87] Lobenhoffer P, Agneskirchner J, Zoch W. [Open valgus alignment osteotomy of the proximal tibia with fixation by medial plate fixator]. Orthopade. 2004;33:153-60. https://doi.org/10.1007/ s00132-003-0593-0.

[88] Themes UFO. Osteotomy about the knee: international roundtable discussion. In: Musculoskeletal key. 2016. https://musculoskeletalkey.com/osteotomy-about-the-knee-international-roundtable-discussion-2/. Accessed 26 Oct 2020.

[89] Cho SW, Kim DH, Lee GC, et al. Comparison between autogenous bone graft and allogenous cancellous bone graft in medial open wedge high tibial osteotomy with 2-year follow-up. Knee Surg Relat Res. 2013;25:117-25. https://doi.org/10.5792/ksrr.2013.25.3.117.

[90] Lash NJ, Feller JA, Batty LM, et al. Bone grafts and bone substitutes for opening-wedge osteotomies of the knee: a systematic review. Arthroscopy. 2015;31:720-30. https://doi.org/10.1016/j.arthro.2014.09.011.

[91] Lee D-Y, Lee MC, Ha C-W, et al. Comparable bone union progression after opening wedge high tibial osteotomy using allogenous bone chip or tri-calcium phosphate granule: a prospective randomized controlled trial. Knee Surg Sports Traumatol Arthrosc. 2019;27:2945-50. https://doi.org/10.1007/s00167-018-5254-2.

第 10 章　胫骨高位截骨或单髁置换治疗膝关节内侧髁骨关节炎：循证医学指导治疗

Upper Tibial Osteotomy or Unicompartmental Knee Arthroplasty for Medial Compartment Knee Osteoarthritis: Evidence-Based Indications for Treatment

Alexander D. Shearman　　Nicholas J. Bottomley　　William F. M. Jackson　　Andrew J. Price　　著

骨关节炎（osteoarthritis，OA）是一种因关节结构发生改变而导致进行性活动障碍和功能障碍的慢性疾病。膝关节骨性关节炎发病率高，并且呈上升趋势[1]。据统计，英国在 OA 方面的总花费超过 40 亿英镑，包括直接通过药物或手术等治疗，以及间接通过因疾病无法工作和相应社区服务而产生的开销[2]。目前还没有治愈的方法，现有的治疗手术主要是为了延缓疾病的进展或减轻症状。

全 膝 关 节 置 换 术（total knee arthroplasty，TKA）是一种非常成功的治疗终末期膝关节 OA 的方法。2018—2019 年英国实施了超过 9.2 万例 TKA[3]，其中 98% 为 OA。然而，据统计，多达 1/3 的膝关节 OA 患者仅为单侧髁受累[4]。大多数病例是内侧髁型 OA[5]。

此外，有的 OA 患者症状较重，但影像学表现并不严重，之前文献称此为"治疗缺口"（treatment gap）[6]，因为关节置换术的预后较差，因此很少被指出。胫骨高位截骨术（high tibial osteotomy，HTO）和单髁关节置换术（unicompartmental knee arthroplasty，UKA）都是治疗内侧髁型内翻膝关节炎的有效方法。HTO 可改变肢体的冠状面力线，使患者的负重轴（weight-bearing axis，WBA）不再通过有症状的间室（图 10-1A），以保护关节面的关节外手术。UKA 是一种为了重建有病变的关节面，并保持关节原有内翻力线的关节内手术（图 10-1B）。

尽管治疗方法截然不同，但历史上对于 HTO 和 UKA 被认为同样合适的患者，哪种选择更可取一直存在争议。在这种情况下，外科医生的判断力常常指导患者做出决定。

一、决定内侧髁骨关节炎治疗的因素

（一）疾病严重程度

膝关节 OA 患者通常被骨科医生描述为轻度、中度或严重疾病。试图在临床和放射学标准下定义这些术语。

基于症状学的严重程度依赖于全面的临床评估，并有助于外科医生根据患者的社会环境来判

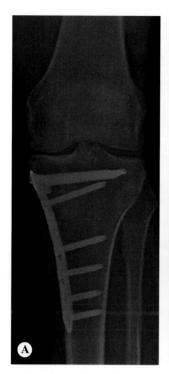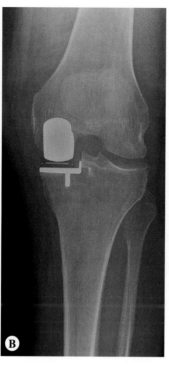

◀ 图 10-1 **A** 和 **B.** 胫骨高位截骨术（开放内侧楔）；**B.** 单髁关节成形术

定患者的症状。膝关节相关患者报告结局指标（patient-reported outcome measures，PROM） 可能有助于量化这一点 [7]。

放射学严重程度通常采用 Ahlback 或 Kellgren-Lawrence 分级系统（表 10-1）进行量化，这两种系统都依赖于高质量的负重位 X 线片。

临床症状往往决定干预的需要，而影像学信息可提供治疗方案。

在一些 X 线片不能检测到软骨缺损厚度的患者中，MRI 可以帮助确定疾病的严重程度（图 10-2）。这可能有助于缩小治疗缺口（treatment gap），因为明确有软骨全层缺损的患者关节置换术后更可能获得满意的效果。

表 10-1　Ahlback 和 Kellgren-Lawrence 分级系统

Ahlback 分级 [8]		Kellgren-Lawrence 分级 [9]	
		I	可疑的关节间隙狭窄，可能存在骨赘
		II	明确存在骨赘，可能有关节间隙狭窄
I	关节间隙狭窄（＜3mm）	III	大量中等程度的骨赘，明确的关节间隙狭窄，有些软骨下骨硬化，并可能出现膝关节骨性畸形
II	关节间隙消失	IV	大量大骨赘，严重的关节间隙狭窄，明显的软骨下骨硬化，并出现明显的膝关节骨性畸形
III	轻度骨磨损（＜5mm）		
IV	中度骨磨损（5～10mm）		
V	严重骨磨损（＞10mm）		

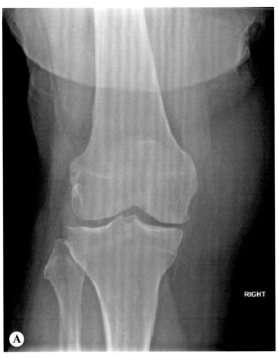
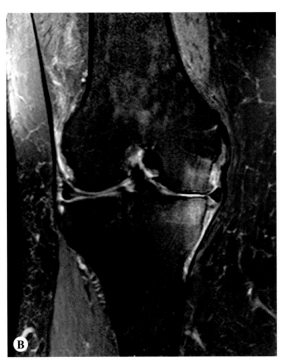

▲ 图 10-2 X 线（A）和 MRI（B）显示同一膝关节：尽管 X 线片显示 Ahlback I 级，但 MRI 显示软骨缺损

（二）慢性疾病

除了严重程度外，膝关节 OA 患者可以通过其疾病进展过程中开始出现症状的时间点来确定。由于 OA 是一种慢性进行性疾病，患者可能在疾病进展的早期或晚期阶段到骨科就诊。

早期膝关节 OA 可定义为与影像学改变（Kellgren-Lawrence 分级为 0～Ⅱ）和关节镜或 MRI 证实的关节软骨退行性变相关的膝关节疼痛[10]。症状的严重程度与疾病的分级无关，早期膝关节 OA 患者所遭受的疼痛往往与那些终末期患者一样严重和衰弱[7]。

早期膝关节 OA 的病程演变是多种多样的：症状稳定而无结构进展，症状恶化而无结构进展，有或无症状改变的结构进展。很难预测患者的病情如何进展。根据病史来尝试和确定患者的治疗方案是很重要的，因为这可能会影响治疗的选择。

（三）畸形分析

此前已有研究表明，膝关节 OA 患者的下肢力线既有高度变异性也有对疾病进展的预测性[11]。处于"治疗缺口"并伴有明显胫骨干骺端内翻的患者在 24 个月内极有可能发生膝关节 OA 的结构性改变[12]。因此，用 HTO 矫正干骺端内翻是一种具有吸引力的方法，可以防止 OA 的进展，同时也可以减轻受影响的骨间室，改善他们目前症状。

有少数 OA 患者的内翻膝畸形源于股骨而非胫骨。在这些病例中，可能需要行矫正性股骨截骨。同样，双截骨术也曾用于股骨和胫骨畸形的患者，或在这些有明显力线对位不良的患者中，仅用 HTO 对 WBA 进行矫正会导致关节线严重倾斜[13]。

二、HTO 和 UKA 治疗膝关节内侧间室骨关节炎

（一）胫骨高位截骨

1961 年 Jackson 和 Waugh 首次描述了 HTO 在不需要内固定的情况下治疗室间性 OA[14]。Gariépy 和 Coventry 等所描述的早期外侧闭合楔

形技术，已经被现代化技术取代 [15, 16]。采用锁定钢板的数字化规划双平面截骨术提高了准确性，减少了手术偏差 [17]。结合对畸形分析 [18] 和所需矫正点的更深入了解 [19, 20]，现代截骨术与历史上的同类术式几乎不存在相似之处。这使得对长期治疗结果的评估具有挑战性。

现代膝关节截骨术的适应证多种多样，包括用于治疗膝关节不稳定、畸形和关节疾病。英国膝关节截骨术登记系统（united kingdom knee osteotomy registry，UKKOR）的第一份年度报告对 620 例在英国接受截骨手术的患者进行了为期 3 年的研究 [21]。其中大部分（526 例）是 HTO 术。79.1% 的病例记录的指征为 OA。在这些病例中，62% 的病例放射学疾病分级为 Kellgren-Lawrence Ⅱ级或Ⅲ级，18% 的病例为Ⅳ级。

国际关节镜、膝关节外科和矫形运动医学学会（International Society of Arthroscopy, Knee Surgery and Orthopaedic Sports Medicine，ISAKOS）此前发布的指南中提到了 HTO 的"理想""可能"和"不适合"患者群体 [22]（表 10-2）。

HTO 治疗内翻最常用的方法是内侧开放楔形截骨术或外侧闭合楔形截骨术。一项随机研究共纳入了 92 例接受任何一种技术的患者，发现尽管外侧闭合式楔形 HTO 术后有更多的患者最终行 TKA，但内侧开放式楔形 HTO 术后的并发症发生率更高 [23]。尽管 Ahlback 分级＞Ⅱ级是预测 HTO 患者术后不满意的独立危险因素 [24]，但截骨术仍用于晚期 OA 患者 [21]。Lobenhoffer 研究表明，无论疾病的严重程度如何，患者的牛津膝关节评分（oxford knee score，OKS）都有令人满意的提高，但术前结构性病变较严重的患者最终的 OKS 较低 [25]。

（二）膝关节单髁置换术

最初是插入式金属植入物 [26]，然后是胫骨平台半关节成形术 [27, 28]，早期的 UKA 假体设计在 20 世纪 70 年代早期显著发展，多种假体的出现反映 UKA 在外科医生中越来越受欢迎。中期结果参差不齐，反映了外科专家缺乏适当的选择标准 [29, 30]，因而 Kozinn 和 Scott 在 1989 年设定了严格且局限的手术适应证 [31]。此后结果有所改善。然而，符合这些标准的患者数量估计只有 6%[32]，因此需要对 UKA 适应证进行严格审查。

表 10-2 ISAKOS（国际关节镜、膝关节外科和矫形运动医学学会）膝关节截骨术指南

理想患者	可能但不理想	不适应
• 孤立的内侧关节疼痛 • 年龄 40—60 岁 • BMI＜30kg/m² • 高功能需求（不包括跑、跳） • 力线倾斜＜15° • 干骺端内翻 TBVA＞5° • 全活动范围 • 正常的外侧间室和髌股关节 • Ahlback 分级为Ⅰ～Ⅳ级 • 无关节吸盘 • 正常的韧带平衡 • 不吸烟 • 一定程度的疼痛耐受	• 屈曲挛缩＜15° • 既往感染病史 • 年龄 60—70 岁或＜40 岁 • ACL/PCL/PLC 损伤 • 中度髌股关节炎 • 希望继续所有的运动	• 双侧间室疾病（内侧和外侧均有 OA） • 固定屈曲挛缩＞25° • 肥胖 • 其他腔室的半月板切除术

ACL. 前交叉韧带；PCL. 后交叉韧带；TBVA. 胫骨内翻角；BMI. 体重指数；PLC. 后外侧角

目前，内侧 UKA 推荐用于以下患者中：有症状的内侧胫股间室骨对骨的前内侧 OA、外侧室保留全层软骨、功能性内侧副韧带（medial collateral ligament，MCL）和功能性前交叉韧带（anterior cruciate ligament，ACL）[33]。髌股关节（patellofemoral，PF）疾病不是内侧 UKA 的禁忌证，前提是没有显著的外侧关节髁病变。根据上述适应证标准，牛津膝关节的 15 年生存率高达 91%[34]。

然而，UKA 并不推荐用于非终末期膝 OA 患者的治疗。因为无法预测术后改善，再干预率也更高[35-37]。

三、HTO vs. UKA 的疗效比较

尽管不同的病情发展导致不同的适应证，HTO 和 UKA 的疗效经常在相似的患者群体中相互比较。

（一）疼痛和功能结局

一项 Meta 分析共纳入了 10 篇比较两组差异的相关队列研究[38]。在这些研究中，截骨技术没有标准化，放射学严重程度不明确或包括部分软骨受累患者（Kellgren-Lawrence Ⅲ级 /Ahlback Ⅰ级）。纳入了 2 项随机对照研究[39, 40]，2 项研究均采用传统的外侧闭合式楔形截骨技术，并纳入了多种基于影像学的疾病患者。两者在功能改进方面都没有发现显著的差异。在一项对 100 多例接受内侧开放式楔形 HTO 或 UKA 的患者进行的对比研究中，Dettoni 报道称，接受 UKA 的患者的膝关节 KSS 更好，而接受 HTO 的患者报道的功能更好[41]。HTO 组的患者比 UKA 组平均年轻 10 岁。

HTO 一直被认为是一种对包括体育活动在内的高功能需求患者的手术。这些活动对关节置换术的影响是不明确的。以前可能会影响外科医生选择 UKA 治疗更年轻或更活跃的患者，尽管是终末期 OA。

最近一项对 1622 例 UKA 和 401 例内侧开放式楔形 HTO 的综合分析显示，HTO 组的平均年龄为 48.4 岁，而 UKA 组的平均年龄为 60.6 岁[42]。在这些组中，HTO 和 UKA 患者的 OKS 平均提高相似，但在接受 UKA 的患者中 Lysholm 和 Tegner 功能评分有更好的改善。然而，接受 HTO 治疗的患者术前往往有更好的功能评分，手术时的疾病影像学分级也未提及。

UKKOR 报道说，术后 1 年 OKS 平均提高了 11.7 分（25.11~36.82 分），EuroQol-5D 评分（EQ-5D）术后 1 年平均从 0.55 分提高到 0.70 分，术后 2 年提高到 0.74 分。

相比之下，最近 TOPKAT 报道了 200 多例 UKA 的 5 年功能结果，该研究在一项多中心试验中比较了 UKA 和 TKA 治疗内侧间室 OA 的疗效。OKS 平均提高了 19.2 分（18.8~38.0 分）。EQ-5D 也同样有相似提高（0.428~0.744 分）[43]。

（二）生存率

据报道，HTO 在 5 年和 10 年的生存率分别为 80% 和 56%。年龄较大且合并其他疾病的患者更有可能行 TKA[44]。

据报道，在多个纵向研究中，UKA 的 10 年生存率为 82%~85%[45-48]。英国登记系统报道，特定假体 10 年累积翻修率低至 5.9%[3]。

虽然 HTO 后行 UKA 在技术上是可行的，但 HTO 失败后最常用的手术治疗是 TKA。UKA 或 HTO 后的 TKA 更复杂，可能需要翻修垫块或延长杆。有证据表明，闭合式楔形 HTO 或 UKA 后的 TKA 比初次 TKA 有更高的再翻修风险[49]。

两组的平均翻修时间相似（UKA 组为 8.2 年，HTO 组为 9.7 年）[50]。UKA 或 HTO 后的 TKA 报道的结果包括满意度相似。

四、内侧髁骨关节炎外科治疗的共同决策

根据蒙哥马利与拉纳克郡的裁决，英国进一

步强调患者参与自己的治疗[51]。共享决策（Shared decision making，SDM）是一个支持患者了解护理、治疗、告知可行的选择，相关的风险、益处和后果，以及根据有证据的、高质量的信息和他们的个人喜好，对首选的手术方案做出决定[52]。

在临床路径中嵌入 SDM 对于确保患者对他们所接受的治疗保持满意，并且不会受到无证据支持的治疗的潜在伤害是至关重要的。非手术治疗如物理治疗可能具有接近手术的临床效果，这与内侧髁 OA 的情况有关[53]。同样，考虑到患者的个人喜好和社会环境，不同的治疗方案可能更适合类似的情况。

五、总结

随着时间的推移，HTO 和 UKA 的单独发展导致了每一种手术适应证的改变，这可能无意中导致了一些适应证重叠，即哪一种治疗方案是患有内侧髁 OA 的患者的最佳选择。事实上，HTO 和 UKA 对于不同的患者群体都是很好的治疗选择。将一种治疗方法与另一种进行比较是没有帮助的。

我们分别回顾了内侧间室 OA 中 HTO 和

UKA 的适应证，很明显，HTO 可能适用于不同影像学疾病严重程度的干骺端内翻患者，而 UKA 适用于功能稳定的膝关节合并全层软骨受累（严重）影像学疾病的患者。流程如图 10-3 所示。

有 2 种方法均适用于软骨缺损、干骺端对位不良、关节功能稳定，以及年龄不适合行关节置换的患者（表 10-3）。这是一组需要治疗的患者，无论选择何种治疗方法，结局都是多样的。在这些具有挑战性的案例中，与患者决策共享是非常关键。

结论

在老年患者中，UKA 或 TKA 被推荐用于有症状的终末期膝关节 OA，因为其疗效良好。在某些病例中，MRI 可以帮助确定软骨缺损。

HTO 被推荐用于非手术治疗失败的有结构性胫骨畸形和早期或中度膝关节 OA 的患者。需要进一步研究早期膝关节 OA 的自然病史，以充分了解手术干预的最佳时间点。事实上，HTO 和 UKA 同样适用的患者人群非常小。年轻的终末期膝关节 OA 患者可能适合 HTO 或 UKA，但两种选择的结果可能是不相同的。

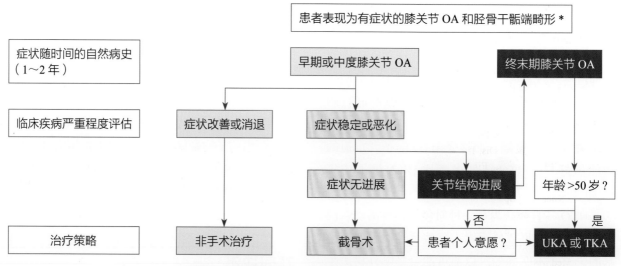

▲ 图 10-3　表现症状的内侧间室 OA 和干骺端对齐不良的患者建议使用该流程
*. 由下肢全长片 TBVA>5° 定义
UKA. 单髁关节置换术；TKA. 全膝关节置换术；OA. 骨关节炎

第 10 章　胫骨高位截骨或单髁置换治疗膝关节内侧髁骨关节炎：循证医学指导治疗

Upper Tibial Osteotomy or Unicompartmental Knee Arthroplasty for Medial Compartment Knee Osteoarthritis: Evidence-Based Indications for Treatment

鉴　别	HTO	UKA	HTO 或 UKA
表 10-3　HTO 或 UKA 或两者均可的适应证			
影像学的严重程度	不同程度的软骨缺损	全层厚度的软骨缺损	全层厚度的软骨缺损
Alignment	骨骺端内翻	骨骺端或关节内内翻	骨骺端内翻
ACL 状态	不需要	正常功能	正常功能

HTO. 胫骨高位截骨术；UKA. 单髁关节置换术；ACL. 前交叉韧带

参考文献

[1] Morgan OJ, Hillstrom HJ, Ellis SJ, Golightly YM, Russell R, Hannan MT, et al. Osteoarthritis in England: incidence trends from National Health Service Hospital Episode Statistics. ACR Open Rheumatol. 2019;1:493-8.

[2] Chen A, Gupte C, Akhtar K, Smith P, Cobb J. The global economic cost of osteoarthritis: how the UK compares. Arthritis. 2012;2012:698709. https://doi. org/10.1155/2012/698709.

[3] Brittain R, Dawson-Bowling S, Goldberg A, Toms A, Young E, Mccormack V, et al. NJR 17th Annual Report. 2020.

[4] Ledingham J, Regan M, Jones A, Doherty M. Radiographic patterns and associations of osteoarthritis of the knee in patients referred to hospital. Ann Rheum Dis. 1993;52:520-6.

[5] Wise BL, Niu J, Yang M, Lane NA, Harvey W, Felson DT, et al. Patterns of compartment involvement in tibiofemoral osteoarthritis in men and women and in whites and African Americans. Arthritis Care Res. 2012;64:847-52.

[6] London NJ, Miller LE, Block JE. Clinical and economic consequences of the treatment gap in knee osteoarthritis management. Med Hypotheses. 2011;76:887-92.

[7] Jones L, Knezevic K, Beard D, Price A. The failing medial compartment of the knee: pain profile as severe as those requiring arthroplasty. Osteoarthr Cartil. 2012. https://doi. org/10.1016/j.joca.2012.02.436.

[8] Ahlbäck S. Osteoarthrosis of the knee. A radiographic investigation. Acta Radiol Diagn (Stockh). 1968;Suppl 277: 7-72.

[9] Kellgren JH, Lawrence JS. Radiological assessment of osteo-arthrosis. Ann Rheum Dis. 1957;16:494-502.

[10] Luyten FP, Denti M, Filardo G, Kon E, Engebretsen L. Definition and classification of early osteoarthritis of the knee. Knee Surg Sports Traumatol Arthrosc. 2012;20:401-6.

[11] Sharma L, Song J, Felson DT, Cahue S, Shamiyeh E, Dunlop DD. The role of knee alignment in disease progression and functional decline in knee osteoarthritis. J Am Med Assoc. 2001;286:188-95.

[12] Palmer JS, Jones LD, Monk AP, Nevitt M, Lynch J, Beard DJ, et al. Varus alignment of the proximal tibia is associated with structural progression in early to moderate varus

osteoarthritis of the knee. Knee Surg Sports Traumatol Arthrosc. 2020;28:3279-86.

[13] Babis GC, An KN, Chao EYS, Rand JA, Sim FH. Double level osteotomy of the knee: a method to retain joint-line obliquity clinical results. J Bone Joint Surg. 2002;84-A:1380-8.

[14] Jackson JP, Waugh W. Tibial osteotomy for osteoarthritis of the knee. J Bone Joint Surg. 1961;43-B:746-51.

[15] Gariépy R. High tibial valgus osteotomy. The lateral approach for genu varum. Oper Orthop Traumatol. 1996. https://doi.org/10.1007/BF02510282.

[16] Coventry MB, Ilstrup DM, Wallrichs SL. Proximal tibial osteotomy: a critical long-term study of eighty-seven cases. J Bone Joint Surg. 1993;75-A:196-201.

[17] Lobenhoffer P, Agneskirchner JD. Improvements in surgical technique of valgus high tibial osteotomy. Knee Surg Sports Traumatol Arthrosc. 2003;11:132-8.

[18] Paley D, Paley D. Normal lower limb alignment and joint orientation. In: Princ. Deform. Correct. 2002. p. 1-18.

[19] Fujisawa Y, Masuhara K, Shiomi S. The effect of high tibial osteotomy on osteoarthritis of the knee. An arthroscopic study of 54 knee joints. Orthop Clin North Am. 1979;10:585-608.

[20] Martay JL, Palmer AJ, Bangerter NK, Clare S, Monk AP, Brown CP, et al. A preliminary modeling investigation into the safe correction zone for high tibial osteotomy. Knee. 2018;25:286-95.

[21] UKKOR research collaboration. The United Kingdom Knee Osteotomy Registry: The First Annual Report 2018.

[22] Brinkman JM, Lobenhoffer P, Agneskirchner JD, Staubli AE, Wymenga AB, Van Heerwaarden RJ. Osteotomies around the knee: patient selection, stability of fixation and bone healing in high tibial osteotomies. J Bone Joint Surg. 2008;90-B:1548-57.

[23] Duivenvoorden T, Brouwer RW, Baan A, Bos PK, Reijman M, Bierma-Zeinstra SMA, et al. Comparison of closing-wedge and opening-wedge high tibial osteotomy for medial compartment osteoarthritis of the knee: a randomized

controlled trial with a six-year follow-up. J Bone Joint Surg. 2014;96-A:1425-32.

[24] Koh IJ, Kim MS, Sohn S, Song KY, Choi NY, Jung H, et al. Predictive factors for satisfaction after contemporary unicompartmental knee arthroplasty and high tibial osteotomy in isolated medial femorotibial osteoarthritis. Orthop Traumatol Surg Res. 2019;105:77-83.

[25] Floerkemeier S, Staubli AE, Schroeter S, Goldhahn S, Lobenhoffer P. Outcome after high tibial open-wedge osteotomy: a retrospective evaluation of 533 patients. Knee Surg Sports Traumatol Arthrosc. 2013;21:170-80.

[26] Campbell W. Interposition of vitallium plates in arthroplasties of the knee: preliminary report. Am J Surg. 1940;47:639-41.

[27] McKeever D. Tibial plateau prosthesis. Clin Orthop Relat Res. 1960;18:86-95.

[28] MacIntosh DL. Hemiarthroplasty of the knee using a space occupying prosthesis for painful varus and valgus deformities. J Bone Joint Surg. 1958;40-A:1431.

[29] Insall J, Aglietti P. A five to seven-year follow-up of unicondylar arthroplasty. J Bone Joint Surg. 1980;62-A:1329-37.

[30] Laskin RS. Unicompartmental tibiofemoral resurfacing arthroplasty. J Bone Joint Surg. 1978;60-A:182-5.

[31] Kozinn SC, Scott R. Unicondylar knee arthroplasty. J Bone Joint Surg. 1989;71-A:145-50.

[32] Stern SH, Becker MW, Insall JN. Unicondylar knee arthroplasty: an evaluation of selection criteria. Clin Orthop Relat Res. 1993;286:143-8.

[33] Goodfellow J. Unicompartmental arthroplasty with the Oxford knee. Oxford; 2011.

[34] Pandit H, Hamilton TW, Jenkins C, Mellon SJ, Dodd CAF, Murray DW. The clinical outcome of minimally invasive Phase 3 Oxford unicompartmental knee arthroplasty. Bone Joint J. 2015;97-B:1493-500.

[35] Hamilton TW, Pandit HG, Inabathula A, Ostlere SJ, Jenkins C, Mellon SJ, et al. Unsatisfactory outcomes following unicompartmental knee arthroplasty in patients with partial thickness cartilage loss. Bone Joint J. 2017;99-B:475-82.

[36] Pandit H, Gulati A, Jenkins C, Barker K, Price AJ, Dodd CAF, et al. Unicompartmental knee replacement for patients with partial thickness cartilage loss in the affected compartment. Knee. 2011;18:168-71.

[37] Niinimäki TT, Murray DW, Partanen J, Pajala A, Leppilahti JI. Unicompartmental knee arthroplasties implanted for osteoarthritis with partial loss of joint space have high re-operation rates. Knee. 2011;18:432-5.

[38] Cao ZW, Mai XJ, Wang J, Feng EH, Huang YM. Unicompartmental knee arthroplasty versus high tibial osteotomy for knee osteoarthritis: a systematic review and meta-analysis. J Arthroplast. 2018;33:952-9.

[39] Börjesson M, Weidenhielm L, Mattsson E, Olsson E. Gait and clinical measurements in patients with knee osteoarthritis after surgery: a prospective 5-year follow-up study. Knee. 2005;12:121-7.

[40] Stukenborg-Colsman C, Wirth CJ, Lazovic D, Wefer A. High tibial osteotomy versus unicompartmental joint replacement in unicompartmental knee joint osteoarthritis: 7-10-Year follow-up prospective randomised study. Knee. 2001;8:187-94.

[41] Dettoni F, Bonasia DE, Castoldi F, Bruzzone M, Blonna D, Rossi R. High tibial osteotomy versus unicompartmental knee arthroplasty for medial compartment arthrosis of the knee: a review of the literature. Iowa Orthop J. 2010;30:131-40.

[42] Belsey J, Yasen SK, Jobson S, Faulkner J, Wilson AJ. Return to physical activity after high tibial osteotomy or unicompartmental knee arthroplasty: a systematic review and pooling data analysis. Am J Sports Med. 2021;49(5):1372-80. https://doi.org/10.1177/0363546520948861.

[43] Beard DJ, Davies LJ, Cook JA, McLennan G, Price A, Kent S, et al. The clinical and cost-effectiveness of total versus partial knee replacement in patients with medial compartment osteoarthritis (TOPKAT): 5-year outcomes of a randomised controlled trial. Lancet. 2019;394:746-56.

[44] Pannell WC, Heidari KS, Mayer EN, Zimmerman K, Heckmann N, McKnight B, et al. High tibial osteotomy survivorship: a population-based study. Orthop J Sport Med. 2019;7:1-7.

[45] O'Rourke MR, Gardner JJ, Callaghan JJ, Liu SS, Goetz DD, Vittetoe DA, et al. The John Insall Award: unicompartmental knee replacement. Clin Orthop Relat Res. 2005;440:27-37.

[46] Vorlat P, Putzeys G, Cottenie D, Van Isacker T, Pouliart N, Handelberg F, et al. The Oxford unicompartmental knee prosthesis: an independent 10-year survival analysis. Knee Surg Sports Traumatol Arthrosc. 2006;14:40-5.

[47] Kumar A, Fiddian NJ. Medial unicompartmental arthroplasty of the knee. Knee. 1999;6:21-3.

[48] Kristensen PW, Holm HA, Varnum C. Up to 10-year follow-up of the Oxford medial partial knee arthroplasty— 695 cases from a single institution. J Arthroplast. 2013;28:195-8.

[49] Robertsson O, W-Dahl A. The risk of revision after TKA is affected by previous HTO or UKA. Clin Orthop Relat Res. 2015;473:90-3.

[50] Spahn G, Hofmann GO, von Engelhardt LV, Li M, Neubauer H, Klinger HM. The impact of a high tibial valgus osteotomy and unicondylar medial arthroplasty on the treatment for knee osteoarthritis: a meta-analysis. Knee Surg Sports Traumatol Arthrosc. 2013;21:96-112.

[51] Sokol DK. Update on the UK law on consent. BMJ. 2015;350:h1481.

[52] Sanderson J, Kay N, Watts R. Universal Personalised Care. NHS Engl. 2019.

[53] Skou ST, Roos EM, Laursen MB, Rathleff MS, Arendt-Nielsen L, et al. A randomized, controlled trial of total knee replacement. N Engl J Med. 2015;373:1597-606.

第 11 章　膝关节单髁置换术 vs. 全膝关节置换术

Unicompartmental Knee Arthroplasty vs Total Knee Arthroplasty

Ravi Popat　Alexander D. Liddle　著

当前，膝关节骨关节炎（osteoarthritis，OA）已经对医疗行业造成了严重的负担。流行病学研究表明，症状性膝关节 OA 的罹患风险大约在 50%[1]。对于大多数膝关节 OA 患者来说，病变仅累及膝关节内侧间室[2]。随着肥胖、人口老龄化等危险因素的日渐普遍，预测未来每年的关节置换手术量将越来越多（到 2030 年可能增长高达 600%）[3]。

目前，对于终末期膝关节 OA，可选的治疗方案主要有 2 种：膝关节单髁置换术（unicompartmental knee arthroplasty，UKA），即以假体替代炎症磨损较重的部分，保留正常的关节面和前、后交叉韧带；全膝关节置换术（total knee arthroplasty，TKA），即以全膝关节假体替代整个膝关节病变磨损的关节面[4]。

对于终末期膝关节 OA 的患者个体来说，很大一部分可能适合 UKA 手术（估计占患者总数的 25%～47%）[5-7]。但由于对现有证据的理解不同，关节外科医生开展 UKA 手术的比例也有所差异（在 0%～50%）[8]。

在本章中，我们总结了 UKA 和 TKA 的相关证据，其中包括适应证、并发症、目前报告的翻修 / 再手术率，以及关节功能结果等因素。

一、适应证

Kozinn 和 Scott[9] 对 UKA 提出了非常严格的操作标准。作者指出，患者年龄＜ 60 岁，体重超过 82kg，髌股关节磨损（出现骨质暴露），运动量大，术前 X 线片或关节切开后提示有软骨钙化症，不建议行 UKA 手术，以避免假体早期失败。但这些标准之所以严苛，是因为其基于早期固定平台假体 UKA 的经验，其中，最主要的失败原因是假体无菌性松动，并且没有经验数据可以提供[10]。当使用 Kozinn 和 Scott 提出的 UKA 禁忌证筛选患者时，只有 6% 的患者符合 UKA 手术的条件[7]。

近年来，假体设计取得了很大进展。新型聚乙烯的开发和活动平台的广泛使用[11]，无菌性松动作为 UKA 术后失败原因已经较少出现。这也导致了手术方式选择的一种变化；相对于将 UKA 只应用于少数完全符合指征的"理想"患者，UKA 的倡导者认为，UKA 应当作为一种主流的干预手段，提供给符合 OA 病理解剖特点的所有患者，无须考虑患者其他的特点[12]。UKA 的主要适应证是前内侧骨关节炎（anteromedial osteoarthritis，AMOA）[13]。AMOA 患者，其内侧间室存在骨对骨的 OA 改变，内侧副韧带及前交叉韧带功能正常，外侧间室全层软骨厚度均保留[11]。是否适用 UKA，可以通过侧位片上关节前侧磨损，外翻应力位下或 Rosenberg 位 X 线片检查关节间隙。

尽管适应证范围较宽泛，但对具有适应证的患者植入合适的假体后，可以有效避免术后假体早期失败。Pandit 等[10]对 1000 例使用活动平台假体患者的远期假体生存率进行了一项前瞻性研究；68% 的患者至少符合一项 Kozinn & Scott 提出的禁忌证[9]。在该亚组中，10 年假体生存率为 97.0%（95%CI 93.5%～100%）。不符合 Kozinn & Scott 所述禁忌证的患者亚组中，10 年假体生存率为 93.6%（95%CI 87.2%～100%）。此外，Hamilton 等[14]发表了一项对 458 例患者的研究，平均随访时间 10.5 年。他们发现在外侧全层软骨完好的情况下，外侧骨赘的存在并不会影响术后远期的功能及假体生存率。

在所有 UKA 的适应证中，受累间室的关节间隙厚度完全丢失是最重要的。Knifsund 等学者[15]对 294 例 UKA 患者进行了随访，平均时间 8.7 年。结果提示，相较于 Kellgren-Lawrence 分级为 Ⅲ～Ⅳ 级的膝关节，术前病变侧 Kellgren-Lawrence 分级为 0～Ⅱ 级的膝关节，存在更高的再手术风险（优势比为 1.89，95%CI 1.03～3.45，P=0.04）。作者认为，UKA 只能应用于术前 X 线片提示严重 OA，胫股关节内侧关节面骨对骨接触，内侧 / 外侧关节间隙比例＜20% 的病例。

许多研究者探讨了髌股关节磨损或髌股关节症状对 UKA 结果的影响，但鲜有证据表明髌股关节的临床症状[16]，影像结果及术中探查[17, 18]对其存在影响。Hamilton 等学者[19]分析了一组接受 UKA 手术治疗病例的长期结果，其中部分病例存在膝前痛和髌股关节 OA。结果提示，术前膝前痛并未影响术后功能或假体生存率。作者指出，髌股关节 OA 不应被视为禁忌证。其中有一种情况例外，即患者存在髌股关节外侧严重磨损，伴有骨缺损和沟槽样改变，而以上症状被认为是使用活动平台假体的禁忌证。Konan 等[20]重申，髌骨软骨磨损的位置及严重程度可以影响内侧间室 Oxford 单髁假体 UKA 术后的功能。当软骨磨损位于髌股关节的中央或外侧时，患者对疼痛和功能的平均满意度较低，爬楼梯的难度更大。而髌股关节内侧软骨磨损的患者，其术后情况与无软骨磨损的患者相似。

二、并发症

通过 100 000 个以上的 UKA 和 TKA 配对研究术后不良结果，并基于 20 个变量的倾向评分分析认为，UKA 相较于 TKA 术中干预明显更小，术后早期效果不佳的可能性也更低[21]。这项研究利用英国国家关节登记系统[8]的数据发现 UKA 手术具有许多优点。UKA 术后血栓栓塞、脑卒中、感染和心肌梗死等严重并发症的发生率降低了 25%～50%。此外，UKA 术中并发症和输血需求仅为 TKA 的 1/4，再入院率也降低了 1/3。UKA 术后的死亡率也显著降低，其生存曲线在术后 4 年逐渐分离，此后保持平行。随后，一项 528 例 UKA 和 TKA 患者的大型多中心随机对照试验，即 TOPKAT 试验[22]，5 年随访数据发现接受 TKA 手术治疗的患者比接受 UKA 手术治疗的患者并发症更多，最常见的并发症是不明原因的疼痛和膝关节僵硬。

三、翻修率

来自英国和新西兰国家关节登记系统的原始数据[8, 23]表明 UKA 的翻修率高于 TKA，导致一些人认为 UKA 相较于 TKA 是一种更差的手术方式并且不应该提供给患者[24]。虽然，假体翻修率是一个很容易衡量的"硬指标"，但是用它来评估患者相关结果非常不完美[25]。如果仅仅单独考虑假体生存率，那么患者死亡、截肢或术后不满意均未行翻修手术，都会被认为是手术成功[26]，这显然不符合事实。而且容易翻修的假体（如 UKA）比难翻修的假体进行翻修手术的概率更高。并且通过考虑原始数据分析，更年轻和活动量更大的患者使用的假体（如 UKA），术后总的假体生存率较低，那些更依赖手术技术或挑选患者的医生，术后的假体生存率也会较低。

通过对诸如此类因素的详细研究，翻修率的对比也逐渐明朗。如上所述，UKA 的并发症和死亡率都低于 TKA。UKA 的患者报道结果更好是因为 UKA 的翻修门槛远低于 TKA。这也并不奇怪，因为 UKA 的翻修通常就是转换为"初次"TKA。源自新西兰国家关节登记系统[23]的数据也支持这一建议，结果表明虽然 UKA 术后 6 个月功能结果更好且疗效优异，但 UKA 的整体翻修率约为 TKA 的 5 倍。翻修率与手术量密切相关，尽管还有其他与 UKA 相关的失败原因，但手术量最高的 UKA 术者，其 UKA 的翻修率与 TKA 的翻修率大致相同[27]。

四、术后功能结果

英国国家关节登记系统[8]和新西兰国家关节登记系统[28]使用牛津膝关节评分收集了术后 6 个月患者报告结果评估（patient reported outcome measures，PROM）。来自新西兰国家关节登记系统的数据表明，UKA 相较于 TKA，术后疗效更好，不良结果也更少[23]。一项研究分析了来自英国国家关节登记系统的 14 000 例匹配患者的 PROM 数据（使用倾向评分），发现 UKA 患者更有可能获得优异的疗效和更高的满意度[29]。

Burns 等[30]评估了 UKA 和 TKA 术后 10 年的功能结果。590 例 UKA 患者与等量 TKA 患者配对研究提示在术后 10 年及更远期 UKA 的 PROM 结果更好[30]。此外，UKA 患者的住院时间明显缩短[31]，步态研究也发现 UKA 患者的术后步态比 TKA 更接近于生理步态，最高步行速度也更快[32]。

五、关节外科医生及医院手术量的影响

系统评价[33, 34]和英国国家关节登记系统的原始数据[8]证实 UKA 的翻修率远高于 TKA[24]。来自英国国家关节登记系统的数据显示，在发生问题的 UKA 术者中，最常见的情况是每位医生每年出现 1 例，其次是每位医生每年 2 例[12]。一项独立研究发现 81.4% 的关节外科医生每年 UKA 手术量少于 10 例[27]。在 TKA 和 UKA 手术都开展的关节外科医生中，UKA 的平均使用率仅为 11.0%（SD 13.4%）。

Liddle 等[12]使用英国国家关节登记系统[8]的数据证实了医生手术量对于翻修率影响的重要性，并发现每年 UKA 手术量少的医生，其翻修率最高。对于每年做 1～2 例 UKA 手术的医生，翻修率大约为每年 4%。每年约 10 例 UKA 手术的医生，其翻修率约为每年 2%。当 UKA 手术量超过 30 例时，翻修率约为每年 1%，与 TKA 术后翻修率相似（HR=1.10，95%CI 0.99～1.22）。

造成这种影响的原因非常复杂，英国国家关节登记系统记录的变量并不能完全解释；然而，手术量少的医生，翻修手术门槛和患者选择可能是一个因素。数据表明，手术量多的医生给基础疾病较多的高龄患者手术时其并发症反而更低[12]。低手术量医生的 UKA 手术患者，比高手术量医生的患者更年轻。所有关节登记系统都报道无论哪一种关节置换，患者越年轻，假体生存率越差[28, 35, 36]。

六、成本 - 效果分析

对于 UKA 和 TKA，我们也要考虑经济影响[37]。相较于 TKA，一般情况下 UKA 患者的住院时间更短[21]，因此，与 TKA 患者相比，接受 UKA 手术的患者有望消耗更少的围术期医疗资源，并在早期节约费用。但早期节省的费用，又可能与中远期的其他手术或翻修费用相抵消。TOPKAT 临床试验[22]对接受 UKA 和 TKA 的患

者队列进行了成本 – 有效性分析。与 TKA 相比，UKA 的术后结果更好［0.24 额外的质量调整生命年（additional QALYS），95%CI 0.046～0.434］，手术花费和健康随访花费更少。在 5 年的随访中，UKA 比 TKA 更加便宜，成本 – 有效性也更高（–910 英镑，95%CI –1503～–317 英镑）。同时，许多其他研究也显示了类似的结果 [37-40]，从而人们提出，UKA 应被视为膝关节单间室 OA 的主要治疗方案。

结论

总而言之，尽管系统评价回顾分析和关节登记系统数据表明，UKA 的翻修率高于 TKA。但现有证据也显示，如果外科医师能节省 20% 以上的花费，并且假体的适应证扩大，那么患者也能够享受到 UKA 带给他们的好处，而无须担心更高的翻修率。

参考文献

[1] Murphy L, Schwartz T, Helmick C, Renner J, Tudor G, Koch G, Dragomir A, Kalsbeek W, Luta G, Jordan J. Lifetime risk of symptomatic knee osteoarthritis. Arthritis Rheum. 2008;59:1207-13.

[2] Wise B, Niu J, Yang M, Lane NE, Harvey W, Felson DT, et al. Patterns of compartment involvement in tibiofemoral osteoarthritis in men and women and in whites and African Americans. Arthritis Care Res (Hoboken). 2012;64:847-52.

[3] Kurtz S, Ong K, Lau E, Mowat F, Halpern M. Projections of primary and revision hip and knee arthroplasty in the United States from 2005 to 2030. J Bone Joint Surg Am. 2007;89:780-5.

[4] Murray D, Liddle A, Dodd C, Pandit H. Unicompartmental knee arthroplasty: is the glass half full or half empty. Bone Joint J. 2015;97-B:3-8.

[5] Willis-Owen C, Brust K, Alsop H, Miraldo M, Cobb J. Unicondylar knee arthroplasty in the UK National Health Service: an analysis of candidacy, outcome and cost efficacy. Knee. 2009;16:473-8.

[6] Stern S, Becker M, Insall J. Unicondylar knee arthroplasty: an evaluation of selection criteria. Clin Orthop Relat Res. 1993;265:143-8.

[7] Hamilton T, Pandit H, Jenkins C, Mellon S, Dodd C, Murray D. Evidence-based indications for mobile-bearing unicompartmental knee arthroplasty in a consecutive cohort of thousand knees. J Arthroplast. 2017;32:1779-85.

[8] National Joint Registry 2017 14th Annual Report—National Joint Registry for England, Wales, Northern Ireland and the Isle of Man. 2017;1821:1-202.

[9] Kozinn S, Scott R. Unicondylar knee arthroplasty. J Bone Joint Surg Am. 1989;71:145-50.

[10] Pandit H, Jenkins C, Gill H, Smith G, Price A, Dodd C, Murray D. Unnecessary contraindications for mobile-bearing unicompartmental knee replacement. J Bone Joint Surg Br. 2011;93-B:622-8.

[11] Goodfellow J, Kershaw C, Benson M, O'Connor J. The Oxford Knee for unicompartmental osteoarthritis. The first 103 cases. J Bone Joint Surg Br. 1988;70-B:692-701.

[12] Liddle A, Pandit H, Judge A, Murray D. Effect of surgical caseload on revision rate following total and unicompartmental knee replacement. J Bone Joint Surg Am. 2016; 98:1-8.

[13] White S, Ludkowski P, Goodfellow J. Anteromedial osteoarthritis of the knee. J Bone Joint Surg Br. 1991;73-B:582-6.

[14] Hamilton T, Choudhary R, Jenkins C, Mellon S, Dodd C, Murray D, et al. Lateral osteophytes do not represent a contraindication to medial unicompartmental knee arthroplasty: a 15-year follow-up. Knee Surg Sports Traumatol Arthrosc. 2016;25:652-9.

[15] Knifsund J, Hatakka J, Keemu H, Mäkelä K, Koivisto M, Niinimäki T. Unicompartmental knee arthroplasties are performed on the patients with radiologically too mild osteoarthritis. Scand J Surg. 2017;106:338-41.

[16] Munk S, Odgaard A, Madsen F, Dalsgaard J, Jorn L, Langhoff O, et al. Preoperative lateral subluxation of the patella is a predictor of poor early outcome of Oxford phase-III medial unicompartmental knee arthroplasty. Acta Orthop. 2011;82:582-8.

[17] Beard D, Pandit H, Ostlere S, Jenkins C, Dodd C, Murray D. Pre-operative clinical and radiological assessment of the patellofemoral joint in unicompartmental knee replacement and its influence on outcome. J Bone Joint Surg Br. 2007;89-B:1602-7.

[18] Beard D, Pandit H, Gill H, Hollinghurst D, Dodd C, Murray D. The influence of the presence and severity of pre-existing patellofemoral degenerative changes on the outcome of the Oxford medial unicompartmental knee replacement. J Bone Joint Surg Br. 2007;89-B:1597-601.

[19] Hamilton T, Pandit H, Maurer D, Ostlere S, Jenkins C, Mellon S, et al. Anterior knee pain and evidence of osteoarthritis of the patellofemoral joint should not be considered contraindications to mobile-bearing unicompartmental knee arthroplasty. Bone Joint J. 2017;99-B:632-9.

[20] Konan S, Haddad F. Does location of patellofemoral

chondral lesion influence outcome after Oxford medial compartmental knee arthroplasty? Bone Joint J. 2016;98-B:11-5.

[21] Liddle A, Judge A, Pandit H, Murray D. Adverse outcomes after total and unicompartmental knee replacement in 101 330 matched patients: a study of data from the National Joint Registry for England and Wales. Lancet. 2014;384:1437-45.

[22] Beard D, Davies L, Cook J, McLennan G, Price A, Kent S, et al. The clinical and cost-effectiveness of total versus partial knee replacement in patients with medial compartment osteoarthritis (TOPKAT): 5-year outcomes of a randomised controlled trial. Lancet. 2019;394:746-56.

[23] Pearse A, Hooper G, Rothwell A, Frampton C. Survival and functional outcome after revision of a unicompartmental to a total knee replacement. J Bone Joint Surg Br. 2010;92-B:508-12.

[24] Baker P, Jameson S, Critchley R, Reed M, Gregg P, Deehan D. Center and surgeon volume influence the revision rate following unicondylar knee replacement: an analysis of 23,400 medial cemented unicondylar knee replacements. J Bone Joint Surg Br. 2013;95:702-9.

[25] Joint replacement (primary): hip, knee and shoulder [NG 157]. National Institute for Health and Care Excellent; 2020.

[26] Murray D, Liddle A, Judge A, Pandit H. Bias and unicompartmental knee arthroplasty. Bone Joint J. 2017;99-B:12-5.

[27] Liddle A, Pandit H, Judge A, Murray D. Optimal usage of unicompartmental knee arthroplasty: a study of 41 986 cases from the national joint registry for England and Wales. Bone Joint J. 2015;97-B:1506-11.

[28] New Zealand Joint Registry Annual Report EC. The New Zealand Joint Registry Annual Report Editorial Committee. New Zeal Joint Registry; 2016.

[29] Liddle A, Pandit H, Judge A, Murray D. Patient-reported outcomes after total and unicompartmental knee arthroplasty: a study of 14 076 matched patients from the national joint registry for England and Wales. Bone Joint J. 2015;97-B:793-801.

[30] Burn E, Sanchez-Santos M, Pandit H, Hamilton T, Liddle A, Murray D, et al. Ten-year patient-reported outcomes following total and minimally invasive unicompartmental knee arthroplasty: a propensity score-matched cohort analysis. Knee Surg Sports Traumatol Arthrosc. 2016;26:1455-64.

[31] Wilson H, Middleton R, Abram S, Smith S, Alvand A, Jackson W, et al. Patient relevant outcomes of unicompartmental versus total knee replacement: systematic review and meta-analysis. BMJ. 2019;364:l352.

[32] Jones G, Kotti M, Wiik A, Collins R, Brevadt M, Strachan R, et al. Gait comparison of unicompartmental and total knee arthroplasties with healthy controls. Bone Joint J. 2016;98-B:16-21.

[33] Chawla H, van der List J, Christ A, Sobrero M, Zuiderbaan H, Pearle A. Annual revision rates of partial versus total knee arthroplasty: a comparative meta-analysis. Knee. 2017;24:179-90.

[34] Migliorini F, Tingart M, Niewiera M, Rath B, Eschweiler J. Unicompartmental versus total knee arthroplasty for knee osteoarthritis. Eur J Orthop Surg Traumatol. 2018;29:947-55.

[35] Australian Orthopaedic Association National Joint Replacement Registry. Hip, knee & shoulder arthroplasty—Annual Report 2018. Adelaide AOA; 2018.

[36] W-Dahl A, Robertsson O, Lidgren L. Surgery for knee osteoarthritis in younger patients. Acta Orthop. 2010;81:161-4.

[37] Burn E, Liddle A, Hamilton T, Judge A, Pandit H, Murray D, et al. Cost-effectiveness of unicompartmental compared with total knee replacement: a population-based study using data from the National Joint Registry for England and Wales. BMJ Open. 2018;8:e020977.

[38] Smith W, Steinberg J, Scholtes S, Mcnamara I. Medial compartment knee osteoarthritis: age-stratified cost-effectiveness of total knee arthroplasty, unicompartmental knee arthroplasty, and high tibial osteotomy. Knee Surg Sports Traumatol Arthrosc. 2015;25:924-33.

[39] Murray D, MacLennan G, Breeman S, Dakin HA, Johnston L, Campbell MK, et al. A randomised controlled trial of the clinical effectiveness and cost-effectiveness of different knee prostheses: the Knee Arthroplasty Trial (KAT). Health Technol Assess. 2014;18:19.

[40] Ghomrawi H, Eggman A, Pearle A. Effect of age on cost-effectiveness of unicompartmental knee arthroplasty compared with total knee arthroplasty in the US. J Bone Joint Surg Am. 2015;97:396-402.

第 12 章 双侧同期 vs. 分期，全膝关节置换术与单髁置换术

Bilateral Simultaneous Versus Bilateral Staged Total Knee Arthroplasty and Unicompartmental Knee Arthroplasty

Luke D. Jones 著

随着人口老龄化，膝关节骨关节炎（osteoarthritis，OA）的发病率逐年提高，人们对膝关节的治疗需求也逐年上升。膝关节门诊 10% 的患者为双侧膝关节 OA，需行双侧关节置换术。全膝关节置换术（total knee arthroplasty，TKA）和单髁置换术（unicompartmental knee arthroplasty，UKA）均为治疗终末期膝关节 OA 的有效方法，但也存在一定的风险。尽管术前准备的优化、术中麻醉和手术技术都有了显著的提升，但风险仍然存在。如果进行双侧 TKA，则所需考虑的风险更多。本章旨在讨论目前关于双侧同期手术、分期双侧手术的安全性、功能结果和费用成本。

一、双侧全膝关节置换术

20 世纪 70 年代早期，TKA 的发展改写了严重畸形、疼痛的膝关节的治疗方式 [1]。TKA 适应证通常包括 OA、炎性关节病和膝关节破坏但整体已经内科控制的疾病，如镰状细胞病或血友病等 [2]。

和其他新术式一样，TKA 最初是为那些最严重的疾病设计的，从其发展的早期阶段就考虑了同期双侧手术的问题 [3]。由于多个关节受累，双侧膝关节疾病患者功能障碍和活动受限更严重，影响麻醉和术后恢复以及住院时间 [4]。Hardaker 等在 1978 年最早报道了双侧 TKA[5]，共 26 例患严重类风湿关节炎和 OA，12 例进行了双侧同期手术，14 例接受了分期手术。两组患者的疼痛缓解和功能改善结果无差异。尽管本研究开展的最早，但那时已关注了并发症和费用问题。由于样本量较少，作者未发现术中、术后并发症两组有明显差异，但分期双侧置换的费用明显更高。距此早期研究已 40 余年，但关于同期双侧 TKA 的安全性和有效性的争议仍在继续。

随着 TKA 的逐渐普及，其手术量急剧上升，现在英国每年 TKA 手术超过 10 万例 [6]，在美国则超过 120 万例。接受单侧初次 TKA 的患者有相当部分主诉双侧膝关节受累，约有 7% 的患者在一次住院期间进行了双侧膝关节手术，还有 15% 的患者在术后 1 年内要求治疗对侧膝关节 [7]。瑞典登记数据显示，同期双侧 TKA 的患者比例可高达 25%[8]。TKA 手术量随着人口的老龄化快速增加，这使得需双侧 TKA 手术治疗的患者也将不可避免地增多。

患者在一次麻醉下完成双侧 TKA，可由一个手术团队依次进行双侧手术，也可以由两个手

术团队双侧同时进行。这被称为同期双侧 TKA（simultaneous bilateral TKA，SBTKA）。分期双侧 TKA（staged bilateral TKA，StBTKA）则是两侧关节置换术在两次麻醉下进行，间隔至少 90 天但不超过 365 天[9]。很明显，同期双侧 TKA 有其潜在的优势。

支持同期双侧 TKA 的优势包括，只需要一次住院，整体康复时间较短，更高的患者满意度，与分期双侧手术功能结果相似[10]但费用降低[11]。对于严重的双膝内翻或外翻畸形、"顺风膝"，如果先进行单侧手术，3 个月后再行对侧手术，由于第一侧术后下肢力线恢复，会与未术侧下肢产生明显的不等长，造成术后康复困难。术侧膝关节在间隔期内必须采用屈膝步态，以最大限度地减少跛行。在这些严重畸形情况下，双侧同期 TKA 颇具优势。

在世纪之交[12]，Rosenberg 强调了当时的主流观点。在他的研究中，229 例 SBTKA 与 69 例 StBTKA 进行了比较，SBTKA 组同种异体输血需求和严重的心脏并发症发生率都明显更高。他认为同期双膝置换术的好处是为患者节省了大量时间，降低了总费用。尽管如此，他的结论是同期双侧手术风险太高，不推荐常规使用。

在 2000—2010 年早期，由于担心并发症，SBTKA 并不常用。2013 年，双侧 TKA 小组共识会议发布了一份声明称，对于普通患者而言[13]，SBTKA 比单侧 TKA 创伤更大、更麻烦，围术期不良事件风险更高。专家们认为，SBTKA 增加了医疗风险，因此应加强患者管理，尽量减少并发症。

美国骨科医师学会（American Academy of Orthopaedic Surgeons，AAOS）再次强调了这些担忧，他们的结论是：只有有限的证据支持 SBTKA，建议患者需不超过 70 岁且美国麻醉师协会评分为 1～2 分[14]。瑞典人工膝关节登记处的回顾性研究显示，SBTKA 的 30 天死亡率高于 StBTKA[15]。多项回顾性研究显示，SBTKA 患者出现不良心血管事件的风险增加。Memtsoudis

等通过研究发生主要并发症的患者，得出高危因素为患有慢性肺病、充血性心力衰竭和肺动脉高压[16]。

最近，Seo 等为了回应对 SBTKA 安全性的担忧，对 2098 例 SBTKA 患者进行研究。这些患者由同一个手术团队手术，均使用髓外参考。尽管本研究缺乏对照组，但 1 年随访内患者并发症发生率很低，其中包括肺栓塞发生率为 0.33%，深部感染需要翻修手术 0.62%，14 天内死亡率为 0.05%，心脏不良事件 1.14%，术后谵妄 0.76%[17]。Wong 在对 413 例患者的 826 个膝关节手术的回顾性研究中发现，SBTKA 患者的总死亡率低，且无急性术后死亡率病例，术后并发症发生率低。他们的结论是，与早期进行的研究相比，在现代手术和麻醉技术下，进行同期双侧全膝关节置换术是安全的[18]。

Chua 等对澳大利亚矫形外科协会国家关节登记系统的 36 000 例双侧 TKA 进行了回顾性研究[19]。他们比较了 SBTKA 与 StBTKA 的翻修率、翻修原因和 30 天死亡率，其中 StBTKA 的间隔时间分别为 1 天～6 周、6 周～3 个月和 3～6 个月。结果显示，同期和分期双侧 TKA 在随访中期翻修率相似，而在 6 周～3 个月时间段内进行二期手术的患者，其 30 天死亡率较低。这也说明了高危患者二期手术的最佳时间窗口。

Liu 等进行的一项 Meta 分析包含了 18 个研究，分 SBTKA 组与 StBTKA 组，共 7 361 838 例患者。他们的结论是，与 StBTKA 相比，SBTKA 深部感染和呼吸道并发症风险更低，但死亡率、肺栓塞和深静脉血栓形成的发生率增加。在翻修率、浅表感染、骨折、心脏并发症、谵妄和尿路感染等并发症方面无显著差异[20]。

在评估患者是否适合 SBTKA 时，医生必须比较 SBTKA 与 StBTKA 2 次手术的总风险，而不是只比较双侧手术和单侧 TKA 的风险。Brett 等报道双侧 TKA 术后 3 个月发生肺栓塞的风险比单侧 TKA 高 80%，但同时作者指出，分期双侧 TKA 手术的风险总和可能等于或超过

SBTKA[21]。

Richardson 等使用 PearlDiver 患者数据库进行了一项研究[22]，比较了 SBTKA 和在 12 个月内完成 StBTKA 患者的并发症情况。根据第一次和第二次 TKA 的时间间隔进行亚组分类，包括小于 3 个月、3～6 个月或 6～12 个月 3 个亚组。研究假设为，在控制患者本身疾病等变量后，SBTKA 组的并发症发生率应该更高，而 StBTKA 组的并发症发生率随着 2 次手术时间间隔的增加而减少。在这项对 7000 多例患者的研究中，他们发现 SBTKA 组患者输血和再入院率更高，而 StBTKA 组患者机械并发症和感染的发生率更高。研究强调了同期双侧 TKA 的固有风险，同时也明确了 StBTKA 的相关风险。

在一项新西兰人工关节注册数据库进行的研究中，Wyatt 等比较了单侧 TKA、SBTKA 和 StBTKA 三组患者的 30 天死亡率、翻修率和患者术后功能，其中 StBTKA 组根据时间间隔分为 1～90 天、90 天～1 年和 >1 年 3 个亚组[23]。研究结果表明，除非在 90 天内进行第二期手术（根据年龄和 ASA 等级进行调整），其他 StBTKA 亚组的死亡率均低于单侧 TKA 组。与单侧 TKA 相比，SBTKA 的翻修风险较低。并且 SBTKA 组的 6 个月牛津评分（OKS 评分）优于单侧 TKA。他们的结论是，通过良好的适应证筛选，SBTKA 至少与单侧 TKA 或 StBTKA 同样安全；对于那些行 StBTKA 的患者，应该在第二次手术前至少等待 90 天。

在一项来自丹麦患者登记处的 SBTKA 和 StBTKA 的倾向匹配研究中，Lindberg-Larsen 等发现两组的 30 天再入院率和死亡率无显著差异，但 SBTKA 组住院并发症发生率和再手术率较高[24]。

二、双侧单髁关节置换术

流行病学研究表明，膝关节 OA 不是单一模式的疾病，而是可以影响不同的间室，如内侧胫股关节、外侧胫股关节和髌股关节，各间室关节炎的程度亦不相同[25]。在一项关于在英国接受二级护理的所有膝关节的研究中，Bottomley 等发现[26]，最常累及的间室是内侧胫股关节（62%～70%），其次是双侧胫股关节（19%～27%），外侧胫股关节（8%～9%），仅累及髌股关节的最少（2%～3%）。前内侧骨关节炎（anteromedial knee osteoarthritis，AMOA）是一种特殊的骨关节炎类型，1991 年此概念被提出[27]。AMOA 内侧间室关节软骨发生退变，而外侧间室正常，前交叉韧带保持完整。单髁关节置换术是 AMOA 有效的治疗措施[28]。20 世纪 50 年代，McIntosh 将 UKA 引入骨科领域，在单间室病变中植入金属间隔物[29]。20 世纪 70 年代，Marmor 假体[30] 和 St. Georg Sled[31] 问世，取得了良好的效果。1974 年，牛津 UKA 引入临床，其非限制性和高形合度的半月板衬垫设计彻底改变了 UKA 的应用，无论是假体设计者，还是未参与设计的医生，均报道了优良的结果，最近牛津 UKA 还成功使用了非骨水泥固定[32, 33]。无论 UKA 还是 TKA，治疗内侧骨关节炎均获得了改善[34]。尽管以前有对 UKA 翻修率的担忧，但登记数据的详细研究表明，对于 UKA 手术量占比大于 20% 的医生，UKA[35] 比 TKA 无论是结果还是生存率都更优[36]。因此，UKA 的手术量在过去的 10 年中持续上升很好理解。

英国国家健康和护理研究所（National Institute for Health and Care Excellence，NICE）最近更新了膝关节置换术指南[37]。UKA 与 TKA 相比，在患者自评结果、住院时间、深静脉血栓形成、翻修率、5 年内再手术率等方面均更有益。UKA 患者往往恢复更快，与术后疼痛较轻、活动更早有关，患者术后能更早出院回家。NICE 认为 UKA 比 TKA 更经济。虽然目前 TKA 占大多数，但如果提供 TKA、UKA 这 2 种选择，UKA 手术会增加。

由于膝关节 OA 经常表现为双侧，而最常见的是孤立的内侧间室 OA。所以了解同期双侧

UKA（simultaneous bilateral UKA，SBUKA）和分期双侧 UKA（staged bilateral UKA，StBUKA）的风险越来越重要。

UKA 可能更适合于同期手术，因其创伤更小，手术时间更短，麻醉时间更短。

在最早的双侧 UKA 报道中，Chan 等对 159 例 SBUKA 和 80 例 StBUKA 患者进行了回顾性分析[38]。2 组患者在年龄和 ASA 分级上具有可比性，且均为女性居多。两组止血带时间及次要并发症发生率均无统计学差异。StBUKA 组麻醉时间更长，StBUKA 组无并发症发生，但 8.2% 的 SBUKA 患者出现了主要并发症。由于主要并发症的风险明显较高，作者主张要谨慎选择 SBUKA。

在一项比较 SBUKA（35 例患者）和 StBUKA（141 例患者）的早期研究中，Berend 等[39] 回顾了围术期并发症和短期临床结果。结果显示，经医生筛选的 SBUKA 组患者围术期并发症风险并不高，死亡率也没有增加。尽管本组患者更年轻、没有肥胖，但数据表明 SBUKA 是安全的。该研究的局限性包括缺乏随机化和显著的选择偏倚。

在一项对 220 例 SBUKA 和 347 例 StBUKA 的研究中，Romagnoli 等比较了并发症、翻修率、住院时间以及异体输血和自体输血情况[40]。在双侧 UKA 患者中，同期 UKA 显著减少了总住院时间，患者的费用。2 组在翻修或并发症方面没有差异。而使用现代麻醉技术可以减少失血量差异。

在最近一项小样本量的研究中，Ma 等前瞻性对比了 SBUKA 和 StBUKA，患者随访至少 50 个月[41]。两组的死亡率、肺栓塞、深静脉血栓、假体周围感染、总止血带时间，以及术后血红蛋白变化均无差异。SBUKA 组的患者总麻醉时间更短，总恢复时间更短。作者推荐使用同期双侧 UKA，而患者选择需考虑年龄和术前健康水平。

Ahn 等在两个回顾性匹配队列研究中对比了 SBUKA 和单侧 TKA[42]，所有膝关节具有相同的前内侧 OA 程度。与单侧 TKA 相比，SBUKA 的患者术后围术期并发症少，失血量少，输血少，6 个月时功能预后更好。尽管本研究样本量较小，但也表明即便与单侧 TKA 相比，SBUKA 也是安全的，且临床结果良好。

在一项对 44 例 SBUKA 和 26 例 StBUKA 的回顾性研究中，Siedlecki 等[43] 比较了短期并发症发生率、总住院时间和术后膝关节活动度。在术后总血红蛋白水平、短期并发症发生率、患肢活动度恢复、假体植入位置等方面，SBUKA 均不逊于 StBUKA。同期手术总住院时间更短，并显著降低治疗费用。

Clavé 等[44] 回顾性分析了 50 例 SBUKA 与 100 例单侧 UKA 的内侧间室 OA 患者。比较了术中失血量、输血率、并发症发生率，以及在 6 个月和至少 2 年的临床随访结果，发现两组失血量、术后复发率、并发症发生率、功能结果、患者满意度均无显著差异。

Biazzo 等对 SBUKA 和 StBUKA 进行了回顾研究[45]，发现 SBUKA 并没有增加围术期并发症风险。虽然 SBUKA 组出院时的总失血量高于 StBUKA 组的第 1 期手术，但与 StBUKA 组 2 次手术相比，其失血量明显降低。在本研究中，SBUKA 患者在总麻醉时间、总住院时间以及总住院费用上是有利的。

Feng 等也得到了类似的结果[46]。对 SBUKA 和 StBUKA 的配对、回顾性研究显示。前者的总麻醉时间、术后总住院时间和住院费用均更低。术后第 3 天，SBUKA 组的血红蛋白水平低于 StBUKA 组。然而输血率、并发症发生率、术后 4 年功能结果评分无明显差异。

Pujol 等[47] 进行了 SBUKA 和 StBUKA 临床结果的系统综述，纳入了 10 个与此有关的回顾性队列研究。虽然现有研究的证据等级不高，总量不多，有回顾性研究的通病，以及无法随机对照。作者仍然得出结论，对于双侧单间室 OA 患者，与分期 UKA 的累积并发症和成本效益比较而言，SBUKA 是安全的，并可能是更好的选择。

结论

支持 SBTKA 的益处包括单次麻醉，累计住院时间更短，患者更加方便、满意度更高，和成本效益的提升，但是与 StBTKA 相比，前者也会导致围术期并发症增加，包括肺栓塞、心血管事件，更高的输血率和死亡率。有鉴于此，医生在行 SBTKA 前应仔细评估患者的基本情况。在 StBTKA 时，文献通常建议 2 次手术间隔＞90 天。

与 SBTKA 的顾虑相反，因为 UKA 创伤更小，不需要髓腔内操作及固定，SBUKA 似乎更安全，围术期风险没有增加。尽管与 StBUKA 相比失血量更多，但输血需求并没有增加，并且功能结果与 StBUKA 无差异。麻醉时间、总住院时间和总住院费用都有下降可能，使其成为双侧单间室病变患者的可行选择。

参考文献

[1] Riley LH. The evolution of total knee arthroplasty. Clin Orthop Relat Res. 1976;120:7-10.

[2] Habermann E, Grayzel A. Bilateral total knee replacement in a patient with sickle cell disease. Clin Orthop Relat Res. 1974;100:211-5.

[3] Bisla RS, Inglis AE, Lewis RJ. Fat embolism following bilateral total knee replacement with the Guepar prosthesis: a case report. Clin Orthop Relat Res. 1976;115:195-8.

[4] Gradillas EL, Volz RG. Bilateral total knee replacement under one anesthetic. Clin Orthop Relat Res. 1979;140:153-8.

[5] Hardaker W, Ogden W, Musgrave R, Goldner J. Simultaneous and staged bilateral total knee arthroplasty. J Bone Joint Surg Am. 1978;60(2):247-50.

[6] GIRFT. Best practice for knee arthroplasty surgery documentation. 2020.

[7] Gabor JA, Long WJ, Schwarzkopf R, Vigdorchik JM. Reducing risk in bilateral total knee arthroplasty. Tech Orthop. 2019;34(3):205-9.

[8] Robertsson O, Ranstam J. No ignored bias of bilaterality when analysing the revision risk of knee prostheses: analysis of a population based sample of 44,590 patients with 55,298 knee prostheses from the national Swedish Knee Arthroplasty Register. BMC Musculoskelet Disord. 2003;4:1.

[9] Grace TR, Tsay EL, Roberts HJ, Vail TP, Ward DT. Staged bilateral total knee arthroplasty: increased risk of recurring complications. J Bone Joint Surg Am. 2020;102(4):292-7.

[10] Huang YH, Lin C, Yang JH, et al. No difference in the functional improvements between unilateral and bilateral total knee replacements. BMC Musculoskelet Disord. 2018;19(1):1-9.

[11] Reuben J, Meyers S, Cox D, Elliott M, Watson M, Shim S. Cost comparison between bilateral simultaneous, staged and unilateral total joint arthroplasty. J Arthroplast. 1998;12:172-9.

[12] Rosenberg AG. True indications for bilateral simultaneous TKR are rare. Orthopedics. 2000;23(6):540.

[13] Memtsoudis S, Hargett M, Russell L, et al. Consensus statement from the consensus conference on bilateral total knee arthroplasty group. Clin Orthop Relat Res. 2013;471(8):2649-57.

[14] AAOS. Surgical management of osteoarthritis of the knee: evidence-based clinical practice guideline. 2015.

[15] Stefansdottir A, Lidgren L, Roberttson O. Higher earlier mortality with simultaneous rather than staged bilateral TKAs: results from the Swedish Arthroplasty Register. Clin Orthop Relat Res. 2008;466(12):3066-70.

[16] Stundner O, Chiu Y, Sun X, Mazumdar M, Fleischut P, Memsoudis S. Comparative perioperative outcomes associated with neuraxial versus general anaesthesia for simultaneous bilateral total knee arthroplasty. Reg Anesth Pain Med. 2012;11(6):638-44.

[17] Seo JG, Kim SM, Shin JM, Kim Y, Lee BH. Safety of simultaneous bilateral total knee arthroplasty using an extramedullary referencing system: results from 2098 consecutive patients. Arch Orthop Trauma Surg. 2016;136(11):1615-21.

[18] Wong E, Nguyen CL, Park S, Parker D. Simultaneous, same-anaesthetic bilateral total knee arthroplasty has low mortality and complication rates. Knee Surg Sports Traumatol Arthrosc. 2018;26:3395-402.

[19] Chua H, Whitehouse S, Lorimer M, De Steiger R, Guo L, Crawford R. Mortality and implant survival with simultaneous and staged bilateral total knee arthroplasty experience from the Australian Orthopaedic Association National Joint Replacement Registry. J Arthroplast. 2018;33(10):3167-73.

[20] Liu L, Liu H, Zhiang L, Song J, Zhang L. Bilateral total knee arthroplasty: simultaneous or staged? A systematic review and metaanalysis. Medicine (Baltimore). 2019;98(22):e15931.

[21] Barrett J, Baron J, Losina E, Wright J, Mahomed N, Katz J. Bilateral total knee replacement: staging and pulmonary embolism. J Bone Joint Surg Am. 2006;88:2146-51.

[22] Richardson SS, Kahlenberg CA, Blevins JL, et al. Complications associated with staged versus simultaneous bilateral total knee arthroplasty: an analysis of 7747 patients. Knee. 2019;26(5):1096-101.

[23] Wyatt MC, Hozack J, Frampton C, Hooper GJ. Safety of

single-anaesthetic versus staged bilateral primary total knee replacement: experience from the New Zealand National Joint Registry. ANZ J Surg. 2019;89(5):567-72. https://doi.org/10.1111/ans.15160. Epub 2019 Apr 9.

[24] Lindberg-Larsen M, Pitter F, Husted H, Kehlet H, Jorgensen C. Simultaneous vs staged bilateral total knee arthroplasty: a propensity-matched case-control study from nine fast-track centres. Arch Orthop Trauma Surg. 2019;139:709-16.

[25] McAlindon TE, Snow S, Cooper C, Dieppe PA, Royal B. Radiographic patterns of osteoarthritis of the knee joint in the community: the importance of the patellofemoral joint. Ann Rheum Dis. 1992;51(7):844-9.

[26] Bottomley NJ, Kendrick BJL, Rout R, et al. The pattern of knee osteoarthritis presenting to a United Kingdom hospital. In: British Orthopaedic Research Society; 2009. p. 33-34.

[27] White S, Ludkowski P, Goodfellow J. Anteromedial osteoarthritis of the knee. J Bone Joint Surg. 1991;73-B:582-6.

[28] Price AJ, Dodd CAF, Svard UGC. Oxford medial unicompartmental knee arthroplasty in patients younger and older than 60 years of age. J Bone Joint Surg. 2005; 87(11):1488-92.

[29] MacIntosh DL. The use of the hemiarthroplasty prosthesis for advanced osteoarthritis and rheumatoid arthritis of the knee. J Bone Joint Surg Am. 1972;54(2):244-55.

[30] Marmor L. Marmor modular knee in unicompartmental disease. J Bone Joint Surg Am. 1979;61A(3):347-53.

[31] Steele RG, Hutabarat S, Evans RL, Ackroyd CE, Newman JH. Survivorship of the St Georg Sled medial unicompartmental knee replacement beyond ten years. J Bone Joint Surg. 2006;88(9):1164-8.

[32] Goodfellow J, Kershaw C, Benson M, O'Connor J. The Oxford Knee for unicompartmental osteoarthritis—the first 103 cases. J Bone Joint Surg. 1988;70B(5):692-701.

[33] Liddle AD, Pit H, O'Brien S, et al. Cementless fixation in Oxford unicompartmental knee replacement: a multicentre study of 1000 knees. J Bone Joint Surg Br. 2013;95B(2):181-7.

[34] Liddle A, Pandit H, Judge A, Murray D. Patient-reported outcomes after total and unicompartmental knee arthroplasty: a study of 14,076 matched patients from the National Joint Registry for England and Wales. J Bone Joint Surg. 2015;97(6):793-801.

[35] Liddle A, Judge A, Pandit H, Murray D. Determinants of revision and functional outcome following unicompartmental knee replacement. Osteoarthr Cartil. 2014;22(9):1241-50.

[36] Liddle AD, Pandit H, Judge A, et al. Effect of surgical caseload on revision rate following total and unicompartmental knee replacement. J Bone Joint Surg Am. 2016;98(1):1-8.

[37] National Institute for Health and Clinical Excellence. Joint Replacement (Primary): Hip, Knee and Shoulder; 2020. www.nice.org.uk/guidance/ng157%0A; https://www.nice.org.uk/guidance/ng157/resources/joint-replacement-primary-hipkneeand-shoulder-pdf-66141845322181.

[38] Chan W, Musonda P, Cooper A, Glasgow M, Donell S, Walton N. One-stage versus two-stage bilateral unicompartmental knee replacement: a comparison of immediate port-operative complications. J Bone Joint Surg Br. 2009;91-B(10):1305-9.

[39] Berend KR, Morris MJ, Skeels MD, Lombardi AV, Adams JB. Perioperative complications of simultaneous versus staged unicompartmental knee arthroplasty. Clin Orthop Relat Res. 2011;469(1):168-73.

[40] Romagnoli S, Zacchetti S, Perazzo P, Verde F, Banfi G, Vigano M. Onset of complications and revisions are not increased after simultaneous bilateral unicompartmental knee arthroplasty in comparison with unilateral procedures. Int Orthop. 2015;39:871-7.

[41] Ma T, Tu YH, Xue HM, Wen T, Cai MW. Clinical outcomes and risks of single-stage bilateral unicompartmental knee arthroplasty via oxford phase III. Chin Med J (Engl). 2015;128(21):2861-5.

[42] Ahn JH, Kang DM, Choi KJ. Bilateral simultaneous unicompartmental knee arthroplasty versus unilateral total knee arthroplasty: a comparison of the amount of blood loss and transfusion, perioperative complications, hospital stay, and functional recovery. Orthop Traumatol Surg Res. 2017;103(7):1041-5.

[43] Siedlecki C, Beaufils P, Lemaire B, Pujol N. Complications and cost of single-stage vs. two-stage bilateral unicompartmental knee arthroplasty: a case-control study. Orthop Traumatol Surg Res. 2018;104(7):949-53. https://doi.org/10.1016/j.otsr.2018.01.021.

[44] Clavé A, Gauthier E, Nagra NS, Fazilleau F, Le Sant A, Dubrana F. Single-stage bilateral medial Oxford Unicompartmental Knee Arthroplasty: a case-control study of perioperative blood loss, complications and functional results. Orthop Traumatol Surg Res. 2018;104(7):943-7. https://doi.org/10.1016/j. otsr.2018.03.012. Epub 2018 May 4.

[45] Biazzo A, Masia F, Verde F. Bilateral unicompartmental knee arthroplasty: one stage or two stages? Musculoskelet Surg. 2019;103:231-6.

[46] Feng S, Yang Z, Sun JN, et al. Comparison of the therapeutic effect between the simultaneous and staged unicompartmental knee arthroplasty (UKA) for bilateral knee medial compartment arthritis. BMC Musculoskelet Disord. 2019;20(1):1-7.

[47] Pujol N, Okazaki Y, Furumatsu T. Simultaneous bilateral unicompartmental knee arthroplasty surgery has benefits in low complication rate and cost-effectiveness: a systematic review. J ISAKOS. 2020;5:218-23.

第13章 全膝置换术后远期急性血源性感染

Late Acute Hematogenous Infection Following Total Knee Arthroplasty: Debridement, Antibiotics and Implant Retention (DAIR), One-Stage Revision or Two-Stage Revision

E. Carlos Rodríguez-Merchán　　Carlos A. Encinas-Ullán　　Juan S. Ruiz-Pérez　　Primitivo Gómez-Cardero　著

感染是全膝关节置换术（total knee arthroplasty，TKA）最严重的并发症之一。远期急性血源性假体周围感染（periprosthetic joint infection，PJI）是在假体功能正常一段时间后通过血源性扩散发生的[1]。治疗这种感染的最佳方法仍有争议。对于急性术后感染，现在有强有力的证据支持使用清创术、抗生素和假体保留（debridement, antibiotics and implant retention，DAIR）；二期翻修是治疗慢性远期感染的金标准。但是，目前关于远期急性血源性 PJI 的治疗与结果的数据很少[2]。

本章的目的是回顾近期文献，了解治疗 TKA 术后远期急性血源性感染的最佳方法：关节镜 DAIR、开放 DAIR 更换聚乙烯衬垫、一期翻修术或二期翻修术。

一、TKA 术后远期急性血源性 PJI 的发生率

远期急性血源性感染很少见。2007 年，Cook 等发表的文章显示，初次 TKA 术后平均随访 10 年，远期急性血源性感染发生率为 0.5%。在 3013 例初次 TKA 手术患者中，14 例患者（15 例

膝、0.5%）出现了晚期血源性感染[3]。2018 年，Westberg 等对复杂病例进行了一项小型研究，发现术后远期急性血源性 PJI 的总发生率为 5/100。复杂初次 TKA、非感染翻修和感染翻修，其发生率分别为 1/33（3%）、1/45（2%）和 3/22（14%）[4]。

二、关节镜 DAIR

关节镜下 DAIR 创伤最小，可用于一小部分假体固定良好的急性感染患者[5]，如关节镜手术只是治疗的开始，有利于抗生素对感染的控制，但其作用有限，因为理论上生物膜不可能被完全清除。关节镜下 DAIR 在急性 PJI 的早期最有效。其适应证为：病原微生物未形成强生物膜；极度虚弱的患者；作为抗生素压制治疗的辅助手段；或作为诊断检查的一部分。如果行关节镜下 DAIR，应使用大量液体和附加入路[5]。

三、切开 DAIR

Encinas-Ullán 等认为，治疗 PJI 的方法中，与一期或二期翻修相比，切开 DAIR 在技术上要求最低，最经济，合并症较低[6]。然而，切开

第13章 全膝置换术后远期急性血源性感染

Late Acute Hematogenous Infection Following Total Knee Arthroplasty: Debridement, Antibiotics and Implant Retention (DAIR), One-Stage Revision or Two-Stage Revision

DAIR 的失败率可能较高，并且可能影响二期翻修的效果。表 13-1 总结了切开 DAIR 的适应证。

对于慢性感染（大于术后 4 周，隐匿性症状发作），不建议行切开 DAIR[6]。

表 13-1 TKA 术后远期急性血源性感染 DAIR 适应证
• 临床症状和体征持续时间少于 3 周
• 假体固定良好且局部软组织状况良好（无脓肿或窦道）
• 低毒力细菌感染
• 老年患者骨量较少，合并多种疾病（对这类患者来说，麻醉和大手术风险极大）
• 无免疫功能低下

四、一期翻修

表 13-2 列出了最有可能从一期翻修中获益的患者纳入标准[7]。表 13-3 列出了 TKA 术后急性血源性感染不能一期翻修的主要标准[8, 9]。

表 13-2 TKA 远期急性血源性感染，最有可能从一期翻修术中获益的患者纳入标准
• 轻度骨丢失及软组织缺损，可以一期修复
• 无免疫功能低下
• 低毒力细菌，术前有明确有效的抗生素
• 患者能耐受麻醉

表 13-3 TKA 术后远期急性血源性感染不能一期翻修的主要标准
• 存在全身性脓毒症
• 感染细菌不明
• 耐药细菌引起的感染
• 存在窦道
• 关节处存在严重的软组织缺损

五、二期翻修

二期翻修仍然是 PJI 治疗的金标准[10]。骨科、感染科、微生物科和病理科的多学科合作对于二期翻修成功至关重要。因此，这些手术最好在专科医院进行。二期翻修的目的是消除感染并重建关节，以获得无疼痛、稳定且对线良好的膝关节。手术应选择合适的入路，小心取出假体，在一期手术时尽量减少骨丢失。在植入新假体之前，使用含抗生素骨水泥的关节型占位器可缩短全身抗生素治疗时间，改善患者肢体功能。确定植入新假体的时机最常用的指标仍然是 C 反应蛋白（C-reactive protein，CRP）和红细胞沉降率（erythrocyte sedimentation rate，ESR）。二期翻修时，术中病理无法完全排除感染的存在[10]。

六、对比研究：DAIR，一期翻修还是二期翻修

PJI 是骨科医生面临的重大挑战[11, 12]。切开 DAIR 创伤小，可保留有功能的假体，避免取假体及后续手术操作相关的合并症。尽管 DAIR 适应证很窄，但考虑其代价明显低于翻修手术，因此是符合条件的急性血源性 PJI 患者的首选方法[1, 13, 14]。DAIR 成功率在文献中差异很大（30%～80%）[15-23]。但是，大多数研究是在 PJI 定义标准化之前进行的[24]，治疗失败的定义也存在很大差异。尽管 DAIR 仍然是二期翻修的可行且微创的替代方案，但最近的研究表明，失败的 DAIR 与再行二期翻修失败密切相关[25, 26]。原因尚不清楚，可能是二期翻修的早期实施清创更彻底，并最终更易治疗成功；或者可能是 DAIR 失败的患者体内有毒力更强或耐药性更强的微生物，这也是无论哪种方式处理后效果均不佳的原因。

2019 年，Leta 等对 1994—2016 年在挪威人工关节注册中心（Norwegian Arthroplasty Register，NAR）登记的 644 例 TKA 术后深部感染患者进行了回顾（即经手术治疗的 PJI），评估了其假体生存率、不同手术方法的翻修风险和死亡率（一期翻修与二期翻修和 DAIR 比较）[27]。在随访期间，19% 的 DAIR 病例、14% 的一期翻修病例和

12% 的二期翻修病例再次因 PJI 进行了再翻修。以感染为终点的 5 年生存率，DAIR 为 79%，一期翻修为 87%，二期翻修为 87%。一期翻修与二期翻修以任何原因再翻修为终点无显著差异，以感染翻修为终点也无显著差异。70 岁以上的患者中，任何原因的翻修风险一期翻修比二期翻修高 4 倍。在接受 DAIR 治疗的膝关节中，年龄对随后翻修的风险没有显著影响。PJI 翻修术后 90 天和 1 年死亡率分别为 1.2% 和 2.5%。与以前发表的研究相比，DAIR 结果良好。尽管在老年患者中，与二期翻修相比，一期翻修导致再翻修风险增加 4 倍，但一期翻修和二期翻修后的总体结果相近[27]。

2013 年，Hermann 等分析了 TKA 术后急性血源性感染（症状不超过 4 周）DAIR 的结果[28]。手术过程包括关节切开、滑膜切除、衬垫取出、灌洗、注射聚己缩胍、更换聚乙烯衬垫、必要时放置引流、灌洗、负压吸引、必要时通过整形手术闭合伤口。术后治疗包括聚己缩胍灌洗抽吸引流 3 天或引流 3 天；持续被动运动（continuous passive motion，CPM），运动度为 0°～30°；第 5 天拔除引流管，然后逐步增加活动度及负重活动。该手术成功率为 70%[28]。

2014 年，Konigsberg 等介绍了使用 DAIR 治疗 TKA 及 THA 术后急性血源性感染的经验。他们分析了 40 例患者（42 个关节；22 个 TKA，20 个 THA）[15]。手术后，在感染专家的指导下，患者接受了为期 6 周的静脉注射敏感抗生素，然后是一个疗程的口服抗生素。19 例患者发现了明显的血行播散源（45%；包括蜂窝织炎、尿路感染、口腔治疗操作、感染性血肿等）。19 例患者（45%）的发热超过 38.5℃。25 例患者中有 8 例（32%）血液培养呈阳性；且血液培养与术中培养结果一致。42 个关节中有 9 个（21%）在平均随访 56 个月（25～124 个月）后出现需要进一步手术的复发性感染，其中 8 个为葡萄球菌感染。DAIR 后感染复发的平均时间为 7 个月（1～17 个月）。再次手术包括 8 例患者的二期翻修术。1 例患者

（THA 感染、合并慢性肾功能衰竭并接受血液透析治疗）接受了永久性切除关节成形术。10 例患者（25%）在感染后 2 年内死亡。DAIR 治疗急性血源性感染在大多数患者中是成功的（2 年生存率为 76%）。非葡萄球菌感染 DAIR 失败率非常低（2 年生存率为 96%）[15]。

2016 年，He 等报道了使用 DAIR 治疗 11 例 TKA 术后急性血源性感染的结果[2]。为了提高灌洗效率，使用了真空封闭装置，并将敏感抗生素注入灌洗盐水中。11 例患者平均年龄 56.3 岁；其中男性患者 2 例（18.2%），女性患者 9 例（81.8%）。在膝关节出现症状之前，患者有菌血症史，血液培养与局部感染培养一致；最常见的感染微生物是葡萄球菌和链球菌。在这 11 例患者中，9 例患者在 2 年假体生存率上是成功的，所有非葡萄球菌感染均治疗失败。术前症状持续时间和病原体类型影响预后[2]。

2018 年，Swenson 等发表了一篇关于急性 PJI 和急性血源性 PJI 行 DAIR 的回顾性综述[29]。他们试图从术前实验室结果和病史中明确 6 个月治疗结果的影响因素（治疗成功定义为保留固定良好的假体，无须进一步手术或抑制性抗生素治疗，并至少随访 6 个月）。72 例患者中有 53 例（73.6%）DAIR 成功。在 19 例失败中，14 例需要二期翻修，其中 1 例因反复感染而失败。与其他微生物相比，金黄色葡萄球菌感染 DAIR 失败的可能性更高（48.3% vs. 11.6%）。急性血源性 PJI 的成功率与急性 PJI 组相似（$P=0.616$）。术前红细胞压积低（≤32.1）的患者更有可能失败（55% vs. 16%）。当不存在任何危险因素时，97.1% 的 PJI 患者 DAIR 治疗成功。在 DAIR 失败的患者中，2/3 的患者二期翻修术成功[29]。

2019 年，Iza 等评估了 DAIR 结果及预测因素[30]。他们回顾分析了所有 DAIR 治疗的术后急性感染（距初次手术 3 个月）和急性血源性感染（$n=12$）。共 26 个膝关节，平均年龄为 73.4 岁。平均随访时间为 41 个月。总体成功率为 77%，但与 Swenson 等的研究相比，术后急性感染

第13章 全膝置换术后远期急性血源性感染

Late Acute Hematogenous Infection Following Total Knee Arthroplasty: Debridement, Antibiotics and Implant Retention (DAIR), One-Stage Revision or Two-Stage Revision

（93%）的结果明显优于急性血源性感染（58%）。金黄色葡萄球菌感染的 DAIR 成功率仅为 33%，而非金黄色葡萄球菌的感染成功率为 82%[30]。本研究样本量较小，因此很难确定急性感染和急性血源性感染之间的差异是否正确。有时很难区分慢性亚临床感染和远期急性血源性感染——由于样本量太小，仅个别误诊的慢性感染就会对统计结果产生重大影响。

2019 年，Kuo 等对 49 例接受 DAIR 的急性血源性感染进行了回顾性分析[31]。最少随访 1 年。44.9%（44 例中的 22 例）的血培养呈阳性。合并症级别高（使用 Elixhauser 标准定义）是血培养阳性的重要风险因素。血培养阳性是预测急性血源性 PJI 治疗失败的唯一重要因素。所有患者假体无感染 Kaplan-Meier 生存率为每年 53.1%，血培养阴性患者为 66.7%，血培养阳性患者为 36.4%[31]。

2019 年，Shohat 等研究了急性血源性和急性术后 PJI 患者的 DAIR 失败率，并试图确定与失败相关的风险因素[32]。他们回顾性分析了 199 例 TKA 患者，这些患者均因急性术后 PJI（术后 3 个月内）或急性血源性 PJI（术后 3 个月以后，突发症状时间<3 周）行 DAIR 治疗。患者均符合肌肉骨骼感染学会（Musculoskeletal Infection Society,MSIS）PJI 诊断标准。根据德尔菲标准（Delphi criteria）定义 1 年治疗失败。所有患者 1 年失败率为 37.7%（199 例中有 75 例）。在急性血源性感染患者中，失败率（56%，52 例中的 29 例）几乎是急性术后感染患者（31%，147 例中的 46 例）的 2 倍。同样，鉴于急性血源性感染诊断仅考虑症状出现的时长，不需要任何诱发事件或血培养阳性，其中有一部分实际上可能是慢性亚临床感染。表 13-4[32] 总结了 DAIR 治疗失败的预测因素。

结论

DAIR 治疗远期急性血源性感染有很好的证据支持。根据现有研究，晚期血源性感染的失败风险似乎高于术后急性感染，但这可能由于将慢性亚临床感染误诊为急性血源性感染。合并症增加了失败的概率。与 DAIR 失败相关的特殊合并症包括慢性阻塞性肺疾病、糖尿病和恶性肿瘤史。多种微生物感染或葡萄球菌感染的患者也更有可能发生 DAIR 失败。与 DAIR 失败相关的临床和实验室风险因素是术中发现脓液、收缩压升高、心动过速和高 CRP，一项研究表明血培养阳性与失败风险增加相关。

在 Cochrane 中心对照试验登记册中，目前正在进行一项题为"如何通过使用骨内抗生素改善 PJI 的清创冲洗效果"的试验（https://clinicaltrials.gov/show/NCT03713528，2018）。这是一项双臂、多中心、随机、优效性临床试验。

表 13-4 清创、抗生素和 DAIR 治疗失败的预测因素：失败率 56%
• 有翻修手术史
• Charlson 共病指数较高
• 特定合并症（慢性阻塞性肺疾病、糖尿病和恶性肿瘤史）
• 多种微生物感染
• 存在术中脓液
• 收缩压升高
• 心动过速
• 高 C 反应蛋白（CRP）

参考文献

[1] Kuiper JW, Willink RT, Moojen DJ, van den Bekerom MP, Colen S. Treatment of acute periprosthetic infections with prosthesis retention: review of current concepts. World J Orthop. 2014;5:667-76.

[2] He R, Yang L, Guo L, Chen H, Zhang Y, Jiang DM. Management of acute hematogenous infection following total

knee arthroplasty: a case series of 11 patients. Orthop Surg. 2016;8:475-82.

[3] Cook JL, Scott RD, Long WJ. Late hematogenous infections after total knee arthroplasty: experience with 3013 consecutive total knees. J Knee Surg. 2007;20:27-33.

[4] Westberg M, Grøgaard B, Snorrason F. Infection after constrained condylar knee arthroplasty: incidence and microbiological findings in 100 consecutive complex primary and revision total knee arthroplasties. J Bone Jt Infect. 2018;3:260-5.

[5] Miles J, Parratt MT. Arthroscopic debridement of infected total knee arthroplasty. In: Rodriguez-Merchan EC, Oussedik S, editors. The infected total knee arthroplasty. Springer International Publishing AG; 2018. p. 127-31.

[6] Encinas-Ullán CA, Martínez-Lloreda A, Rodríguez-Merchán EC. Open debridement and polyethylene exchange (ODPE) in the infected total knee arthroplasty. In: Rodriguez-Merchan EC, Oussedik S, editors. The infected total knee arthroplasty. Springer International Publishing AG; 2018. p. 133-8.

[7] Pietrzak JRT, George DA, Haddad FS. One-stage revision arthroplasty in the infected total knee arthroplasty. In: Rodriguez-Merchan EC, Oussedik S, editors. The infected total knee arthroplasty. Springer International Publishing AG; 2018. p. 139-49.

[8] Jiranek WA, Waligora AC, Hess SR, Golladay GL. Surgical treatment of prosthetic joint infections of the hip and knee: changing paradigms? J Arthroplast. 2015;30:912-8.

[9] Parvizi J, Gehrke T, Lombardi A, et al. Onestage versus two-stage exchange. J Orthop Res. 2014;32:S141.

[10] Garabito-Cociña A, Gómez-Cardero P, Rodríguez-Merchán EC. Two-stage revision of infected total knee arthroplasty. In: Rodriguez-Merchan EC, Oussedik S, editors. The infected total knee arthroplasty. Springer International Publishing AG; 2018. p. 151-63.

[11] Di Benedetto P, Di Benedetto ED, Salviato D, Beltrame A, Gissoni R, Cainero V, et al. Acute periprosthetic knee infection: is there still a role for DAIR? Acta Biomed. 2017;88(2S):84-91.

[12] Parvizi J, Zmistowski B, Adeli B. Periprosthetic joint infection: treatment options. Orthopedics. 2010;33(9):659.

[13] Van Kleunen JP, Knox D, Garino JP, Lee GC. Irrigation and debridement and prosthesis retention for treating acute periprosthetic infections. Clin Orthop Relat Res. 2010;468:2024-8.

[14] Osmon DR, Berbari EF, Berendt AR, Lew D, Zimmerli W, Steckelberg JM, et al. Infectious Diseases Society of America. Executive summary: diagnosis and management of prosthetic joint infection: clinical practice guidelines by the Infectious Diseases Society of America. Clin Infect Dis. 2013;56:1-10.

[15] Konigsberg BS, Della Valle CJ, Ting NT, Qiu F, Sporer SM. Acute hematogenous infection following total hip and knee arthroplasty. J Arthroplast. 2014;29:469-72.

[16] Marculescu CE, Berbari EF, Hanssen AD, Steckelberg JM,

Harmsen SW, Mandrekar JN, et al. Outcome of prosthetic joint infections treated with debridement and retention of components. Clin Infect Dis. 2006;42:471-8.

[17] Cobo J, Miguel LGS, Euba G, Rodrıguez D, Garcıa-Lechuz JM, Riera M, et al. Early prosthetic joint infection: outcomes with debridement and implant retention followed by antibiotic therapy. Clin Microbiol Infect. 2011;17:1632-7.

[18] Westberg M, Grøgaard B, Snorrason F. Early prosthetic joint infections treated with debridement and implant retention: 38 primary hip arthroplasties prospectively recorded and followed for median 4 years. Acta Orthop. 2012;83:227-32.

[19] Koyonos L, Zmistowski B, Della Valle CJ, Parvizi J. Infection control rate of irrigation and debridement for periprosthetic joint infection. Clin Orthop Relat Res. 2011;469:3043-8.

[20] Byren I, Bejon P, Atkins BL, Angus B, Masters S, McLardy-Smith P, et al. One hundred and twelve infected arthroplasties treated with 'DAIR' (debridement, antibiotics and implant retention): antibiotic duration and outcome. J Antimicrob Chemother. 2009;63:1264-71.

[21] Azzam KA, Seeley M, Ghanem E, Austin MS, Purtill JJ, Parvizi J. Irrigation and debridement in the management of prosthetic joint infection: traditional indications revisited. J Arthroplast. 2010;25:1022-7.

[22] Odum SM, Fehring TK, Lombardi AV, Zmistowski BM, Brown NM, Luna JT, et al. Periprosthetic Infection Consortium. Irrigation and debridement for periprosthetic infections: does the organism matter? J Arthroplast. 2011;26(Suppl):114-8.

[23] Sukeik M, Patel S, Haddad FS. Aggressive early debridement for treatment of acutely infected cemented total hip arthroplasty. Clin Orthop Relat Res. 2012;470:3164-70.

[24] Parvizi J, Gehrke T, Chen AF. Proceedings of the international consensus on periprosthetic joint infection. Bone Joint J. 2013;95-B:1450-2.

[25] Sherrell JC, Fehring TK, Odum S, Hansen E, Zmistowski B, Dennos A, et al. Periprosthetic Infection Consortium. The Chitranjan Ranawat Award: fate of two stage reimplantation after failed irrigation and debridement for periprosthetic knee infection. Clin Orthop Relat Res. 2011;469:18-25.

[26] Gardner J, Gioe TJ, Tatman P. Can this prosthesis be saved?: implant salvage attempts in infected primary TKA. Clin Orthop Relat Res. 2011;469:970-6.

[27] Leta TH, Lygre SHL, Schrama JC, Hallan G, Gjertsen JE, Dale H, et al. Outcome of revision surgery for infection after total knee arthroplasty: results of 3 surgical strategies. JBJS Rev. 2019;7(6):e4.

[28] Herrmann P, Thoele P, Heppert V. Infected knee prostheses. Part 1: early infection or acute hematogenous infection (article in German). Oper Orthop Traumatol. 2013;25:236-41.

[29] Swenson RD, Butterfield JA, Irwin TJ, Zurlo JJ, Davis CM III. Preoperative anemia is associated with failure of open debridement polyethylene exchange in acute and acute hematogenous prosthetic joint infection. J Arthroplast.

第13章 全膝置换术后远期急性血源性感染

Late Acute Hematogenous Infection Following Total Knee Arthroplasty: Debridement, Antibiotics and Implant Retention (DAIR), One-Stage Revision or Two-Stage Revision

2018;33:1855-60.

[30] Iza K, Foruria X, Moreta J, Uriarte I, Loroño A, Aguirre U, et al. DAIR (debridement, antibiotics and implant retention) less effective in hematogenous total knee arthroplasty infections. J Orthop Surg Res. 2019;14:278.

[31] Kuo F-C, Goswami K, Klement MR, Shohat N, Parvizi J. Positive blood cultures decrease the treatment success in acute hematogenous periprosthetic joint infection treated with debridement, antibiotics, and implant retention. J Arthroplast. 2019;34:3030-4.

[32] Shohat N, Goswami K, Tan TL, Fillingham Y, Parvizi J. Increased failure after irrigation and debridement for acute hematogenous periprosthetic joint infection. J Bone Joint Surg Am. 2019;101:696-703.

第 14 章　股骨远端假体周围骨折的处理：钢板、髓内钉还是关节置换术

Management of Distal Femoral Periprosthetic Fractures: Plate, Intramedullary Nail or Arthroplasty

Edward Matthews　Ian Sinha　Alexander D. Liddle　著

随着初次关节置换术数量的增加，膝关节置换术后假体周围骨折的发生率和复杂性也在增加[1]。股骨远端暴露在显著的机械应力下，当在原位进行全膝关节置换术（total knee arthroplasty，TKA）时，这种情况会发生改变，导致远端应力遮挡和骨与假体界面的应力升高。假体周围骨折最常见的部位是股骨远端髁上水平。幸运的是，这种情况的发生率很低，在 TKA 中为 0.3%～2.5%[1]。

在假体固定良好的情况下骨折通常是由于创伤导致的，在假体松动的 TKA 患者中，则骨折通常是骨质疏松导致的。在治疗有多种疾病并存和骨折特征的患者时，这 2 种情况都面临着重大且不同的挑战。

在本章中，我们将对这些挑战以及股骨远端较少见的创伤的概念、治疗以及疗效进行修订。

一、基本概念

股骨远端 1/3 为梯形，内侧髁（约 25°）和外侧髁（约 10°）在冠状面上均有倾斜。TKA 的股骨假体在干骺端这一区域骨质产生应力提升，并对其下方产生应力遮挡。

作用于股骨远端主要导致畸形的力量来自于股四头肌、腘绳肌、大收肌和腓肠肌，产生内翻、内收和内旋的特征性畸形。导致畸形的力量是强大的，很难通过保守的方法治疗，特别是较远端的骨折。

（一）风险因素

所有关节置换术都存在假体周围骨折的风险，其诱发因素可细分为导致宿主骨质较差的因素、局部应力上升的因素以及患者特异性因素，如跌倒倾向和患者的合并症。这种亚型的股骨远端骨折通常是低能量的。

患者和骨折特异性变量被明确指认为股骨远端假体周围骨折的诱发性危险因素[2]，如下表所示（表 14-1）。

（二）局部应力与切迹

TKA 设计、限制性程度和切迹都被假定为假体周围骨折的危险因素，但尚未提供确凿的临床证据来确定因果关系。生物力学研究已经确定，股骨前皮质切迹使股骨的弯曲负荷和扭转负荷分别减弱 18% 和 39%[3]，但没有确凿的临床证据表明切迹与较高的骨折发生率相关。

表 14-1　诱发股骨远端假体周围骨折的危险因素	
骨量较差	骨质疏松，激素，吸烟，维生素 D 缺乏，类风湿关节炎
局部应力增加	TKA 术后僵硬，切迹，既往皮质螺钉孔，假体界面
患者	BMI，神经系统疾病和肌张力障碍，老龄

TKA. 全膝关节置换术；BMI. 体重指数

表 14-2　Lewis 和 Rorabeck[4]
Ⅰ型：骨折无移位，假体稳定
Ⅱ型：骨折移位，假体稳定
Ⅲ型：骨折移位、假体失效或松动

表 14-3　Su 等[5]
• 骨折位于股骨假体以外的近端
• 骨折起源于假体的近端，并向近端延伸
• 股骨假体区域内的骨折（股骨假体前翼以远）

其他因素包括股骨假体前翼与皮质骨界面的应力遮挡产生的应力升高。假体的设计因素包括是否为后稳定假体进行较大的髁间截骨，也起到了一定的作用。

同侧全髋关节置换术增加了应力升高的效应，这也使治疗更具挑战性。

二、分型

大多数的分型是基于骨折的解剖位置、骨折移位的程度以及假体是松动的还是固定良好的。这些分型很简单，并且假设假体是初次的全膝关节置换假体且没有明显的股骨延长杆。

Lewis 和 Rorabeck（1997）分型已被广泛接受。它基于骨折的移位程度和假体固定的质量（表 14-2）。

文献中报道的最常见的骨折类型是 Ⅱ 型。Su 等[5] 概述了一种分型系统，它从解剖部位的角度描述这些骨折（表 14-3）。

源自 Vancouver 髋部骨折分型的统一分型系统[6] 也增加了股骨远端骨折的分型，涵盖了更广泛的情况（包括假体间骨折），其中髋关节和膝关节假体都是保持在位的。所有可用的分型系统在突出解剖或骨折相关的假体情况方面都是有用的，但不能将所有因素综合在一起，也不清楚它们在指导治疗方面的有效性。特别是在考虑行内固定手术还是翻修手术治疗时，以及确定骨折的

可能预后时，年龄、合并症和功能等患者特有的特征是重要的。

三、治疗

治疗这些骨折的目的是实现早期活动度，允许早期负重和康复。这些骨折大多发生在年老、虚弱的人群中，可以认为它们类似于髋部骨折，在髋部骨折中，手术的耐受性和手术后完全负重的能力是重要的期望。

总体而言，手术治疗主要有 3 种方法：逆行或顺行股骨髓内钉；切开复位锁定钢板固定；用全膝关节翻修术或股骨远端置换术替换远端的骨折段。有时，髓内钉和钢板结合使用。

在大多数情况下，采用哪种治疗方法取决于骨折的特点。对于大多数外科医生来说，远端粉碎性骨折合并假体松动对许多人来说是不需要考虑内固定治疗的，而 Rorabeck 和 Lewis 分型中的 Ⅰ 型骨折采用内固定治疗是较为简单的抉择。

外科医生在进行内固定治疗时仍然需要考虑骨的质量、TKA 内是否存在关节僵硬、TKA 的磨损情况以及任何骨溶解的可能性，这些都可能促使外科医生进行翻修或股骨远端置换术。

患者的特殊特征，如年龄、合并症和功能，是假体或内固定失败，以及患者是否能耐受外科手术时的重要考虑因素。

（一）髓内固定

逆行股骨髓内钉常用于股骨远端骨折，这是创伤登记系统数据的综述结果所提倡的[7]。这项研究总结了 297 例接受髓内钉（intramedullary nail，IMN）或锁定钢板治疗的患者，他们发现 IMN 的生活质量评分（EQ-5D 指数）更好，而且与锁定钢板相比，IMN 在力线方面的差异性非常小。

通常情况下，患者仰卧，用楔形或三角形垫子以使膝关节屈曲到 30°，这些必须是透 X 线的。理想情况下，闭合复位是通过牵引和旋转来确认的。然后通过影像增强器导丝置入行关节切开术，沿假体进行入口的磨挫。

选择 IMN 治疗此型假体周围骨折有重要的技术考虑。一个重要的考虑因素是 TKA 中股骨假体髁间的结构。有关钉子直径和股骨假体髁间开口大小的文献很多[8]。另一个重要的考虑因素是股骨假体髁间开口的位置和在远端节段合适的解剖位置插入髓内钉，以避免造成畸形愈合。远端骨量必须足够用来固定远端锁定螺钉；同样地，髓内钉的远端锁定螺钉必须足够远，以足够把持住骨折，并且有生物力学证据表明，如果达到成角稳定，这是更好的。

IMN 固定的潜在优势是确定的。它们是一种负荷分担装置，可以在不剥离骨膜和损伤血液供应的情况下使用。髓内扩髓的过程刺激血液供应并促进骨折愈合。避免了在挫伤的软组织和骨折部的关节置换区域实施过大的手术入路，在此方面具有明显的优势。在可以闭合复位的情况下，可以采用微创入路进行固定来减轻手术的生理负担。

（二）锁定钢板固定

股骨远端锁定加压钢板可实现坚强固定。髓内钉的位置和设置是相同的。作者倾向于采用髌旁外侧入路或使用最外侧的瘢痕，这样可以很好地暴露到股骨前外侧进行钢板固定，并可作为内侧辅助钢板固定的有效切口。

许多当代的设计都提供了可变角度的锁定螺钉，用于固定到钢板中。可以提供极好的装置，供有经验的外科医生来复位和固定这些骨折。然而，钢板固定作为一种髓外承重装置很容易受到其设计的影响，并且没有 IMN 那样的力学优势。在假体周围有骨质疏松、粉碎性骨折的情况下使用钢板时，意味着它有内翻塌陷和进行性畸形的危险。

钢板固定和 IMN 均可使用辅助钢板进行加强固定，包括在股骨远端的内侧柱上使用或使用 90° 结构钢板。这进一步增加了远端的金属负担，但在高度粉碎性骨折的固定中可能提供了更多的稳定性。固定的另一种辅助方法是使用可注射的骨替代物，甚至使用聚甲基丙烯酸甲酯骨水泥。

股骨远端双锁定钢板正交平面固定具有生物力学优势[9]。然而，几乎没有临床数据支持其成为常规做法，但确实具有生物力学优势，在治疗骨质疏松症患者时应予以考虑。

（三）固定结果

患者的合并症、功能和骨折解剖差异很大，再加上此类骨折相对较少，这意味着缺乏关于股骨远端假体周围骨折固定效果的前瞻性临床数据。

许多已发表的文献都来自于回顾性病例系列，因此，最近对这些数据的任何综述的结论都受到这一点的限制。

在最近的系统综述中，根据 Rorabeck 分型系统，报道最多的骨折分型是 II 型（488 例中的 363 例）[10]。这篇综述报道了骨折愈合的疗效，IMN 的愈合率为 84%，锁定钢板的愈合率为 87%。两组并发症发生率均较高，锁定钢板组为 35%，IMN 固定组为 53%。最常见的是畸形愈合或不愈合。

其他系统性综述显示 IMN 和钢板内固定的不愈合率几乎没有差别，但提示 IMN 内固定的畸形愈合比钢板内固定更常见（OR=2.37）[11]。

Li 等[12] 在锁定钢板与逆行髓内钉的 Meta 分析中显示 6 个月愈合率、手术时间、并发症发生率和愈合时间无统计学差异。一项随机对照试验（TRAFFIX）被设计用来比较原发股骨远端骨折和假体周围股骨远端骨折的髓内钉和钢板固定，一项可行的研究已经开始[13]。外科医生专业知识和偏好的差异预计将使招募具有挑战性，但在这个问题上已经有了明确的随机对照试验（RCT）

的计划。

最近，有人提出使用髓内钉和钢板的组合来克服这两种技术的缺点（图 14-1）。其基本原理是，通过实施这两种部件的固定，施加在每个部件上的压力减少，进而降低失败的可能性。Liporace 和 Yoon[14] 报道了 15 例股骨远端假体周围骨折（n=9）或原发骨折（n=6）的治疗结果。所有患者均按术后所能耐受的负重程度进

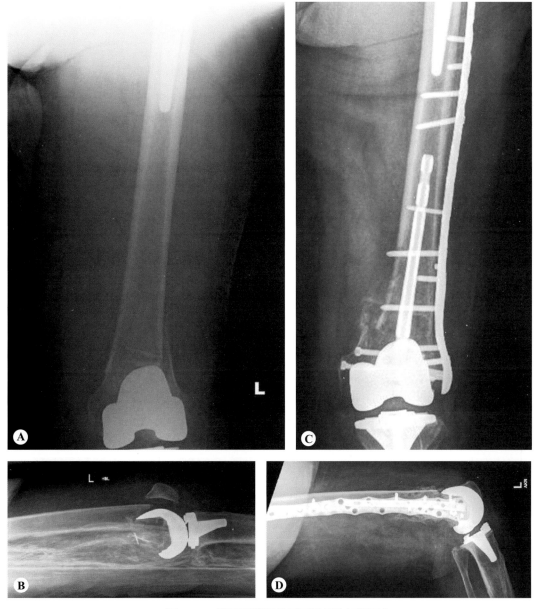

▲ 图 14-1　股骨远端假体周围骨折的钉板固定

A 和 B. 1 例老年骨质疏松患者股骨远端移位骨折的正位片和侧位片；C 和 D. 钉 – 板联合固定术后的正位片和侧位片

行负重。结果与髋部骨折相似，约 50% 的患者（14 例中的 8 例）失去了一定程度的活动能力，但没有骨不连、内固定物失败或重返手术室的情况。

固定失败这一并发症带来较大的感染风险，并对本已虚弱的人群构成较大挑战。主要的抉择是继续以进一步固定愈合为目标，还是改用股骨远端置换（distal femoral replacement，DFR）（图 14-1）。

四、初次肿瘤假体置换术

骨折的关节翻修术是将股骨远端切除到骨折近端，用有延长杆的、限制性假体替换，并对胫骨假体进行翻修，适应于假体松动、内固定不稳定以及先前的固定失败。禁忌证是疑似感染或确认感染，以及患者太虚弱，生理情况无法耐受手术（表 14-4）。

对于虚弱患者的此类骨折，一期行肿瘤假体置换术（endoprosthetic replacement，EPR）可以通过早期负重为保持独立活动能力提供机会，这本身就提供了比内固定更显著的优势。显然，这种选择更适合不希望保留骨量的情况，而且在大多数情况下是针对没有明显合并症负担的老年患者。

在行 DFR 时，患者仰卧，可以显露到股骨近端。采用扩大的外侧或内侧髌旁入路，切口延伸至股直肌肌腹。很难使用止血带，因其使用高度可能会占用手术范围。预置无菌止血带通常是一种更务实的方法。

股骨骨折部位近端用大型复位钳夹住，并加以保护以避免对腘窝和神经血管束造成损伤。然后在骨膜下层对附着在远端骨折部位的软组织进行剥离，以进入股骨后部，并切除股骨远端。

骨水泥型 DFR 是作者偏好的假体类型（图 14-2），因为根据定义，在此类患者中骨质通常较差。股骨远端的骨柄长度取决于骨折水平，理

表 14-4　股骨远端假体周围骨折肿瘤假体置换术的适应证和禁忌证	
适应证	禁忌证
• 假体松动 • 因骨量较差导致的内固定不稳 • 先前多次内固定失败 • 相对适应证：受伤前的年龄和 TKA 功能	感染

想情况下与骨干接合，不过对于骨水泥固定的窄柄来说，这一点可能不那么重要[15]。

DFR 在创伤治疗中的结果并没有很好地发表。更常见的指征是 TKA 失败或先前内固定失败、感染和肿瘤手术。显然，这些适应证对假体的疗效有重大影响。同样，许多已发表的文献仅限于扩展的病例系列，没有对照组。

DFR 失败最常见的原因是感染、无菌性松动和假体周围骨折。现有的大多数已发表的病例系列只有 30 例或更少的患者，没有对照组。Lokikere 等[16]2016 年报道了一项对连续 25 例患者（平均年龄 72 岁）的综述，发现术后早期（不到 2 年）的再翻修率为 8%，另有 3 例患者在术后早期发生了假体周围骨折。然而，他们没有报道任何早期感染。

Springer 等[17] 报道了 26 例中 5 例（19%）膝发生感染的病例，发病率高，在这种情况下翻修的选择有限。

Korim 等 2013 年[18] 进行了一项系统回顾，报道了 241 例非肿瘤适应证的 EPR。他们描述说，全因再次手术率为 17%，其中感染最常见，比例为 15%，无菌性松动和骨折的比例均为 5%。据报道，3 年期的死亡率为 22%，反映了这一组患者的虚弱程度。这突出了重要的一点，即股骨远端置换是一种抢救手术，虽然在术后早期康复方面有优势，但与之相关的死亡率和发病率很高。

2019 年进行了一项可行的随机对照试验

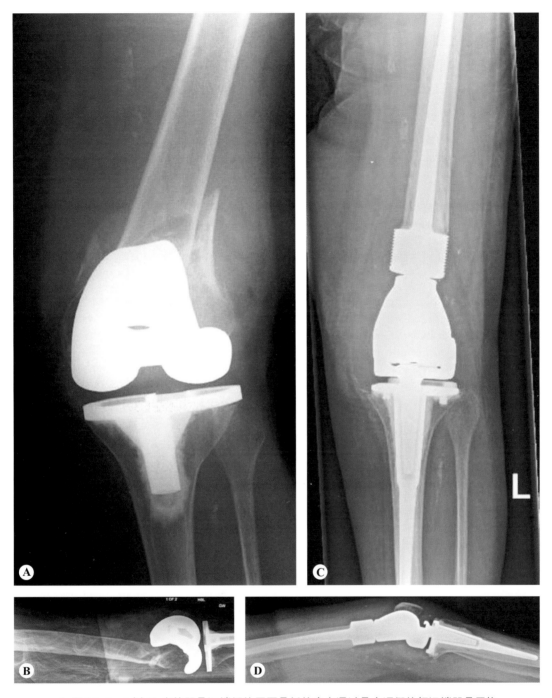

▲ 图 14-2　1 例 93 岁的股骨远端假体周围骨折的患者通过骨水泥假体行远端股骨置换

A 和 B. 骨质疏松患者股骨远端假体周围低位骨折的正位片和侧位片；C 和 D. 原位股骨远端置换术（Mets,
Stryker, Stanmore, UK）的正位片和侧位片

KFORT 研究，将内固定与股骨远端置换进行比
较。在招募和留住患者方面遇到了重大挑战，使
得这项研究变得不可行。关于这个问题的进一步
证据很可能来自观察性研究[19]。

结论

股骨远端骨折是一种极具挑战性的罕见创
伤。由于要考虑各种各样的患者和手术因素，没

有高水平的证据数据来支持一种治疗策略而不是另一种治疗策略。众所周知，到目前为止，最常见的是有骨折移位的髁上骨折，并有足够的骨量，对于该分型应该用 IMN 还是锁定钢板治疗，似乎是均衡的。文献中也一致认为，最好避免非手术治疗。对于较难处置的骨折患者，以及存在严重并发症而无法进行早期康复活动的患者，股骨远端置换是一种可行的替代方案。

参考文献

[1] Welch T, Iorio R, Marcantonio AJ, Kain MSH, Tilzey JF, Specht LM, et al. Incidence of distal femoral periprosthetic fractures after total knee arthroplasty. Bull Hosp Jt Dis. 2013;74:287-92.

[2] McGraw P, Kumar A. Periprosthetic fractures of the femur after total knee arthroplasty. J Orthop Traumatol. 2010; 11:135-41.

[3] Lesh ML, Schneider DJ, Deol G, Davis B, Jacobs CR, Pellegrini VD Jr. The consequences of anterior femoral notching in total knee arthroplasty. A biomechanical study. J Bone Joint Surg Am. 2000;82:1096-101.

[4] Rorabeck CH, Taylor JW. Classification of periprosthetic fractures complicating total knee arthroplasty. Orthop Clin North Am. 1999;30:209-14.

[5] Su ET, DeWal H, Di Cesare PE. Periprosthetic femoral fractures above total knee replacements. J Am Acad Orthop Surg. 2004;12:12-20.

[6] Duncan CP, Haddad FS. The unified classification system (UCS): improving our understanding of periprosthetic fractures. Bone Joint J. 2014;96-B:713-6.

[7] Hoskins W, Sheehy R, Edwards ER, Hau RC, Bucknill A, Parsons N, et al. Nails or plates for fracture of the distal femur? Bone Joint J. 2016;98-B:846-50.

[8] Jones MD, Carpenter C, Mitchell SR, Whitehouse M, Mehendale S. Retrograde femoral nailing of periprosthetic fractures around total knee replacements. Injury. 2016;47:460-4.

[9] Beaino El M, Morris RP, Lindsey RW, Gugala Z. Biomechanical evaluation of dual plate configurations for femoral shaft fracture fixation. Biomed Res Int. 2019; 2019: 5958631.

[10] Ebraheim NA, Kelley LH, Liu X, Thomas IS, Steiner RB, Liu J. Periprosthetic distal femur fracture after total knee arthroplasty: a systematic review. Orthop Surg. 2015;7:297-305.

[11] Ristevski B, Nauth A, Williams DS, Hall JA, Whelan DB, Bhandari M, et al. Systematic review of the treatment of periprosthetic distal femur fractures. J Orthop Trauma. 2014;28:307-12.

[12] Li B, Gao P, Qiu G, Li T. Locked plate versus retrograde intramedullary nail for periprosthetic femur fractures above total knee arthroplasty: a meta-analysis. Int Orthop (SICOT). 2016;40:1689-95.

[13] Griffin XL, Costa ML, Phelps E, Parsons N, Dritsaki M, Png ME, et al. Retrograde intramedullary nail fixation compared with fixed-angle plate fixation for fracture of the distal femur: the TrAFFix feasibility RCT. Health Technol Assess. 2019;23:1-132.

[14] Liporace FA, Yoon RS. Nail plate combination technique for native and periprosthetic distal femur fractures. J Orthop Trauma. 2019;33:e64-8.

[15] Matthews E, Waterson HB, Phillips JR, Toms AD. Zonal fixation in knee replacement surgery—is there any clinical or biomechanical evidence to justify it? Bone Joint J. 2020;360:4-9.

[16] Lokikere N, Saraogi A, Sonar U, et al. Outcomes of distal femoral replacement for complex knee revisions with bone loss. Orthop Proc. 2016;98-B:7-7.

[17] Springer BD, Sim FH, Hanssen AD, Lewallen DG. The modular segmental kinematic rotating hinge for nonneoplastic limb salvage. Clin Orthop Relat Res. 2004; (421): 181-7.

[18] Korim MT, Esler CNA, Reddy VRM, Ashford RU. A systematic review of endoprosthetic replacement for non-tumour indications around the knee joint. Knee. 2013; 20: 367-75.

[19] Hull PD, Chou DTS, Lewis S, Carrothers AD, Queally JM, Allison A, et al. Knee fix or replace trial (KFORT): a randomized controlled feasibility study. Bone Joint J. 2019;101-B:1408-15.

第 15 章　有金属过敏史患者的全膝关节置换术：传统膝关节假体还是低致敏性假体

Total Knee Arthroplasty in Patients with a History of Metal Allergy: Conventional Implant or Hypoallergenic Implant

E. Carlos Rodríguez-Merchán　Alexander D. Liddle　著

众所周知目前传统全膝关节置换术（total knee arthroplasty，TKA）材料（钴基合金，包括钴、铬和镍）有着很好的生物相容性 [1]。然而，这种材料可以引起免疫反应，其在 TKA 预后中的作用尚不清楚 [1, 2]。已发表的文献中提及了一些过敏反应，如湿疹、荨麻疹、持续肿胀或无菌性松动 [3]。尽管对 TKA 中使用的金属存在致敏性是普遍存在的，但很少有患者表现出相应症状。镍、铬和钴是最典型的致敏剂，但对钛和钒的过敏反应也有报道 [1]。

免疫反应的特点是血管周围 T 和 B 淋巴细胞组织浸润致 TKA 周围。浸润物主要被高内皮小静脉包围。这种反应可能与假体周围的骨溶解和假体无菌性松动有关。利用排除诊断的方法鉴别超敏反应和低毒感染，可应用关节液培养和滑膜的病理组织学分析 [4]。很难预测患者是否会对金属植入物产生过敏症状。尽管 20%～25% 的 TKA 患者（女性比例更高）在临床测试中对金属过敏，但几乎没有患者（＜1%）出现症状 [5, 6]。

本章的目的是回答以下问题：如果预行 TKA 的患者告知有金属过敏史，我们该怎么办？应该做哪些检查来确认或排除诊断？我们应该应用传统假体（由钴基合金制成）还是"低致敏性"假体？

一、金属过敏的诊断：应该做什么测试，它们可靠吗

在已行 TKA 的患者中诊断金属过敏具有挑战性。皮肤过敏的常规检测是皮肤斑贴试验（skin patch tests，SPT），然而，目前尚不清楚 SPT 诊断 TKA 假体相关过敏的可靠性。应在排除其他来源的疼痛和肿胀后作出诊断，比如低毒感染、关节不稳定、假体松动或旋转不良、牵涉痛和复杂区域疼痛综合征 [7]。TKA 术后的金属过敏主要表现为两种方式：皮炎或膝关节持续的疼痛性滑膜炎。红细胞沉降率（erythrocyte sedimentation rate，ESR）、C 反应蛋白（C-reactive protein，CRP）和关节液检验通常为阴性。

2016 年，Bravo 等研究了有金属过敏史且 SPT 阳性的患者是否比 SPT 阴性的患者，以及对照组患者的 TKA 预后更差 [8]。他们得出的结论是 SPT 阳性在预测 TKA 术后的中期结果中没有实际价值。因此，他们不建议将 SPT 作为临床上指导 TKA 假体类型选择的手段。

SPT、白细胞迁移抑制试验（leukocyte migration inhibition test，LMIT）和淋巴细胞转化试验（lymphocyte transformation tests，LTT）是常用的评估金属超敏反应的方法[9, 10]。许多患者会告知有金属过敏史——自我报告的金属过敏（self-reported metal allergy，SRMA），这经常被用作 TKA 前金属过敏的筛查工具[11]；然而，SRMA 同样不能可靠预测 TKA 的术后情况。

2019 年，Yang 等分析了 LTT 试验阳性与组织病理学结果以及临床和功能结果之间的关系[12]。他们研究了 27 例固定良好的无感染的初次 TKA，其中有的患者存在持续疼痛和（或）僵硬的症状。根据 LTT 阳性结果，对患者进行可疑镍过敏原筛查。翻修手术时取材的假体周围组织样本，使用无菌淋巴细胞为主的血管炎相关病变（aseptic lymphocyte-dominated vasculitis-associated lesion，ALVAL）评分系统进行评分。8 例患者被认为几乎没有反应；11 例患者通过 LTT 表现出对镍产生强烈反应。在常规组织病理学研究中，27 例患者中有 17 例（63%）出现纤维化和不同程度的淋巴细胞浸润。结论是 LTT 试验阳性可能无法证明免疫反应是原发性 TKA 后疼痛和僵直的来源。

二、金属过敏对 TKA 疗效的临床影响

2008 年，Granchi 等评估了金属过敏对 TKA 临床疗效的影响[2]。94 例患者接受了 SPT，涉及钴基合金（铬 – 钴 – 钼）和钛基合金（钛 – 铝 – 钒）的代表性半抗原。其中 20 例尚未接受关节置换术，27 例 TKA 功能良好，47 例假体松动。无论假体稳定还是松动，TKA 术后皮肤对金属的阳性反应发生率显著增加（无假体 20%；稳定 TKA 48.1%，$P=0.05$；松动 TKA 59.6%，$P=0.001$）。在至少含有一种钛 – 铝 – 钒成分的稳定 TKA 患者中，发现钒 SPT 阳性的发生率较高（39.1%，$P=0.01$）。根据 Granchi 等的研究，金属过敏的临

床病史似乎是一个危险因素，因为在术前有金属过敏症状的 TKA 患者的失败风险是普通患者的 4 倍。虽然该研究的样本量非常小，但生存分析的结果支持其预测价值。本研究证实，TKA 患者 SPT 阳性的发生率高于普通人群；然而，由于 SPT 不能区分假体的稳定和松动，因此致敏作用没有预测预后的价值。Granchi 等指出，初次 TKA 手术前金属过敏症状的存在应被视为假体失败的潜在风险因素。

2008 年，Schuh 等分析了 300 例全髋关节置换术（THA，$n=214$）或 TKA（$n=86$）患者（100 例男性患者，200 例女性患者），使用了假体和过敏工作组的标准化问卷，对过敏原尤其是对不同金属的过敏进行了分析。目的是明确对合金成分过敏反应的发生率[3]。平均随访时间为 33.3 个月（范围：3~174 个月）。在 39 例患者中观察到不同的过敏反应。通过 SPT，12 例患者（4%）对镍有过敏反应，4 例患者（1.3%）对钴有过敏反应，2 例患者（0.7%）对铬有过敏反应。1 例对镍过敏的患者在使用金对金界面的 THA 后表现出骨质溶解或复发性积液的现象（尽管这可能与过敏有关或无关）。1 例 TKA 后出现反复关节积液或湿疹的患者，表现出对过氧化苯甲酰过敏。在对合金成分过敏的其余患者中，未观察到不良事件。大多数过敏患者可以毫无问题地耐受 TKA。然而，Schuh 等得出的结论是，需要进一步研究以识别不耐受传统 TKA 的过敏患者，从而决定是否使用低致敏性假体。

2016 年，Nam 等评估了过敏和患者报告结果之间的关系。术前自诉有金属过敏史的患者，术后功能和心理健康状况均低于无过敏史的患者[13]。术后 2 年以上的患者（$n=1494$；906 例初次 THA；589 例初次 TKA）完成了一份针对金属过敏的术前调查问卷。比较了有金属过敏和无金属过敏两组的临床结果。患者报告的金属过敏发生率在 THA 中为 2.3%，在 TKA 中为 4.1%；97.8% 的金属过敏患者是女性。TKA 术后，金属过敏组的膝关节功能、症状、满意度和期望值

较低（$P<0.001\sim0.002$）。与非金属过敏组相比，THA 术后金属过敏患者的 SF-12 心理成分评分较差，SF-12 心理成分评分的改善程度较小（分别为 $P<0.0001$ 和 $P=0.001$）。

2019 年，Schmidt 等分析了 SRMA 对 TKA 术后的影响[11]。在 4 年的时间里，168 例 SRMA 患者接受了 TKA 手术；150 例（89%）接受无镍假体，18 例（11%）接受含镍的钴铬假体。平均年龄为 67 岁，其中 95% 为女性。对照组为 858 例没有 SRMA 的 TKA 患者（平均年龄 68 岁）。对照组和实验组按性别配对。在无镍和含镍的 SRMA 组之间没有观察到差异。SRMA 患者和非 SRMA 患者的早期功能结果相似。

三、我们应该植入传统初次 TKA 还是低致敏性 TKA

2013 年，Thomsen 等发表了一项在德国关节置换工作组成员中进行的调查（应答率为 86.7%），发现有 0.6% 的 TKA 患者术后对镍或钴过敏[14]。只有 1/3 的人需要翻修 TKA。尽管过敏患者并不常见，但 84% 的外科医生倾向于在自诉过敏的患者中植入带涂层的 TKA 假体。Thomsen 等建议在进行翻修 TKA 之前，应进行关节镜下滑膜活检以排除感染和过敏，并将标本送去做组织学和微生物学检查。2015 年，Mitchelson 等的一项文献综述中认为，金属 TKA 假体与可能导致无菌性失败的超敏反应之间存在潜在的因果关系[15]。

Lachiewicz 等报道称，如果 TKA 术后怀疑金属超敏反应且非手术治疗失败，钛合金或锆涂层的假体应用于翻修 TKA 术可获成功。然而，外科医生必须告诉患者，没有循证指南可用于这个问题的治疗，特别是筛选决定环节。这种翻修的结果是不可预测的。考虑到现有检测方法的局限性，在 TKA 术前对患者进行广泛的金属过敏筛查是没有必要的[7]。

2016 年，Ajwani 和 Charalambous 确定了 15 种"超敏友好"系统，适用于对金属有超敏反应的患者：10 种植入物为具有"超敏友好型"外涂层的铬钴假体，5 种植入物完全由非铬钴合金制成[16]。此外，上述的一些系统提供了与传统假体相同的手术设计和技术。

2018 年，Eftekhary 等指出，术前测试或常规使用低致敏 TKA 假体均无循证支持[17]。2019 年，Saccomanno 等不建议在 TKA 之前进行常规过敏试验或皮肤斑贴试验，除非有明确的局部或全身反应史。原因是金属过敏与假体相关不良事件之间的关系缺乏证据。对于有过敏病史和检测阳性的患者，应考虑采用"超敏友好型"TKA。实际上，在初次 TKA 失败后，只有在排除最常见的失败原因后，甚至应该在短期治疗皮炎和疼痛后，才应考虑一期 TKA 翻修治疗金属过敏[18]。

（一）TKA 使用替代材料

考虑到没有经过验证的筛查方法来识别 TKA 后存在金属过敏并发症风险的患者，对于存在风险的患者，一些术者建议考虑常规使用不含镍、铬和钴的植入物[19]。在初次 TKA 中，使用全聚乙烯胫骨假体可避免暴露于任何金属合金下；对于股骨，使用氧化锆（Oxinium, Smith and Nephew, London,UK）或陶瓷假体是可行的选择。在这些产品中，氧化锆尽管只由一家制造商生产，但已成为被认可的主流替代产品，在一些主要的全膝关节和部分膝关节设计中作为标准使用。

2014 年，Innocenti 等评估了 24 例 TKA 患者（25 膝）的金属过敏风险[20]。该研究使用了一种由氧化锆股骨假体和完全由聚乙烯制成的胫骨平台组成的非过敏原性植入物。24 例患者中有 4 例（16.6%）被认为对金属过敏。平均随访时间为 79.2 个月。无一例患者在 TKA 后出现过敏反应或并发症。这些作者提出以下建议：仔细调查金属超敏反应病史，如有可疑应进行 SPT 和实验室检查；选择低过敏性的植入物可以避免任何潜在的并发症。

2014 年，Hofer 和 Ezzet 分析了 82 例患者中共 109 例含氧化锆股骨假体的 TKA，至少随访 5 年。他们的目的是确定 TKA 的生存率，并评估是否有任何该界面相关的并发症[21]。以界面相关并发症为终点，假体生存率为 100%。没有因为假体松动，骨溶解，植入物失败或深部感染而进行的翻修。所有 TKA 患者均无影像学失败、可见磨损、松动或骨溶解。结论是氧化锆对于镍过敏的患者是一个有潜力的可替代选择。

2015 年，Bloemke 和 Clarke 评估了 194 例 TKA 患者自诉的皮肤金属过敏或敏感，以及女性[19]的发生率是否更高。自诉的金属过敏或皮肤过敏的比率为 14%；22%（19/86）的女性和 2%（1/53）的男性报告有过敏病史。14% 的 TKA 患者自认为有皮肤金属过敏或敏感。这些作者建议，在有效的筛查试验能够识别 TKA 后患者的症状性金属过敏风险之前，对于自认为具有金属敏感性的患者，可以考虑选择性使用不含镍、铬或钴的假体。表 15-1 显示了非涂层金属"超敏友好型"TKA 假体。

（二）表面涂层

为了避免或减少金属植入物释放的金属离子产生的局部和系统影响，即防止过敏反应，对假体进行涂层以防止金属合金暴露可作为替代手段[21-23]。这些植入物的一个潜在的额外优势是耐磨性——体外测试表明，这些涂层的聚乙烯磨损减少——但尚不清楚这是否能转化为与假体成本增加相符的临床获益[24]。

在 2013 年，Lutzner 等比较了有涂层的 TKA（n=60）和传统 TKA（n=60），所有患者没有过敏史和其他金属内植物。他们的结论是致敏性对临床结果没有影响[22]。术前和术后 1 年对铬、钴、钼、镍及血浆离子浓度进行超敏 SPT 检测。在有涂层的 TKA 组中发现了一个新的对钴的弱阳性反应和 2 个对镍的可疑皮肤反应（每组各有 1 个）。即使对 TKA 材料敏感，也没有发生皮肤反应。

2016 年 Beyer 等将 120 例患者随机分配成一种新型 7 层涂层 TKA 或传统 TKA[24]。传统组中有 1 例行翻修 TKA，因此涂层组的 5 年生存率为 100%，传统组为 98.1%。在中期随访中，未观察到新涂层的不良反应。表 15-2 显示了涂层金属"超敏友好型"TKA。

（三）传统假体与低致敏性假体临床结果比较

2015 年，Thienpont 比较了 40 个钛 - 铌 - 氮涂层假体和 80 个传统的铬 - 钴假体[23]。平均随访 2 年。在临床、放射学或患者报告的结果方面，两组之间没有观察到差异。没有患者需要期和中期翻修 TKA。

2016 年，Bergschmidt 等评估了 TKA 系统的临床和影像学结果，在 5 年的随访期内比较了陶

表 15-1 一些可用的非涂层金属"超敏友好型"初次 TKA 假体				
公 司	TKA 系统	股骨假体	胫骨假体	与常规系统相同的设计和器械
Smith 和 Nephew	Genesis Ⅱ	黑晶氧化锆（现货供应）	钛	是
Smith 和 Nephew	Genesis Ⅱ	黑晶氧化锆（现货供应）	All-Poly® 胫骨（完全由聚乙烯制成，没有金属背托）	是
Smith 和 Nephew	Legion primary	黑晶氧化锆（现货供应）	钛	是
Zimmer	NexGen	钛（现货供应）	钛（现货供应）	是

表 15-2 一些可用的涂层金属"超敏友好型"初次 TKA 假体

公 司	TKA 系统	股骨假体	胫骨假体	与常规系统相同的设计和器械
B. Braun 和 Aesculap	Columbus AS implant system	标准假体的全氮化氧化锆涂层（现货供应）	标准假体的全氮化氧化锆涂层（现货供应）	是
Biomet	Vanguard	全氮化钛铌涂层 Vanguard 膝（现货供应）	全氮化钛铌涂层 Vanguard 膝（现货供应）	是
Depuy	PFC Sigma	全氮化钛涂层（定制）	全氮化钛涂层（定制）	是
Stryker	Triathlon	全氮化钛涂层（现货供应）	全氮化钛涂层（现货供应）	是

瓷（BIOLOX®delta）和金属（钴－铬－钼）股骨假体[25]。本文分析了 43 例 TKA 患者（17 个金属和 26 个陶瓷股骨假体）。两组之间没有发现差异。因此，Bergschmidt 等认为陶瓷膝关节假体可能是金属敏感性患者的一种较有前景的治疗手段。

在 2018 年发表的一项 I 级循证研究中，Postler 等在没有已知超敏反应[26] 的患者中比较了涂层 TKA 与传统 TKA。他们比较了传统的钴－铬 Balansys TKA 假体（n=59）和相同设计但有钛－铌－氮化铟（TiNbN）涂层的 TKA 假体（n=59）。患者报告的临床结果（PROM）显示 TKA 术后有明显改善，但组间无差异。

四、金属过敏患者使用初次低过敏性 TKA 是否有正当理由

2016 年，Middleton 和 Toms 针对根据假体的过敏和超敏反应来选择假体类型是否具备临床依据进行了文献综述[27]。两者虽然存在一定的关系，但他们没有发现任何证据证明过敏导致的假体失败。在缺乏证据的情况下，这些作者表示，没有理由对术前有金属过敏皮肤反应的 TKA 患者使用"低过敏性"植入物。

最后，有一些相互矛盾的证据来指导我们在这一领域实践。患者报告或 SPT 证实的皮肤过敏与 TKA 预后之间的关系没有强有力的证据支持。

然而，对于报告皮肤过敏的患者，以及使用与传统内植物效果相当的假体，使用有涂层的假体肯定是合理的。图 15-1 显示了作者推荐的术前诊断流程，以选择需要应用低致敏性 TKA 假体的患者。

五、金属过敏导致 TKA 失败：是否应进行"低致敏性"翻修 TKA

考虑到诊断临床相关金属过敏的挑战性，这是一个很难回答的问题；然而，存在少量研究来指导我们的治疗方案。

2013 年，Thakur 等报道了 5 例（6 个膝关节）钴铬成分[6]TKA 术后出现持续疼痛和肥厚性滑膜炎。所有病例均排除感染。所有病例均未进行金属过敏试验，但组织学检查均有滑膜炎和无菌性炎症反应。所有患者接受氧化锆翻修植入钛胫骨平台（Genesis II，Smith 和 Nephew）。所有病例均达到良好的疼痛缓解和功能恢复。作者推荐使用这种假体，因为它被广泛使用于一般人群中，具有较好的远期生存数据。

Zondevan 等报道了一组 46 例不明原因 TKA 疼痛患者的回顾性比较研究[28]。所有患者都接受了 LTT，其中阳性结果的患者（n=39）TKA 翻修中使用了有涂层的假体；阴性结果的患者在翻修 TKA 中应用传统假体。总的来说，他们报道了翻修手术后的高满意度。疼痛和功能改善的幅度在那些诊断为金属过敏的患者中更大，并在该组达

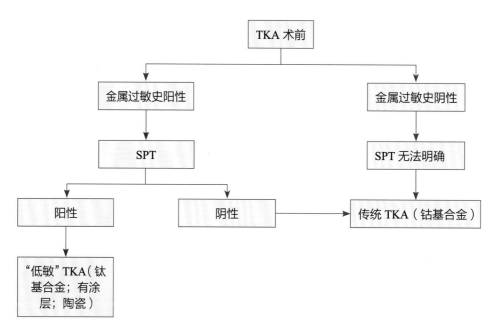

▲ 图 15-1　术前流程鉴别需要"低致敏性"TKA 的患者

SPT. 皮肤斑点试验；TKA. 全膝关节置换术

到了有统计学差异；有不明原因疼痛的组改善幅度较小，虽然症状仍有实质性改善，但这没有达到有统计学差异。作者认为金属过敏是 TKA 后疼痛的一个原因，使用低致敏性 TKA 翻修是一种有效的治疗手段。

相比之下，2019 年 Sasseville 等发现，SPT 或 LTT 阳性与阴性患者的翻修手术结果无统计学差异[29]。尽管如此，Sasseville 等认为，有金属、丙烯酸酯或氨基糖苷过敏迹象的患者应在术前进行检测，以避免术后发生超敏相关的不良事件。鉴于钴铬成分的低致敏替代品已得到很好的证明，我们建议在已证实存在过敏的患者中使用此类假体；在缺乏检测的情况下，对于那些具有高度临床怀疑的患者，也应考虑使用这些假体。图 15-2 为我们推荐的 TKA 术后金属过敏相关并发症的诊断和治疗流程。

结论

尽管 20%～25% 的 TKA 患者在 TKA 后对金属敏感，但只有不到 1% 的患者出现症状。对于一些作者来说，金属过敏史似乎是一个危险因素，因为较普通患者，金属过敏患者 TKA 术后失败风险高达 4 倍。其他作者指出，大多数过敏患者对传统的钴铬内植物的耐受没有问题，并建议对金属过敏的患者使用"低致敏性"TKA 是没有道理的。在超敏反应的情况下，TKA 有几种选择。一种选择是使用不含镍、钴和铬的内植物；无论是氧化锆还是陶瓷的股骨假体和全聚乙烯胫骨假体。另一种选择是使用镀有钛铌或氮化物的植入物。鉴于目前存在的争议，我们认为在自诉对金属过敏的患者中植入无镍、无钴、无铬 TKA 更安全。虽然对金属进行 SPT 是可行的，但阳性的 SPT 对传统 TKA 的中期结果几乎没有预测价值。由已被证实或高度怀疑的超敏反应而导致初次 TKA 失败的患者，可以从低致敏性翻修 TKA 中获益。但在手术前，建议先进行膝关节镜检查来获取组织进行微生物学和组织病理学检查，以排除低毒感染。金属离子对 TKA 相关金属超敏反应的影响和发展有待进一步研究。

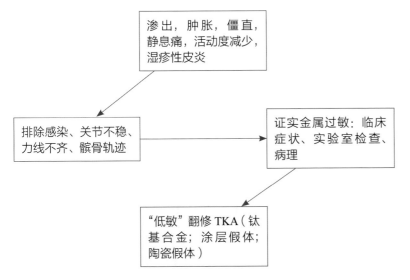

◀ 图 15-2　常规初次 TKA 后金属过敏相关并发症的诊断和治疗流程
TKA. 全膝关节置换术

参考文献

[1] Van Opstal N, Verheyden F. Revision of a tibial baseplate using a customized oxinium component in a case of suspected metal allergy. A case report. Acta Orthop Belg. 2011;77: 691-5.

[2] Granchi D, Cenni E, Tigani D, Trisolino G, Baldini N, Giunti A. Sensitivity to implant materials in patients with total knee arthroplasties. Biomaterials. 2008;29:1494-500.

[3] Schuh A, Lill C, Hönle W, Effenberger H. Prevalence of allergic reactions to implant materials in total hip and knee arthroplasty (article in German). Zentralbl Chir. 2008;133:292-6.

[4] Meyer H, Krüger A, Roessner A, Lohmann CH. Allergic reactions as differential diagnosis for periprosthetic infection (article in German). Orthopade. 2012;41:26-31.

[5] Thienpont E, Berger Y. No allergic reaction after TKA in a chrome-cobalt-nickel-sensitive patient: case report and review of the literature. Knee Surg Sports Traumatol Arthrosc. 2013;21:636-40.

[6] Thakur RR, Ast MP, McGraw M, Bostrom MP, Rodriguez JA, Parks ML. Severe persistent synovitis after cobalt-chromium total knee arthroplasty requiring revision. Orthopedics. 2013;36:e520-4.

[7] Lachiewicz PF, Watters TS, Jacobs JJ. Metal hypersensitivity and total knee arthroplasty. J Am Acad Orthop Surg. 2016;24:106-12.

[8] Bravo D, Wagner ER, Larson DR, Davis MP, Pagnano MW, Sierra RJ. No increased risk of knee arthroplasty failure in patients with positive skin patch testing for metal hypersensitivity: a matched cohort study. J Arthroplast. 2016;31:1717-21.

[9] Post ZD, Orozco FR, Ong AC. Metal sensitivity after TKA presenting with systemic dermatitis and hair loss.

Orthopedics. 2013;36:e525-8.

[10] Bao W, He Y, Fan Y, Liao Y. Metal allergy in total-joint arthroplasty: case report and literature review. Medicine (Baltimore). 2018;97:e12475.

[11] Schmidt KJ, Huang PS, Colwell CW Jr, McCauley JC, Pulido PA, Bugbee WD. Self-reported metal allergy and early outcomes after total knee arthroplasty. Orthopedics. 2019;42:330-4.

[12] Yang S, Dipane M, Lu CH, Schmalzried TP, McPherson EJ. Lymphocyte transformation testing (LTT) in cases of pain following total knee arthroplasty: little relationship to histopathologic findings and revision outcomes. J Bone Joint Surg Am. 2019;101:257-64.

[13] Nam D, Li K, Riegler V, Barrack RL. Patient-reported metal allergy: a risk factor for poor outcomes after total joint arthroplasty? J Arthroplast. 2016;31:1910-5.

[14] Thomsen M, Rozak M, Thomas P. Use of allergy implants in Germany: results of a survey (article in German). Orthopade. 2013;42:597-601.

[15] Mitchelson AJ, Wilson CJ, Mihalko WM, Grupp TM, Manning BT, Dennis DA, et al. Biomaterial hypersensitivity: is it real? Supportive evidence and approach considerations for metal allergic patients following total knee arthroplasty. Biomed Res Int. 2015;2015:137287.

[16] Ajwani SH, Charalambous CP. Availability of total knee arthroplasty implants for metal hypersensitivity patients. Knee Surg Relat Res. 2016;28:312-8.

[17] Eftekhary N, Shepard N, Wiznia D, Iorio R, Long WJ, Vigdorchik J. Metal hypersensitivity in total joint arthroplasty. JBJS Rev. 2018;6(12):e1.

[18] Saccomanno MF, Sircana G, Masci G, Cazzato G, Florio M, Capasso L, et al. Allergy in total knee replacement surgery:

is it a real problem? World J Orthop. 2019;10:63-70.

[19] Bloemke AD, Clarke HD. Prevalence of self-reported metal allergy in patients undergoing primary total knee arthroplasty. J Knee Surg. 2015;28:243-6.

[20] Innocenti M, Carulli C, Matassi F, Carossino AM, Brandi ML, Civinini R. Total knee arthroplasty in patients with hypersensitivity to metals. Int Orthop. 2014;38:329-33.

[21] Hofer JK, Ezzet KA. A minimum 5-year follow-up of an oxidized zirconium femoral prosthesis used for total knee arthroplasty. Knee. 2014;21:168-71.

[22] Lützner J, Hartmann A, Dinnebier G, Spornraft-Ragaller P, Hamann C, Kirschner S. Metal hypersensitivity and metal ion levels in patients with coated or uncoated total knee arthroplasty: a randomised controlled study. Int Orthop. 2013;37:1925-31.

[23] Thienpont E. Titanium niobium nitride knee implants are not inferior to chrome cobalt components for primary total knee arthroplasty. Arch Orthop Trauma Surg. 2015;135:1749-54.

[24] Beyer F, Lützner C, Kirschner S, Lützner J. Midterm results after coated and uncoated TKA: a randomized controlled study. Orthopedics. 2016;39(3 Suppl):S13-7.

[25] Bergschmidt P, Ellenrieder M, Bader R, Kluess D, Finze S, Schwemmer B, et al. Prospective comparative clinical study of ceramic and metallic femoral components for total knee arthroplasty over a five-year follow-up period. Knee. 2016;23:871-6.

[26] Postler A, Beyer F, Lützner C, Tille E, Lützner J. Similar outcome during short-term follow-up after coated and uncoated total knee arthroplasty: a randomized controlled study. Knee Surg Sports Traumatol Arthrosc. 2018;26:3459-67.

[27] Middleton S, Toms A. Allergy in total knee arthroplasty: a review of the facts. Bone Joint J. 2016;98-B:437-41.

[28] Zondervan RL, Vaux JJ, Blackmer MJ, Brazier BG, Taunt CJ Jr. Improved outcomes in patients with positive metal sensitivity following revision total knee arthroplasty. J Orthop Surg Res. 2019;14:182.

[29] Sasseville D, Alfalah K, Savin E. Patch test results and outcome in patients with complications from total knee arthroplasty: a consecutive case series. J Knee Surg. 2021;34(3):233-41. https://doi. org/10.1055/s-0039-1694984.

第 16 章　踝关节置换术 vs. 踝关节融合术：做出正确抉择

Ankle Arthroplasty Versus Arthrodesis: Making the Right Choice

Dean Malik　Naveethan Sivanadarajah　Nadeem Mushtaq　Peter Rosenfeld　著

一、背景与现状

身体不同部位的骨关节炎的发病率差异较大，即使那些具有相似负重特征的关节亦是如此。临床上膝关节骨关节炎很常见，与之有相似负重特性的踝关节却相对较少发生骨关节炎[1-6]。其机制尚不明确，但是很可能与这两个关节的形态学及形合度差异有关，踝关节的形合度和软骨特性都优于膝关节。踝关节软骨（1.0～1.7mm）比膝关节软骨（4.0～6.0mm）更薄，更硬，更耐压力，并具有更高比例的浅层结构用来吸收缓冲压应力[7-9]。与髋关节和膝关节相比，踝关节软骨的抗拉强度随年龄增长下降幅度较小[3]。

创伤是引起终末期踝关节炎的最常见原因之一，其次也与遗传、发育和代谢因素相关[10]。鉴于踝关节是身体中最常见的受伤关节之一，并且踝关节损伤的发病率逐渐上升，保守预计踝关节损伤将成为未来一个重大的医疗负担[11, 12]。

到目前终末期踝关节病的主流手术治疗都是关节融合术，即对踝关节骨性融合来防治关节活动引起的疼痛。然而，全踝关节置换术作为关节融合术的替代方案，正在逐渐被认可，并且它还可以保留踝关节活动度维持功能[13]。

尽管踝关节置换术是整个关节置换市场中的一小部分，但是其数量不断增长，仅在美国就有超过 15 000 例手术，2007—2014 年增长了 12 倍，占所有终末期踝关节疾病手术的 45%[14]。在英国则相对较少，2019 年仅有 1000 余例踝关节置换术[15]。鉴于全踝关节置换术自 20 世纪 70 年代以来一直是一种备选的手术方案，目前尚不清楚是什么原因导致其近些年越来越多。然而，通过了解踝关节假体设计的演变史，依然可以说明它们在临床上逐渐增多的部分原因。

迄今为止，踝关节置换假体已经过三代的演变（图 16-1）。第一代踝关节假体由 2 部分组成，均为骨水泥固定，胫骨侧假体为聚乙烯材质而距骨侧为金属材质，通常为高限制性或半限制性设计。采用限制性设计是期望改善耐压性来提供更好的耐磨性和抗形变能力[16]。与所有第一代关节置换术一样，由于对生物力学和摩擦学的理解欠缺，术后早期失败是必然的。快速骨溶解的发生导致早期失败，很少有假体术后生存时间超过几年。临床结果差频繁导致骨科医生不愿选择踝关节置换术[17]。1985 年关节置换术的先驱之一Mike Freeman 曾说："踝关节置换术的总体结果和远期前景如此之差，以至于只将关节融合术作为致残性踝关节炎的手术方案。除非踝关节假体的设计理念和固定方式得到改进，否则不应该进

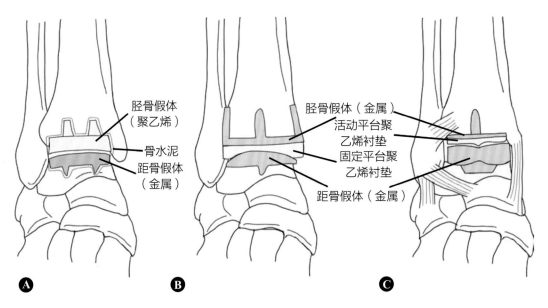

▲ 图 16-1　全踝关节置换术——假体的演变
A. 第一代踝关节假体；B. 第二代踝关节假体；C. 第三代踝关节假体

行踝关节置换术，即使是类风湿关节炎患者也是如此 [18]"。

第二代踝关节假体仍然由 2 部分组成，但是在距骨或者胫骨组件中增加了一个固定平台聚乙烯衬垫作为摩擦界面。除了假体自身设计的变化，手术技术也进行了相应调整。

与第一代踝关节假体相比，第二代踝关节假体更好的保留了关节周围的干骺端骨质，采取了更加保守的截骨量，并保留大部分踝关节的自然解剖结构。第二代非骨水泥型假体采用多孔涂层压配设计利于骨长入，而这在骨水泥型假体上是不可能实现的。

第二代踝关节假体表现出可接受的长期临床结果，证明踝关节置换术可以取得成功 [19]。尽管大部分关节置换主要应用于对假体要求较低的类风湿关节炎患者 [19]。不幸的是，这些设计依然没有恢复踝关节独特的三维旋转和滑动运动 [20, 21]。

第三代踝关节假体旨在解决上述问题，同时也提高了关节的形合度。距骨组件进一步优化设计，更加解剖以匹配距骨穹窿内侧和外侧不同的曲率半径。

衬垫也进一步优化设计，改善了内外翻活动的自由度，增加了衬垫与距骨假体的形合度，通过增加一个独立的活动平台聚乙烯衬垫形成了一种 3 部分组配式踝关节假体。这些最新设计旨在解决假体设计的一个困境，即兼顾形合度，最低程度的限制性和由韧带和软组织来控制关节的生理运动 [22, 23]。

踝关节置换手术技术也进一步改进，注重最小量截骨的需求，进行解剖学软组织平衡，关注保留韧带的稳定性 [16, 20]。随着假体设计的改进和对踝关节运动学深入了解，大多数第三代踝关节假体预计可维持 10 年以上。尽管目前没有足够的时间来证明这一点，但是中期随访结果令人乐观。

二、踝关节融合术与踝关节置换术：真的有金标准吗

虽然许多医生提倡将踝关节融合术作为治疗终末期踝关节炎的金标准，但是它并非没有局限性 [24-27]。术后骨不连的发生率较高，尽管关节镜手术可以大大减少其发生率，但是仍然不可避

免。踝关节融合对身体其他关节的生物力学也有影响，不仅对踝关节以远的关节有影响，对近端的膝关节和脊柱也是如此。无论融合术前足部其他关节是否存在关节炎症状，目前研究表明，融合术都会导致足部其他关节的关节炎症状加重，因此在术前决策时需要充分考虑到这一点[28]。可以理解的是，踝关节融合会对周围的关节产生异常应力，而这也许可以通过摇椅底鞋和运动鞋来解决，目前这种方法已经越来越流行。

目前已有一些比较踝关节置换与融合术的综述来回答上述问题。最近有部分研究直接对比或通过汇总结果的方式来比较第三代假体踝关节置换与踝关节融合的临床疗效[12, 29-31]。这些研究使用各种验证结果评分，以分析终末期踝关节炎对手术前后患者生活质量的影响程度。然而由于存在很多混杂因素及数据差异，难以得出一个确切结论。这些研究涉及不同的患者队列，这些患者的踝关节炎也不仅仅累及单关节。除此之外，研究还涉及不同类型的假体，它们的结果都没有长期随访结果。许多研究只关注术后评分，缺乏术前评分。尽管如此，部分研究还是同时关注了术前和术后的评分，表明踝关节融合术和踝关节置换术的临床结果具有可比性[29, 30]。

除了生活质量评分，许多研究通常还使用AOFAS 和 SF-36 评分来评估术后功能改善情况。最近一项系统性回顾研究显示，踝关节置换患者手术前、后的 AOFAS 和 SF-36 评分存在显著性差异[30]。该研究还显示踝关节融合术仅对术后 SF-36 评分的改善具有显著性差异，而踝关节置换则在更长的 2 年随访时可显著改善踝关节功能[30]。尽管该综述试图比较这两种治疗方法，但是没有配对研究，因此需要慎重的得出广泛结论。在术后疼痛缓解方面，踝关节置换术比踝关节融合术更有效，同时在生活质量改善后的假体生存率方面，踝关节置换术也优于踝关节融合术[32-35]。

踝关节置换术具有良好的生物力学和步态优势，不仅表现在关节活动度方面，也表现在更接近正常的步态模式、更快的行走速度和更少的能量消耗等方面[36-39]。理论上讲，以上这些所有优势，可能成为权衡两种手术方案时的决定性因素。

考虑到全踝关节置换术在提高生活质量、改善功能和缓解疼痛方面的优势，医生可能更愿意选择踝关节置换术作为治疗方案。不幸的是，分析并发症和翻修率时，这个对比就变得有些复杂。踝关节置换术在翻修率方面的表现略差于关节融合术，而接受关节融合术的患者并发症更多[29, 30]。但是最近的一项 238 例患者的队列研究表明，踝关节置换术和融合术在翻修率方面没有显著性差异[40]。

踝关节置换术和融合术都可能会受到患者个体因素的影响，其中包括骨质、年龄、糖尿病、关节畸形，以及所有可能增加失败率的因素[41-44]。这说明不存在理想的治疗金标准，因此在选择治疗方案时还需要综合考虑其他患者因素。

三、选择踝关节置换术和踝关节融合术的关键因素

在选择手术干预时，为了获得适合的治疗方案，通常需要仔细评估多个关键因素。这些包括但不限于以下内容，如患者或患肢是否符合手术适应证，以及患者的社会环境因素。

通常来说，当试图比较一种治疗方案是否优于另一种时，通常会关注疗效结果，如疼痛、翻修率或再手术率，并将其作为判断治疗方案是否成功的唯一标准。然而，对于踝关节融合术和踝关节置换术来说，这并不是一个简单或客观的比较。已有的研究往往显示两种治疗方案术后均有改善，但是对比起来，大部分研究则显示两者无显著性差异或者差异较小。即使两者发现有显著性差异，却又部分归因于患者基线资料的统计学差异。在本节中，我们试图阐明一些可能影响踝关节融合术和踝关节置换术选择的主要考虑因

素。在选择治疗方案时，需要考虑的主要因素包括特殊的风险评估、患者期望的关节活动度、术后康复目标和制动时间，患者潜在的骨量能否满足可能出现的翻修手术，以及生理的生物力学变化对关节应力的进一步影响。

（一）关节活动度重要吗

足踝关节由 30 多个可活动的关节面组成，它们之间复杂的相互作用使得该部位的关节炎治疗充满挑战[45]。因此，在考虑任何手术治疗方案前都应考虑足踝关节的生物力学。

踝关节的核心运动发生在 3 个平面上，这些运动在距下关节和胫距关节的结合，产生了关节旋前和旋后的三维运动[46, 47]（图 16-2）。踝关节运动的复杂性进一步体现在距骨穹顶内侧和外侧的曲率的差异上，这导致在整个运动过程中有多个动态的旋转轴[48]。

踝关节活动范围主要表现在矢状面活动度为 65°~75°，其中背伸为 10°~20°，跖屈为 40°~

55°[49, 50]。然而日常生活所需实际的矢状面活动度要小得多，步行时最大需要 30°，上楼梯时最多需要 37°，下楼梯时最多需要 56°[47]。因此，从关节功能的角度来看，任何治疗方案都可以接受关节活动度的略微减少，同时仍然满足大多数人的日常生活活动。

自全踝关节置换术开展以来，其理念一直是重建正常的关节运动学，生物力学研究已经表明假体应该具有与正常生理功能相当的活动范围[45, 51]。各种研究分别评估了踝关节置换手术前后的活动范围，均显示踝关节置换术组对比未治疗组，可提高行走速度，获得更接近正常步态周期的第一和第二摆动期，增加踝关节背伸活动度[37, 38]。但是在临床上全踝关节置换术后的实际活动度和影像学活动范围均小于预期的生理活动范围。这在一定程度上可能是多种原因，包括假体功能表现未能达到设计要求，周围软组织限制和挛缩，患者术后对康复锻炼和物理治疗的依从性。

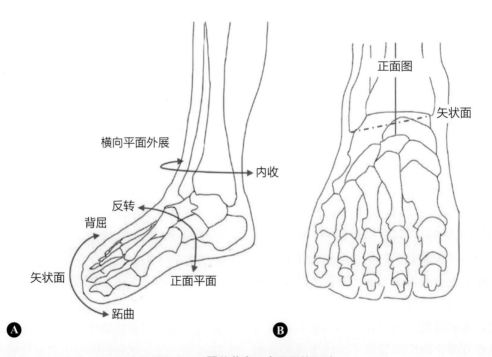

▲ 图 16-2　踝关节在 3 个平面的运动

A. 踝关节的核心运动发生在 3 个平面——矢状面（背伸和跖屈）、横截面（外展和内收）、冠状面（内翻和外翻）；B. 冠状面（实线）与矢状面（虚线）的运动轴线，两者相交于内翻和外翻的旋转中心[51]

Pedowitz 等进行的一项研究，通过直接比较踝关节置换术和关节融合术的运动范围和功能结果，进一步证实了这一观点。结果显示，踝关节置换术的关节活动度（34.2°）要显著高于关节融合术的活动度（24.3°）[45]。虽然踝关节置换术比关节融合术可提供更多的收益，鉴于终末期踝关节病患者的关节间隙减少导致关节活动度减小，只要达到 10° 的背伸和 30° 的跖屈即可满足日常生活大部分活动的功能需求[52]。

（二）术后康复

踝关节置换和融合的术后康复方案差别很大。一般来说，在考虑手术方案和术后康复锻炼时，都需要注意负重、活动度的限制和功能的限制这几个方面。理想情况下，术后康复需要尽可能快的恢复功能，同时还需在手术切口和软组织愈合，以及中期促进骨愈合和假体骨长入之间获得平衡。

行踝关节融合术的患者术后通常需要较长时间的制动。尽管各种研究推荐的期限不同，通常患者在拆除石膏托之前需免负重 6～8 周[53]。然后再继续观察 4 周后，患肢才可以完全负重，12 周后患者可以完全恢复日常活动，但这取决于临床和放射学上证实融合成功[54-56]。

与踝关节融合术相比，踝关节置换术后可早期活动。完全不能负重的时间要少得多，通常只有 10～14 天，术后 3～6 周就可以允许完全负重。不同医生对于术后负重时间的要求也不一样，一些医生允许患者术后立即负重[52]。

踝关节置换术非常适合老年患者，他们可能很难做到几周内患肢不负重下地活动，而术后早期下地活动对早期康复有很大作用。此外还有其他优势，即踝关节置换术显著减少了制动时间和卧床时间，有助于维持这些高风险人群的活动水平、运动强度和健康状态。踝关节置换术同样可减少静脉血栓预防治疗的需求[57]。但是，随着早期活动的增加，踝关节置换与融合相比，发生切口不愈合等并发症的风险升高，未来可能需要再

次手术以及潜在的假体和金属磨损的风险也不容忽视[57]。

（三）远期邻近关节合并骨关节炎

我们已经探讨了踝关节置换术和踝关节融合术的早、中期对比研究临床结果。然而，也应重视长期的临床结果。由于早期的踝关节置换假体术后生存率差，很长时间以来踝关节融合术被认为是首选治疗方案。尽管如此，研究表明踝关节融合术的主要风险为邻近关节退行性改变。

踝关节融合邻近关节退变对患者影响的程度，文献报道存在争议，一些研究甚至表明，该退变实际上可能在关节融合之前已经存在[58]。但是这并不完全正确。事实上这个问题仍然很重要，尤其是对于一些可能不适合进行踝关节置换的年轻患者而言。

一项由 Yasui 等实施的大型回顾性队列研究，分析了踝关节融合术对邻近关节发生关节炎的影响。结果显示，开放性手术踝关节融合术后邻近关节发生关节炎的风险要显著高于关节镜下踝关节融合术[59]。作者没有充分阐述出现这一差异的确切原因，后续的许多综述也没有解释这一结果，以及踝关节融合术后关节炎加重的原因。然而，如果我们考虑到足踝关节的基本生物力学，并如前面所讨论的那样，我们可能就能阐明踝关节置换术和踝关节融合术的差异。

在评估踝关节置换术和关节融合术的活动度时，我们发现踝关节置换组的术后活动度达到了预期的改善。然而令人惊讶的是，踝关节融合组的术后活动度比人们的预期要多，大约为 24.3°[45]。踝关节融合组活动度的增加来源于邻近关节的代偿性过度活动，尤其是中足关节。研究显示，与踝关节置换组相对正常的活动度（10.5°）相比，踝关节融合组中足的活动度明显增加（22.8°）[45]。因此很明显，踝关节融合导致邻近关节活动度的增加，而在踝关节置换组就不

存在此类现象。因此，在踝关节融合患者中，这些邻近关节的负荷和活动度增加可能会使其关节炎不断加重。有限元分析研究踝关节置换和融合术的生物力学，发现踝关节置换术比融合术的足底压力分布更加稳定[60]。基于上述发现，踝关节置换可能不会面临邻近关节退变远期加重这个问题。

踝关节融合术后邻近关节继发关节炎很常见，同时许多患者还会出现特定症状。这通常表现在距下关节，也会出现在距舟关节和中足各关节。早期处理重点在于症状的缓解，可通过封闭注射和穿矫正鞋的方式，如摇椅底鞋。除此之外，可选的治疗措施较少，通常需要再次进行关节融合手术，使患足具有与接受胫距跟骨（tibio-talo-calcaneal，TTC）或距骨周围融合的患者相似的功能。重要的是，踝关节融合术后再行距下关节融合术的成功率，远低于初次直接距下关节融合，只有 62% 的融合率[61]。

目前缺乏关于胫距跟关节融合（tibio-talo-calcaneal，TTC）或距骨周围融合术后功能结果的研究证据，但是从我们的临床经验来看，这些治疗本质上是一种补救性手术，目的是让患者尽可能有一定的活动量以及完成日常生活中的常见活动。

有一些已发表的病例报道，描述了"去除"踝关节融合术合并骨关节炎的案例[62, 63]。在这些病例中，医生将踝关节融合术翻修为踝关节置换术，同时进行距下关节融合术。同时，是否可以实施"去除"踝关节融合术，可能取决于在第一次踝关节融合手术时是否保留了腓骨，这也提示我们给年轻患者行踝关节融合手术时，需要谨慎考虑采用牺牲腓骨的经腓骨入路，以免后续治疗方法的选择受限。

对于踝关节置换术后，或者同时进行踝关节置换和距下关节融合术后的距下关节骨关节炎患者，再进行距下关节融合术时对功能结果没有显著影响，因此，在决定选择踝关节置换或踝关节融合术时也需要考虑到这一点[64]。

（四）翻修手术

选择踝关节融合术而不是踝关节置换的主要依据之一就是早期踝关节假体的高翻修率令人难以接受。第一代和第二代踝关节假体的早中期随访结果显示 5 年内的失败率高达 90%[11, 13, 16, 20]。因此，很多人不愿意进行全踝关节置换术就是因为这个原因，同时也缺乏关于新一代踝关节假体的长期随访结果。

然而，在最近 5～10 年中，多项研究将新一代踝关节置换假体和踝关节融合术直接进行比较。从中可以看到全踝关节置换术的翻修率仍然高于关节融合术[30]。Krause 等发现踝关节置换术后并发症发生率高达 54%，而关节融合术为 26%[65]。一项大型多中心研究表明，踝关节置换组术后 7 年的再手术率为 17%，是踝关节融合术的两倍多，踝关节融合术的翻修率约为 7%[66]。

2012 年一项关于全踝关节置换术的 Meta 分析结果显示，关节置换术的 10 年生存率为 89%[12]。然而，为了指导年轻患者的手术决策，仍然需要更长期的随访，以及更大样本的多中心随机对照研究[31]。虽然这些研究结果有待发表，但是我们仍然可以从目前的研究结论中得出许多推论，即哪类患者手术更容易失败并进行翻修手术。一项关于失败病例的系统回顾研究发现，翻修手术容易发生在伴有踝关节外翻、内侧软组织松弛、胫后肌或三角韧带功能受损的踝关节骨关节炎患者中[30, 41-44]。

和其他关节置换假体类似，踝关节置换假体磨损后也会导致骨溶解。尽管最新一代踝关节置换假体已得到改进，但是仍然存在骨溶解，并且需要考虑其远期疗效。对于翻修来说，骨量的丢失是一个重要影响因素，并可导致翻修手术变得更加复杂。因此，为了避免关节出现任何灾难性的并发症，针对关节假体的定期复查非常重要。为了避免发生上述情况，早期植骨是一个实用的小技巧[67]。

当然，无菌性松动的风险仍然存在。无论是

踝关节置换术还是踝关节融合术，翻修手术的成功都依赖于足够的骨量。踝关节翻修专用假体可以解决一部分该问题，但是其长期临床结果依然未知[68]。然而，关于踝关节置换术不适合年轻、超重的男性患者的传统观念，可能不再适用了。最新文献表明，翻修手术在女性、60岁以下患者和血糖控制不佳患者中发生率高[30, 69, 70]。因此，在权衡两种治疗措施时我们需要探寻是否有其他危险因素。

踝关节融合术后也会因各种并发症行翻修手术，瑞典关节登记系统数据显示，1716例踝关节融合术后9年的翻修率为8%[71]。翻修的原因各不相同，并且没有包括所有骨不连，因为并非所有骨不连的症状都严重到需要翻修。目前已有研究表明踝关节融合术后骨不连的发生率为7%~15%，令人惊讶的是一些研究甚至表明关节镜下融合的成功率不如开放手术[24, 72-74]。踝关节融合的翻修手术同样复杂，且成功率不如初次关节融合术，其融合成功率最多为80%，而且翻修术后的康复时间更长[75]。这些都可能对患者的康复和健康产生显著影响，因此需要认真了解。

四、选择踝关节融合术或踝关节置换术的影响因素

在讨论踝关节置换术和踝关节融合术时，争论往往很快被转移到患者选择和人口统计学差异上。年轻人、男性和超重患者不适合进行踝关节置换术吗？这些想法可能已经过时了。

（一）人口统计学因素

传统观念认为临床医生可能不愿意给年轻患者行踝关节置换术，主要担心年轻患者活动量大导致快速磨损，以及翻修手术的复杂性，这个翻修手术无论是融合还是关节置换翻修都很复杂。但是对此类患者转而行踝关节融合术也不是没有风险，因为关节融合同样存在邻近关节远期发生关节炎的风险。在年轻患者中，关节置换和关节

融合术的成功率和术后功能相似，因此远期的二次手术就成为重要的考虑因素。

对于踝关节融合的患者来说，远期再次手术可能是后足融合术，不同文献报道的该术式成功率不尽相同，并且会导致后足僵硬及功能受限。而对于踝关节置换来说，远期再次手术可能是关节融合术或者关节置换翻修术。当然，有充分的文献表明采取关节融合术进行翻修可获得良好的临床效果[76, 77]。使用踝关节置换进行翻修手术虽然在技术上是可行的，但是很少有此类研究来支持或反对该方案，因此需要在术前和患者仔细讨论。老年患者，活动量减少，踝关节置换或融合的术后生存期延长，因此更容易在两种手术方式中做出抉择。

随着年龄的增长，踝关节的活动度会发生变化，踝关节生物力学相关研究表明，20—39岁的年轻女性比男性的踝关节活动度更大[78]。然而，随着年龄的增加，与70—79岁的老年男性相比，女性踝关节背伸角度减少8°，但跖屈角度增加8°[51, 78]。此外，和预期的一样，年龄最大的这2组患者活动度均会减少[51]。

令人惊讶的是，当我们对50岁以上患者和50岁以下患者的临床效果进行比较时，发现两组患者的踝关节置换假体生存率或翻修率无显著性差异[79]。挪威关节登记系统也显示与年龄无显著关系[80]。关于性别，来自挪威和瑞典的关节登记系统数据显示，踝关节置换或融合患者中不同性别之间没有显著性差异[80, 81]。

（二）相关的人口统计学因素和基础疾病

全踝关节置换术或踝关节融合术需要考虑的重要因素包括相关的人口统计学因素，如肥胖或吸烟，以及是否存在糖尿病等伴随疾病。

相较于更易受负重应力影响的髋膝关节，踝关节骨关节炎的潜在诱因多为继发于反复的损伤或创伤，通常认为肥胖对这组患者影响较小。然而，自1975年以来，全球的肥胖人数增加至3倍，估计现在有超过19亿成年人超重，且这一

数据将继续上升[82]。因此很多患者会存在肥胖症，有人担心这可能会增加无菌性松动或切口延迟愈合的风险[83]。可令人惊讶的是，多项研究表明了踝关节置换对肥胖患者的相对疗效。Gross等研究纳入 455 例初次全踝关节置换术患者，前瞻性地比较 266 例 BMI 正常组（＜30kg/m²）患者和其余被诊断为超重或肥胖的患者。研究显示，肥胖并没有增加关节置换术后并发症的发生率，两组术后疗效相当，其中肥胖组在术后早期的功能评分略低于正常组[67]。

糖尿病患者接受踝关节置换术的临床效果不太乐观。由 Choi 等进行的一项回顾性研究，纳入 173 例踝关节置换患者，包含 43 例糖尿病患者，其中 18 例血糖控制不佳。结果显示非糖尿病组的功能评分明显更好，临床治疗失败和切口延迟愈合的比例为糖尿病组患者的一半[69]。

和糖尿病一样，吸烟也是许多围术期并发症的重要危险因素，如切口延迟愈合和骨长入延迟。众所周知，吸烟或者违禁药物滥用会增加踝关节融合术后骨不连的风险[84]。研究表明，与不吸烟或戒烟患者相比，吸烟患者行踝关节置换术后切口并发症发生率高，并且功能评分较差[85]。令人感兴趣的是该项研究还表明戒烟可以逆转上述不良影响，并使踝关节置换术成为一种有效、安全的术式。

（三）生活方式

关于这个话题，目前还无相关研究和建议。但是普遍认为，如果患者从事高强度工作或者活动，可能会加速假体磨损，因此更适合接受踝关节融合术。Schuh 等比较了踝关节置换和融合术后患者的休闲活动和运动，发现 2 组活动度无显著性差异，其中踝关节融合组活动度从 90% 下降至 75%，关节置换组从 86% 下降至 76%。2 组的AOFAS 评分和 UCLA 活动评分也没有差异[32]。

术前需要告知患者在踝关节置换术后可恢复到什么程度，即使如此，这些预期仍然不能解释为什么患者术后难以完成个别活动。进一步的研究显示，大部分患者恢复的活动为游泳或骑自行车，很少有人进行跑步、舞蹈或足球运动[32]。根据横截面数据显示，71% 的患者能在术后 3 个月时开车，76% 的患者能够在术后 6 个月时返回工作岗位[86]。在计划实施任何治疗干预措施之前，为患者设定切实可行的目标非常重要。

（四）局部病理学因素

有人认为踝关节炎的病因对治疗结果有影响。在某些情况下，尤其是有创伤手术史并存在内固定的情况，的确如此。事实上，与原发性骨关节炎患者相比，创伤性踝关节炎患者全踝关节置换术后的预后较差，并发症发生率更高[87, 88]。但是，也有研究表明原发性骨关节炎、创伤性关节炎和类风湿关节炎在临床效果和生存率方面无差异[89, 90]。

原发性骨缺损可出现在缺血性坏死和伴随巨大骨囊肿的骨关节炎患者中。需要全面评估胫骨和距骨骨缺损的程度，理想的方法是使用 CT 检查。如果大部分的骨缺损在假体截骨区域边缘以内，那么置换手术仍然可获得成功[91]。如果骨缺损非常严重，可能更谨慎的选择关节融合术（尽管这也并非无并发症）或使用带延长杆的假体。

（五）双侧踝关节病变

根据瑞典关节登记中心的数据显示，接受双侧关节融合术的患者中，91% 对早中期的临床效果满意。然而，双侧踝关节炎行双侧踝关节融合手术仍然存在争议，因为这会引起严重的步态异常和双侧踝关节活动度减少，很多外科医生会避免这种情况[92]。

因此，双侧踝关节炎的最佳治疗方案目前尚不明确，但最近 5 年的多项研究表明，全踝关节置换术有利于恢复步态并获得良好的功能效果。一些研究显示，单侧和双侧踝关节置换的患者术后临床结果和满意度良好，这已被瑞典关节登记中心的数据进一步证实[81, 93, 94]。

（六）成本效益分析

随着人口老龄化，全球健康成本正在增加，因此必须考虑比较全踝关节置换术与踝关节融合术的成本效益。Courville 等的研究设计了一个模型，来判断在假设的队列研究中踝关节置换术与关节融合术的成本效益。研究结论是，尽管踝关节置换的初始成本比踝关节融合术更高，分别为 28 000 美元和 8000 美元，但是一旦考虑到延长了生活质量改善后的生存时间（quality-adjusted life years，QALY），踝关节置换就具有成本效益 [95]。与一般的关节置换术相比较，全踝关节置换术的成本与全髋或全膝关节置换术相当 [96]。

（七）患者和医生的期望值

在评价任何骨科手术时，我们通常会被基于疼痛和功能的疗效量表所驱动。基于患者期望和满意度的调查结果可能更有用处 [97]。然而，患者的满意度本身也与期望值息息相关，同时患者与医生的期望值之间可能也存在差异。

接受全踝关节置换术的患者，术前期望值比关节融合术更高。融合组和置换组，患者的术前期望值与术前功能评分无关；但是术后满意度与术后功能评分直接相关，踝关节置换与关节融合患者的术后满意度相似 [97]。考虑到患者与医生在手术期望值方面任何可能的差异，我们应该促使术前教育更加完善。

近年来，尤其在英国，全踝关节置换术的登记数据不断增加。如前所述，这一数据比美国要少一些。然而，仔细分析数据的差异时可能就会发现，在美国由少数医生完成了大量的踝关节置换术。因此，虽然美国的踝关节置换数量较多，但是很分散。

当然，作为外科医生，我们知道在自己手中什么方法效果好，对于那些习惯于踝关节融合术的熟练医生来说，学习如何提高踝关节置换手术技术的前景可能缺乏吸引力。对于更多的外科医生新手来说，情况也正好相反。踝关节融合术是一种成熟的技术，被很多人认定为治疗的金标准。虽然我们可能已经列举了一些研究来证明这种理念可能不再正确，但是毫无疑问，关节融合是一个更简单的手术，有着更快的学习曲线。对于外科医生新手来说，尝试进行踝关节置换并获得熟练的手术技术，需要一个陡峭的学习曲线 [98]。

五、如何正确抉择

对于终末期踝关节炎患者，选择全踝关节置换术或者踝关节融合术，临床医生可以参考最新的文献证据。不幸的是，得到的结论常常是充满争议和令人困惑的。目前所有的研究通常关注早、中期的临床结果，然而，对于年轻患者来说，在决策过程中通常需要考虑长期的临床结果，因为它们更可能对患者的一生产生更大的累积效应。表 16-1 总结了在权衡选择踝关节融合术和踝关节置换术时需要考虑的影响因素。

结论

踝关节置换和踝关节融合术的成功率均有大量文献研究支持，哪一种术式是最好的取决于多种因素——没有一个统一的答案。正确的治疗抉择将取决于患者术前术后的一些影响因素以及手术的远期效果。了解踝关节融合术和踝关节置换术的后续治疗方案，可以确保我们作为一名临床医生，不管未来是哪一天，都不会积聚隐患。也就是说，早期疼痛缓解和重返工作岗位、保持生活自理的能力同样重要。围绕手术目标制定一个仔细且慎重的治疗方案是必要的，这也需要与患者详细讨论以确保其知情权。而这反过来也会产生一个定制的、以患者为中心的治疗计划和更好的手术预期。

影响因素	全踝关节置换术	踝关节融合术
活动度（ROM）	活动度可改善，但是较正常生理角度仍略有减少	活动度减少，但是仍可能满足正常功能所需的活动度
术后康复	可早期负重	制动时间较长，可能导致患者依从性差
日常活动	可更早的重返工作和恢复功能，可允许低强度的运动	适合高强度工作或活动活跃患者，以避免假体磨损问题
邻近关节的关节炎	术后早期随访发生率较低，长期随访结果未知	因足部生物力学改变致使此类风险增加
翻修手术	10 年假体生存率为 89%；翻修所需的适合的骨量储备，在年轻患者中的长期随访研究较少	7%～15% 的骨不连发生率并需要翻修手术；较少有病例报道因手术失败需要取出关节内固定物，可能需要邻近关节融合；与关节置换并发症相似但是缺乏配对队列研究
双侧踝关节病	可能有利于双侧病变患者保持关节的运动学。登记中心数据证实双侧踝关节置换术后效果比单侧置换好	早期随访患者满意度良好，但是因双侧胫距关节活动度丧失和严重异常步态可能会使长期临床结果不佳
无菌性坏死	病例报道少，为相对禁忌证	无菌性坏死的成熟治疗方案，预后疗效良好
肥胖	术后早期的功能评分略低于关节融合术	临床效果与关节置换相似
糖尿病	在切口愈合和临床失败率方面的结果不佳	切口不愈合、感染和骨不连的风险增加
吸烟	吸烟患者的临床疗效较差	吸烟患者的临床疗效较差
患者期望值	更高的术前期望值，良好的术后满意度	更低的术前期望值，术后患者满意度好
医生期望值	学习曲线陡峭，基于初期较差的关节置换临床疗效不愿意去开展该技术	不受关节登记系统的影响，因患者潜在的选择偏差而倾向该术式
成本效益	总体上早期花费较高，长期 QALY 较好	总体成本较低

表 16-1　选择踝关节融合术和踝关节置换术时需要考虑的影响因素

参考文献

[1] Hutton C, Watt I, Dieppe P. Osteoarthritis: measurement and assessment. In: Osteoarthritis: current clinical and fundamental problems. 1984. p. 44-51.

[2] Dieppe P. Some recent clinical approaches to osteoarthritis research. Semin Arthritis Rheum. 1990;20:2-11.

[3] Kempson GE. Age related changes in the tensile properties of human articular cartilage: a comparative study between the femoral head of the hip joint and the talus of the ankle joint. Biochim Biophys Acta. 1991;1075:223-30.

[4] Hulth A. Does osteoarthritis depend on growth of the mineralized layer of cartilage? Clin Orthop. 1993;287:19-24.

[5] Dieppe P, Kirwan J. The localization of osteoarthritis. J Rheumatol. 1994;33:201-4.

[6] Funk F. Osteoarthritis of the foot and ankle. In: American Academy of Orthopaedic Surgeons, Symposium on Osteoarthritis. 1976.

[7] Treppo S, Koepp H, Quan EC, Cole AA, Kuettner KE, Grodzinsky AJ. Comparison of biomechanical and biochemical properties of cartilage from human knee and ankle pairs. J Orthop Res [Internet]. 2000;18(5):739-48. http://www.ncbi.nlm.nih.gov/pubmed/11117295.

[8] Swann AC, Seedhom BB. The stiffness of normal articular cartilage and the predominant acting stress levels: implications for the aetiology of osteoarthrosis. Br J Rheumatol [Internet].

1993;32(1):16-25. http://www.ncbi.nlm.nih.gov/pubmed/8422553.

[9] Simon WH, Friedenberg S, Richardson S. Joint congruence. A correlation of joint congruence and thickness of articular cartilage in dogs. J Bone Joint Surg Am [Internet]. 1973;55(8):1614-20. http://www.ncbi. nlm.nih.gov/pubmed/4804983.

[10] Huch K, Kuettner KE, Dieppe P. Osteoarthritis in ankle and knee joints. Semin Arthritis Rheum. 1997;26(4):667-74.

[11] Morash J, Walton DM, Glazebrook M. Ankle arthrodesis versus total ankle arthroplasty. Foot Ankle Clin. 2017;22(2):251-66.

[12] Zaidi R, Cro S, Gurusamy K, Siva N, Macgregor A, Henricson A, et al. The outcome of total ankle replacement: a systematic review and meta-analysis. Bone Joint J. 2013; 95B(11):1500-7.

[13] Easley ME, Adams SB, Hembree WC, DeOrio JK. Results of total ankle arthroplasty. J Bone Joint Sur Am [Internet]. 2011;93(15):1455-68. http://journals. lww.com/00004623-201108030-00011.

[14] Vakhshori V, Sabour AF, Alluri RK, Hatch GF, Tan EW. Patient and practice trends in total ankle replacement and tibiotalar arthrodesis in the United States from 2007 to 2013. J Am Acad Orthop Surg [Internet]. 2019;27(2):e77-84. http://journals.lww. com/00124635-201901150-00008.

[15] National Joint Registry. Public and patient guide—ankle replacement edition. Natl Jt Regist Annu Rep 2014 [Internet]. 2014. p. 1-12. http://www.njrcentre. org.uk/njrcentre/Reports,PublicationsandMinutes/Publicand PatientGuide/tabid/231/Default.aspx.

[16] Gougoulias NE, Khanna A, Maffulli N. History and evolution in total ankle arthroplasty. Br Med Bull. 2009;89(1):111-51.

[17] Wynn AH, Wilde AH. Long-term follow-up of the conaxial (Beck-Steffee) total ankle arthroplasty. Foot Ankle [Internet]. 1992;13(6):303-6. http://journals. sagepub.com/doi/10.1177/107110079201300601.

[18] Bolton-Maggs B, Sudlow R, Freeman M. Total ankle arthroplasty. A long-term review of the London Hospital experience. J Bone Joint Surg Br [Internet]. 1985;67-B(5):785-90. http://online.boneandjoint.org. uk/doi/10.1302/0301-620X. 67B5.4055882.

[19] Wood PLR, Prem H, Sutton C. Total ankle replacement. J Bone Joint Surg Br [Internet]. 2008;90-B(5):605-9. http://online.boneandjoint.org.uk/doi/10.1302/0301-620X. 90B5.19677.

[20] Giannini S, Leardini A, O'Connor JJ. Total ankle replacement: review of the designs and of the current status. Foot Ankle Surg. 2000;6(2):77-88.

[21] Vickerstaff JA, Miles AW, Cunningham JL. A brief history of total ankle replacement and a review of the current status. Med Eng Phys [Internet]. 2007;29(10):1056-64. https://linkinghub.elsevier. com/retrieve/pii/S1350453306002487.

[22] Buechel FF, Pappas MJ, Iorio LJ. New Jersey low contact stress total ankle replacement: biomechanical rationale and review of 23 cementless cases. Foot Ankle [Internet]. 1988;8(6):279-90. http://journals. sagepub.com/doi/10.1177/107110078800800603.

[23] Buechel FF, Pappas MJ. Survivorship and clinical evaluation of cementless, meniscal-bearing total ankle replacements. Semin Arthroplasty [Internet]. 1992;3(1):43-50. http://www.ncbi.nlm.nih.gov/pubmed/10147571.

[24] Easley ME, Vertullo CJ, Urban WC, Nunley JA. Perspectives on modern orthopaedics total ankle arthroplasty. JAAOS. 2002;10(3):157-67.

[25] Crosby LA, Yee TC, Formanek TS, Fitzgibbons TC. Complications following arthroscopic ankle arthrodesis. Foot Ankle Int [Internet]. 1996;17(6):340-2. http://journals. sagepub.com/ doi/10.1177/107110079601700608.

[26] Muir DC, Amendola A, Saltzman CL. Long-term outcome of ankle arthrodesis. Foot Ankle Clin [Internet]. 2002;7(4):703-8. https://linkinghub.elsevier.com/retrieve/pii/S1083751502000487.

[27] Morrey BF, Wiedeman GP. Complications and longterm results of ankle arthrodeses following trauma. J Bone Joint Surg Am [Internet]. 1980;62(5):777-84. http://www.ncbi. nlm.nih.gov/pubmed/7391101.

[28] Coester LM, Saltzman CL, Leupold J, Pontarelli W. Long-term results following ankle arthrodesis for post-traumatic arthritis. J Bone Joint Surg Am [Internet]. 2001;83(2):219-28. http://journals.lww. com/00004623-200102000-00009.

[29] Lawton CD, Butler BA, Dekker RG, Prescott A, Kadakia AR. Total ankle arthroplasty versus ankle arthrodesis—a comparison of outcomes over the last decade. J Orthop Surg Res. 2017;12(1):1-10.

[30] Maffulli N, Longo UG, Locher J, Romeo G, Salvatore G, Denaro V. Outcome of ankle arthrodesis and ankle prosthesis: a review of the current status. Br Med Bull. 2017; 124(1):91-112.

[31] Goldberg AJ, Zaidi R, Thomson C, Doré CJ, Skene SS, Cro S, et al. Total ankle replacement versus arthrodesis (TARVA): protocol for a multicentre randomised controlled trial. BMJ Open. 2016;6(9):1-7.

[32] Schuh R, Hofstaetter J, Krismer M, Bevoni R, Windhager R, Trnka H-J. Total ankle arthroplasty versus ankle arthrodesis. Comparison of sports, recreational activities and functional outcome. Int Orthop [Internet]. 2012;36(6):1207-14. http://link.springer. com/10.1007/s00264-011-1455-8.

[33] Saltzman CL, Mann RA, Ahrens JE, Amendola A, Anderson RB, Berlet GC, et al. Prospective controlled trial of STAR total ankle replacement versus ankle fusion: initial results. Foot Ankle Int [Internet]. 2009;30(7):579-96. http://journals. sagepub.com/doi/10.3113/FAI.2009.0579.

[34] Saltzman CL, Kadoko RG, Suh JS. Treatment of isolated ankle osteoarthritis with arthrodesis or the total ankle replacement: a comparison of early outcomes. Clin Orthop Surg [Internet]. 2010;2(1):1. https://ecios.org/DOIx. php?id=10.4055/cios.2010.2.1.1.

[35] Gougoulias N, Khanna A, Maffulli N. How successful are current ankle replacements?: a systematic review

of the literature. Clin Orthop Relat Res [Internet]. 2010;468(1):199-208. http://link.springer. com/10.1007/s11999-009-0987-3.

[36] Singer S, Klejman S, Pinsker E, Houck J, Daniels T. Ankle arthroplasty and ankle arthrodesis: gait analysis compared with normal controls. J Bone Joint Surg Am [Internet]. 2013;95(24):e191-1-10. http://journals. lww.com/00004623-201312180-00005.

[37] Cenni F, Leardini A, Pieri M, Berti L, Belvedere C, Romagnoli M, et al. Functional performance of a total ankle replacement: thorough assessment by combining gait and fluoroscopic analyses. Clin Biomech [Internet]. 2013;28(1):79-87. https://linkinghub.elsevier. com/retrieve/pii/S0268003312002513.

[38] Flavin R, Coleman SC, Tenenbaum S, Brodsky JW. Comparison of gait after total ankle arthroplasty and ankle arthrodesis. Foot Ankle Int [Internet]. 2013;34(10):1340-8. http://journals.sagepub.com/doi/10.1177/1071100713490675.

[39] Demottaz JD, Mazur JM, Thomas WH, Sledge CB, Simon SR. Clinical study of total ankle replacement with gait analysis. A preliminary report. J Bone Joint Surg Am [Internet]. 1979;61(7):976-88. http://www. ncbi.nlm.nih.gov/pubmed/489662.

[40] Veljkovic AN, Daniels TR, Glazebrook MA, Dryden PJ, Penner MJ, Wing KJ, et al. Outcomes of total ankle replacement, arthroscopic ankle arthrodesis, and open ankle arthrodesis for isolated non-deformed end-stage ankle arthritis. J Bone Joint Surg [Internet]. 2019;101(17):1523-9. http://journals.lww. com/10.2106/JBJS.18.01012.

[41] Greisberg J, Hansen ST. Ankle replacement: management of associated deformities. Foot Ankle Clin [Internet]. 2002;7(4):721-36. https://linkinghub.elsevier. com/retrieve/pii/S1083751502000554.

[42] Haskell A, Mann RA. Perioperative complication rate of total ankle replacement is reduced by surgeon experience. Foot Ankle Int [Internet]. 2004;25(5):283-9. http://journals. sagepub.com/doi/10.1177/107110070402500502.

[43] Coetzee JC. Management of varus or valgus ankle deformity with ankle replacement. Foot Ankle Clin [Internet]. 2008;13(3):509-20. https://linkinghub. elsevier.com/retrieve/pii/S1083751508000399.

[44] Trincat S, Kouyoumdjian P, Asencio G. Total ankle arthroplasty and coronal plane deformities. Orthop Traumatol Surg Res [Internet]. 2012;98(1):75-84. https://linkinghub.elsevier.com/retrieve/pii/S1877056811002908.

[45] Pedowitz DI, Kane JM, Smith GM, Saffel HL, Comer C, Raikin SM. Total ankle arthroplasty versus ankle arthrodesis: a comparative analysis of arc of movement and functional outcomes. Bone Joint J. 2016;98(5):634-40.

[46] Zwipp H, Randt T. Ankle joint biomechanics. Foot Ankle Surg. 1994;1(1):21-7.

[47] Nordin M, Frankel V. Basic biomechanics of the musculoskeletal system. Lippincott Williams & Wilkins. 2001.

[48] Barnett CH, Napier JR. The axis of rotation at the ankle joint in man; its influence upon the form of the talus and the mobility of the fibula. J Anat [Internet]. 1952;86(1):1-9. http://www.ncbi.nlm.nih.gov/pubmed/14907546%0A; http://www.pubmedcentral. nih.gov/articlerender.fcgi?artid=PMC1273922.

[49] Grimston SK, Nigg BM, Hanley DA, Engsberg JR. Differences in ankle joint complex range of motion as a function of age. Foot Ankle [Internet]. 1993;14(4):215-22. http://journals.sagepub.com/doi/10.1177/107110079301400407.

[50] Stauffer RN, Chao EY, Brewster RC. Force and motion analysis of the normal, diseased, and prosthetic ankle joint. Clin Orthop Relat Res [Internet]. 1977;(127):189-96. http://www.ncbi.nlm.nih.gov/pubmed/912978.

[51] Brockett CL, Chapman GJ. Biomechanics of the ankle. Orthop Trauma [Internet]. 2016;30(3):232-8. https://doi.org/10.1016/j.mporth.2016.04.015.

[52] Saltzman CL, Mclff TE, Buckwalter JA, Brown TD. Total ankle replacement revisited. J Orthop Sport Phys Ther [Internet]. 2000;30(2):56-67. http://www. jospt.org/doi/10.2519/jospt.2000.30.2.56.

[53] Cottino U, Collo G, Morino L, Cosentino A, Gallina V, Deregibus M, et al. Arthroscopic ankle arthrodesis: a review. Curr Rev Musculoskelet Med. 2012;5(2):151-5.

[54] Lee MS, Millward DM. Arthroscopic ankle arthrodesis. Clin Podiatr Med Surg [Internet]. 2009;26(2):273-82. http://www.ncbi.nlm.nih.gov/pubmed/19389599.

[55] Winson IG, Robinson DE, Allen PE. Arthroscopic ankle arthrodesis. J Bone Joint Surg Br [Internet]. 2005;87-B(3):343-7. http://online.boneandjoint.org. uk/doi/10.1302/0301-620X. 87B3.15756.

[56] Peterson KS, Lee MS, Buddecke DE. Arthroscopic versus open ankle arthrodesis: a retrospective cost analysis. J Foot Ankle Surg [Internet]. 2010;49(3):242-7. https://doi.org/10.1053/j.jfas.2010.02.019.

[57] Houchen-Wolloff L, Essop-Adam A, Calver R, Dudson C, Mangwani J. Post-operative rehabilitation in ankle and hindfoot/midfoot fusion and reconstruction surgery—a scoping survey of UK foot and ankle surgeons and allied health professionals. J Clin Orthop Trauma [Internet]. 2020;11(3):471-3. https://doi.org/10.1016/j.jcot. 2020. 03. 003.

[58] Ling JS, Smyth NA, Fraser EJ, Hogan MV, Seaworth CM, Ross KA, et al. Investigating the relationship between ankle arthrodesis and adjacent-joint arthritis in the hindfoot a systematic review a systematic review. J Bone Joint Surg Am. 2015;97(6):513-9.

[59] Yasui Y, Hannon CP, Seow D, Kennedy JG. Ankle arthrodesis: a systematic approach and review of the literature. World J Orthop. 2016;7(11):700-8.

[60] Wang Y, Wong DW, Tan Q, Li Z, Zhang M. Total ankle arthroplasty and ankle arthrodesis affect the biomechanics of the inner foot differently. Sci Rep. 2019;9(1):1-12.

[61] Zanolli DH, Nunley JA, Easley ME. Subtalar fusion rate

in patients with previous ipsilateral ankle arthrodesis. Foot Ankle Int [Internet]. 2015;36(9):1025-8. http://journals. sagepub.com/doi/10.1177/1071100715584014.

[62] Greisberg J, Assal M, Flueckiger G, Hansen ST. Takedown of ankle fusion and conversion to total ankle replacement. Clin Orthop Relat Res [Internet]. 2004;424:80-8. http:// journals.lww. com/00003086-200407000-00012.

[63] Raikin SM, Rampuri V. An approach to the failed ankle arthrodesis. Foot Ankle Clin. 2008;13(3):401-16.

[64] Usuelli FG, Maccario C, Manzi L, Gross CE. Clinical outcome and fusion rate following simultaneous subtalar fusion and total ankle arthroplasty. Foot Ankle Int [Internet]. 2016;37(7):696-702. http://journals. sagepub.com/doi/ 10.1177/1071100716642751.

[65] Krause FG, Windolf M, Bora B, Penner MJ, Wing KJ, Younger ASE. Impact of complications in total ankle replacement and ankle arthrodesis analyzed with a validated outcome measurement. J Bone Joint Surg Ser A. 2011;93(9):830-9.

[66] Daniels TR, Younger ASE, Penner M, Wing K, Dryden PJ, Wong H, et al. Intermediate-term results of total ankle replacement and ankle arthrodesis a COFAS multicenter study. J Bone Joint Surg Ser A. 2014;96(2):135-41.

[67] Gross CE, Lampley A, Green CL, DeOrio JK, Easley M, Adams S, et al. The effect of obesity on functional outcomes and complications in total ankle arthroplasty. Foot Ankle Int. 2016;37(2):137-41.

[68] Hintermann B, Barg A, Knupp M. Revisionsarthroplastik des oberen Sprunggelenks. Orthopade [Internet]. 2011;40(11):1000-7. http://link.springer.com/10.1007/ s00132-011-1829-z.

[69] Choi WJ, Lee JS, Lee M, Park JH, Lee JW. The impact of diabetes on the short- to mid-term outcome of total ankle replacement. Bone Joint J [Internet]. 2014;96-B(12):1674-80. http://online.boneandjoint. org.uk/doi/10.1302/0301-620X. 96B12.34364.

[70] Henricson A, Carlsson Å. Survival analysis of the single- and double-coated STAR ankle up to 20 years: long-term follow-up of 324 cases from the Swedish Ankle Registry. Foot Ankle Int [Internet]. 2015;36(10):1156-60. http://www. ncbi.nlm.nih.gov/pubmed/25862102.

[71] Henricson A, Jehpsson L, Carlsson Å, Rosengren BE. Re-arthrodesis after primary ankle fusion: 134/1,716 cases from the Swedish Ankle Registry. Acta Orthop [Internet]. 2018;89(5):560-4. https://www.tandfonline.com/doi/full/10. 1080/17453674.2018.1488208.

[72] Quayle J, Shafafy R, Khan MA, Ghosh K, Sakellariou A, Gougoulias N. Arthroscopic versus open ankle arthrodesis. Foot Ankle Surg [Internet]. 2018;24(2):137-42. https:// linkinghub.elsevier.com/retrieve/pii/S1268773117300231.

[73] Jain SK, Tiernan D, Kearns SR. Analysis of risk factors for failure of arthroscopic ankle fusion in a series of 52 ankles. Foot Ankle Surg [Internet]. 2016;22(2):91-6. https:// linkinghub.elsevier.com/retrieve/pii/S126877311500082X.

[74] Townshend D, Di Silvestro M, Krause F, Penner M, Younger A, Glazebrook M, et al. Arthroscopic versus open ankle arthrodesis: a multicenter comparative case series. J Bone Joint Surg Am [Internet]. 2013;95(2):98-102. http://journals. lww. com/00004623-201301160-00002.

[75] Easley ME, Montijo HE, Wilson JB, Fitch RD, Nunley JA. Revision tibiotalar arthrodesis. J Bone Joint Surg [Internet]. 2008;90(6):1212-23. http://journals.lww. com/00004623-200806000-00006.

[76] Ali AA, Forrester RA, O'Connor P, Harris NJ. Revision of failed total ankle arthroplasty to a hindfoot fusion. Bone Joint J [Internet]. 2018;100-B(4):475-9. https://online. boneandjoint.org.uk/doi/10.1302/0301-620X. 100B4.BJJ-2017-0963.

[77] Culpan P, Le Strat V, Piriou P, Judet T. Arthrodesis after failed total ankle replacement. J Bone Joint Surg Br [Internet]. 2007;89-B(9):1178-83. http://online. boneandjoint.org.uk/doi/10.1302/0301-620X. 89B9.19108.

[78] Nigg BM, Fisher V, Ronsky JL. Gait characteristics as a function of age and gender. Gait Posture [Internet]. 1994;2(4):213-20. https://linkinghub.elsevier.com/retrieve/ pii/0966636294901066.

[79] Kofoed H, Lundberg-Jensen A. Ankle arthroplasty in patients younger and older than 50 years: a prospective series with long-term follow-up. Foot Ankle Int [Internet]. 1999;20(8):501-6. http://journals.sagepub. com/ doi/10.1177/107110079902000807.

[80] Fevang BTS, Lie SA, Havelin LI, Brun JG, Skredderstuen A, Furnes O. 257 ankle arthroplasties performed in Norway between 1994 and 2005. Acta Orthop [Internet]. 2007;78(5):575-83. http://www.tandfonline.com/doi/ full/10.1080/17453670710014257.

[81] Henricson A, Skoog A, Carlsson Å. The Swedish Ankle Arthroplasty Register: an analysis of 531 arthroplasties between 1993 and 2005. Acta Orthop [Internet]. 2007;78(5):569-74. http://www.tandfonline. com/doi/ full/10.1080/17453670710014248.

[82] WHO. Obesity and overweight [Internet]. WHO Key Facts. https://www.who.int/news-room/fact-sheets/detail/obesity-andoverweight.

[83] Noelle S, Egidy CC, Cross MB, Gebauer M, Klauser W. Complication rates after total ankle arthroplasty in one hundred consecutive prostheses. Int Orthop. 2013; 37(9): 1789-94.

[84] Perlman MH, Thordarson DB. Ankle fusion in a high risk population: an assessment of nonunion risk factors. Foot Ankle Int [Internet]. 1999;20(8):491-6. http://journals. sagepub.com/doi/10.1177/107110079902000805.

[85] Lampley A, Gross CE, Green CL, DeOrio JK, Easley M, Adams S, et al. Association of cigarette use and complication rates and outcomes following total ankle arthroplasty. Foot Ankle Int [Internet]. 2016;37(10):1052-9. http://journals. sagepub.com/doi/10.1177/1071100716655435.

[86] Singh A, Anjum S, Ramaskandhan J, Siddique M. Return to

work after total ankle replacement: a cross sectional study. In: Orthopaedic Proceedings. 2018.

[87] Naal FD, Impellizzeri FM, Loibl M, Huber M, ippstein PF. Habitual physical activity and sports participation after total ankle arthroplasty. Am J Sports Med [Internet]. 2009;37(1):95-102. http://journals. sagepub.com/doi/10.1177/0363546508323253.

[88] Bai L-B, Lee K-B, Song EK, Yoon TR, Seon JK. Total ankle arthroplasty outcome comparison for post-traumatic and primary osteoarthritis. Foot Ankle Int [Internet]. 2010;31(12):1048-56. http://journals.sagepub. com/doi/10.3113/FAI.2010.1048.

[89] Anderson T, Montgomery F, Carlsson A. Uncemented STAR total ankle prostheses. Three to eight-year follow-up of fifty-one consecutive ankles. J Bone Joint Surg Am [Internet]. 2003;85(7):1321-9. http://www. ncbi.nlm.nih. gov/pubmed/12851358.

[90] Kraal T, van der Heide HJL, van Poppel BJ, Fiocco M, Nelissen RGHH, Doets HC. Long-term follow-up of mobile-bearing total ankle replacement in patients with inflammatory joint disease. Bone Joint J [Internet]. 2013;95-B(12):1656-61. http://online.boneandjoint. org.uk/doi/10.1302/0301-620X. 95B12.32146.

[91] Tan JA, Bajuri MY, Leong JF, Levin KB, Alias A. Total ankle replacement for treatment of avascular necrosis of the talus. Asian J Pharm Clin Res. 2018;11(8):1-2.

[92] Maenohara Y, Taniguchi A, Tomiwa K, Tsuboyama D, Kurokawa H, Kumai T, et al. Outcomes of bilateral vs unilateral ankle arthrodesis. Foot Ankle Int. 2018;39(5):530-4.

[93] Vaughan P, Gordon D, Goldberg A, Cullen N, Singh D. Patient satisfaction and function after bilateral ankle arthrodeses. Foot Ankle Surg [Internet]. 2015;21(3):160-3. https://linkinghub. elsevier.com/retrieve/pii/S1268773114001465.

[94] Barg A, Henninger HB, Knupp M, Hintermann B. Simultaneous bilateral total ankle replacement using a 3-component prosthesis: outcome in 26 patients followed for 2-10 years. Acta Orthop. 2011;82(6):704-10.

[95] Courville XF, Hecht PJ, Tosteson ANA. Is total ankle arthroplasty a cost-effective alternative to ankle fusion? Clin Orthop Relat Res [Internet]. 2011;469(6):1721-7. http://link. springer. com/10.1007/s11999-011-1848-4.

[96] Younger ASE, Maclean S, Daniels TR, Penner MJ, Wing KJ, Dunbar M, et al. Initial hospital-related cost comparison of total ankle replacement and ankle fusion with hip and knee joint replacement. Foot Ankle Int. 2015;36(3):253-7.

[97] Younger ASE, Wing KJ, Glazebrook M, Daniels TR, Dryden PJ, Lalonde KA, et al. Patient expectation and satisfaction as measures of operative outcome in end-stage ankle arthritis: a prospective cohort study of total ankle replacement versus ankle fusion. Foot Ankle Int. 2015;36(2):123-34.

[98] Hopper AN, Jamison MH, Lewis WG. Learning curves in surgical practice. Postgrad Med J. 2007;83(986):777-9.

第 17 章　跟腱断裂：非手术治疗、切开手术还是微创手术

Achilles Tendon Ruptures: Nonoperative Treatment, Open Repair or Percutaneous Repair

Inmaculada Moracia-Ochagavía　　E. Carlos Rodríguez-Merchán　著

跟腱是人体最大的肌腱，由比目鱼肌和腓肠肌的内外侧头两块肌肉汇合而成。两者均受胫神经支配。跟腱有以下几个特征会增加其应力：是唯一横跨两个主要关节的肌腱肌肉复合体；跟腱的纤维向内旋 90°，使腓肠肌内侧的纤维植入跟骨；其周围是腱旁组织，而不是真正的腱鞘。由于滑膜腱鞘的缺乏加上局部其他组织，意味着距跟骨肌腱附着点周围 2～6cm 的区域血供较差。

在跟腱后侧入路中要考虑的另一个重要方面是腓肠神经的解剖。腓肠神经位于腓肠肌 – 比目鱼肌的内侧，在肌腱肌肉结合部横跨到跟腱的外侧。

急性跟腱断裂最常发生在 30—40 岁，主要发生在男性，并与平时体育活动较少和热身不足有关。高达 15% 的患者可能有先兆损伤，在某些情况下可观察到跟腱断裂区域的退行性改变。大多数断裂发生在跟腱止点近端 4～6cm 处，位于血供不足的解剖区（图 17–1）。

一、保守治疗

（一）保守治疗和早期主动康复

保守治疗限于久坐不动或患有内科合并症的老年患者或拒绝手术的患者。治疗方法包括功能支具或石膏固定于踝关节跖屈 20° 呈马蹄足形状，在适当保护下早期进行功能康复。随着时间的推移，传统的长期石膏固定已经被更积极的早期康复治疗措施所取代。在没有接受手术但采用加速功能康复方案的患者中，其临床结果与手术治疗的患者相似，皮肤并发症也更少。

与以前的固定和避免负重治疗相比，这些早期康复和负重治疗方案至少需要 6～8 周以便保证跟腱愈合。然而，力学研究表明，适当负重可以刺激跟腱修复，并在修复组织中产生生长和加强因子[1-3]。这也导致了这种跟腱愈合方法要比传统保守治疗方法的不愈合率低。

选择这种治疗方法的问题是，尽管有各种研究发表保守治疗后的康复方案，但这些研究差异性较大。关于制动时间、开始负重时间和支具类型等意见不一致。实际上，治疗方案可分为 3 种主要类型：适当早期负重加初始固定[4]；无负重早期活动，主动背伸和被动跖屈（Twaddle 和 Poon 使用这种治疗方案[5]，Ecker 将踝关节固定 6 周[4]，两者的不愈合率和功能恢复结果相似）；立即早期负重伴适当早期活动；Barford 等发表了该方案具有良好功能结果，与不负重的患者相

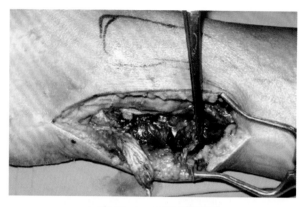

▲ 图 17-1 急性跟腱断裂

通常发生在跟骨粗隆止点 2～6cm 处。注意伴有肌腱纤维的变形和退化的跟腱退行性变

比，生活质量有所改善[6]。

Brumann 等在 2014 年进行了系统回顾，认为早期负重与早期活动相结合的康复治疗效果更好，满意度更高，更早重返工作岗位和恢复伤前活动，增加小腿肌力，减少肌肉萎缩和跟腱延长，最终花费资源最少[7]。

Heikkinen 等观察到，与手术治疗患者相比，采用基于早期活动和负重的康复方案进行保守治疗的患者比目鱼肌萎缩增加[8]。接受手术者的跟腱延长 19mm。这些结构变化可以解释他们的发现，即接受手术治疗的患者小腿肌肉的力量增加了 10%～18%。

在 2019 年发表的一项前瞻性研究中，提出了一种似乎有效的跟腱断裂保守治疗方案（Leicester 方案）[9]。在莱斯特跟腱管理方案（leicester achilles management protocol，LAMP）中，与其他研究相比，佩戴踝关节支具时间更短，并发症发生率更低，治疗效果相似。在 442 例接受非手术治疗的患者中，有 9 例（2%）未愈合。采用 ATRS 评分（achilles tendon rupture score）进行评估，平均随访 23 个月，结果为 75.5 分。与健侧相比，跟腱断裂后 12 个月时小腿周长和脚跟抬高高度仍有显著差异（$P < 0.05$）。研究表明，虽然 ATRS 低于以往研究[10, 11]，但该项研究是第一个长时间随访，且康复治疗一致以及大样本量的研究[9]。

有研究观察到年龄与预后之间存在负相关，与同一作者先前的一项研究结果一致，该研究得出结论认为，在采用完全动态负重功能康复方案治疗的保守治疗跟腱断裂患者中，女性和老年患者的功能恢复结果较差[12]。

尽管在保守治疗方面取得了令人鼓舞的结果，且研究认识到此类方案是安全的，可提高患者满意度，改善功能，更快恢复工作和运动，但早期功能康复在当前文献中仍缺乏统一定义。此外，这些早期康复方案需要康复理疗科的配合和持续关注。部分医院对这些科室的需求较大，难以进行早期、全面的治疗和随访。

（二）保守治疗与开放手术治疗比较

2005 年前，多篇比较手术和保守治疗的随机临床试验和相关 Meta 分析的文章发表，得出的结论是，保守治疗的断裂风险更高，然而，手术治疗会导致其他并发症增加（如手术伤口愈合问题和感染）[13-15]。在评估了这些相关风险之后，这些研究建议对跟腱断裂进行手术治疗。

后期发表的所有基于功能矫形支具和早期主动活动方案的临床试验显示，手术治疗和保守治疗的不愈合风险相似，但临床结果存在差异[16]。

Lim 等发表了一项研究，按照相同康复治疗方案，对手术治疗和保守治疗的功能结果进行了比较[17]。在这个研究中，用膝以下石膏固定踝关节于类似马蹄足，直到第 4 周才允许负重。通过这个方案，可以平衡依从性差的患者的早期活动和活动保护。随访 2 年时，2 种治疗方法之间的不愈合例数和 ATRS 评分均无显著差异。而且 ATRS 评分与患者年龄无相关性。然而，在女性患者中 ATRS 评分与年龄之间存在显著的负相关，因此年龄较大的患者的功能结果较差。他们的结论是，他们的研究不支持跟腱断裂的外科治疗。

Lantto 等在 2016 年发表了一项随机对照临床研究，使用相同的早期负重和康复方案，对急性跟腱断裂的手术和保守治疗进行了比较[18]。他们得出的结论是，在主观、功能和小腿肌肉力量评分的结果无明显差异。但是，通过手术治疗，在踝关节的全部活动度内小腿肌肉力量得到了更早的恢复。在 18 个月的恢复过程中，手术治疗的肌肉力量存在 10%~18% 的优势。与保守治疗相比，手术治疗还可以使患者在功能恢复和缓解疼痛方面有更好的生活质量。

在 Ochen 等的综述和 Meta 分析中表明，与保守治疗相比，跟腱断裂采用手术治疗降低了不愈合风险[19]。但是，其不愈合率很低，两个治疗组之间的差异也很小（风险差异 1.6%）。另外，应该注意的是手术治疗导致了其他并发症的风险升高（风险差异 3.3%）。

因此，治疗急性跟腱断裂的最终决策应该基于患者个体特征来综合考虑。

值得注意的是，Deng 等在 2017 年进行的 Meta 分析中提到，手术治疗组的不愈合率明显低于保守治疗组（$P<0.001$）[20]。在深静脉血栓形成、重返运动、踝关节活动范围和体能活动评分方面没有显著差异。他们认为手术治疗应当是治疗急性跟腱断裂的最佳选择。然而，他们也提到研究存在一些局限性，如存在一些较小样本量和随访时间短（15.4 个月）的研究。

二、外科治疗

（一）缝合技术

很多缝合技术现在已经被提出。一般来说，这些缝合技术用于传统的开放手术，有时也用于微创或经皮技术。以下几点值得注意：闭合性 Krackow 缝合法已成为应用最广泛的肌腱修复术之一，通过稳定缝合可以早期活动并取得了广泛成功[21-25]。还有其他缝合技术，如 Kessler 缝合、Bunnell 缝合、连续缝合和三束缝合，在文献中都有报道使用。Labib 等引入的"Giftbox 技术"是对 Krackow 缝合法的改进，在尸体模型上其生物力学强度是传统 Krackow 缝合法的两倍[26]。在一项对 44 例患者采用这种缝合方法的研究中得

出结论，该技术是可重复的，患者满意度好且恢复活动好，且未观察到腓肠神经断裂或损伤、伤口裂开或感染。

根据以前的研究，Krackow 法[27] 比 Kessler 法或 Bunnell 法具有更高强度，三束缝合法[28] 比 Krackow 法强度更高。

这些方面在人体生物力学研究的系统综述中得到证实[29]。据观察，在对跟腱进行止点修复时，使用双排技术的最大负重显著高于单排技术。在缝合跟腱中部时，Bunnell 和 Krackow 缝合法强度更高。

在 Manent 等发表的另一项尸体研究中，观察到 Bunnell 和 Krackow 法的跟腱断裂的概率相似。然而，用 Bunnell 法的肌腱延长较小。因此，Manent 等推荐后者[30]。

（二）手术入路

主要有三种入路：开放后内侧入路（通常为 6~18cm 的可变切口）；微创或小切口（切口在后外侧 2~6cm，保护腓肠神经）；经皮入路（切开多个小切口）。

大多数不同入路的对比研究的研究结果和并发症发生率相似。

1. 开放手术与小切口手术 Tejwani 等的一项回顾性对后内侧标准手术和后外侧小切口手术进行了比较。他们观察到这两种手术对于急性跟腱断裂的治疗都是有效的和安全的[31]。然而，虽然全足活动度相似，但 2 种入路在术后背伸和跖屈方面存在显著差异。在标准后内侧入路组中，皮肤并发症发生率较高且差异有统计学意义。小切口手术组腓肠神经损伤率较高，差异也有统计学意义。在接受微创手术的患者中，也观察到了更好的结果（术后 6 个月时单足踮脚尖得到改善），但这在统计学上没有显著性差异。

Muezzinoglu 等在 2013 年发表了一种微创技术，被称为半侵入式内夹板技术（semi-invasive internal splinting，SIIS）[32]。这项技术包括在肌腱断裂部位做 2 个相隔 2cm 或 3cm 的切口。显

露并保护腓肠神经。手术方式并不显露和处理跟腱断端。在跟腱近侧断端的内侧和外侧采用 Krackow 缝合法，并使用跟腱夹持器向远端穿过。对跟腱关节施加适当的张力，保持踝关节跖屈。同时采用 Krackow 法缝合跟腱远端内外侧。

2016 年，Serman 等对 45 例患者进行了回顾性研究，将 SIIS 技术与经典的开放手术进行了比较 [33]。在中期随访（43.7 个月）结束时，SIIS 组中更多的患者恢复了正常的日常活动（$P < 0.05$）。然而，在 AOFAS 评分（美国矫形外科足踝协会），小腿、大腿直径和踝关节活动度方面没有差异。

Alcelik 等于 2017 年发表的系统综述和 Meta 分析中比较了小切口手术和经典开放手术 [34]。在这项研究中，他们证实了开放手术组皮肤并发症发生率较高，存在显著差异。然而，小切口手术和开放手术在不愈合率、腓肠神经损伤和恢复运动方面结果无差异。

2. 开放手术与经皮微创手术　市场上有多种类型的器械可以满足经皮穿刺技术的应用。Hsu 等通过对使用经皮跟腱修复系统［percutaneous Achilles tendon repair system，PARS（Arthrex, Inc., Naples, FL）］进行手术的患者进行回顾性研究，并与接受传统开放技术的患者进行比较 [35]。与以前的文献相比，并发症的发生率非常低（8.5%），也没有发现跟腱不愈合，大多数患者在干预 5 个月后能够恢复以前的活动。经皮跟腱断裂修补术和开放性跟腱断裂修补的术后并发症发生率也没有显著差异。

在 Kolodziej 等发表的另一项前瞻性随机研究中，另一种经皮手术系统（Achillon®）与采用 Krackow 缝合法的传统开放手术进行了比较 [36]。2 组均未发生跟腱再次断裂和腓肠神经损伤。瘢痕的长度是 2 组之间唯一在统计学上有显著差异的指标。Kolodziej 等提出尽管使用该系统的经皮手术可以降低严重皮肤并发症的发生率，但在他们的研究中与传统的开放手术组没有显著差异。

3. 本章作者首选的外科技术　对于本章的作者来说，开放手术仍然是大多数急性跟腱断裂患者的金标准。

尽管经皮手术取得了良好的效果，但继续采用开放手术的原因之一是通过开放手术，我们可以评估肌腱的状况。在大多数急性跟腱断裂的病例中，都有前期的退变过程和肌腱病变。通过经皮手术或保守治疗，我们无法评估这一点，与此同时，我们必须对质量较差的受损肌腱进行治疗。

通过开放手术，我们可以评估肌腱，移除失活的组织并缝合断端，甚至在大段缺损的情况下，我们也可以在同一切口中采用踇长屈肌肌腱移位来加强跟腱（图 17-2）。

肌腱退化的原因之一是存在腓肠肌挛缩。因此，我们通常采用改良的 Strayer 技术（腓肠肌松解）进行小腿肌肉延长术，以减少跟腱的张力。

总体而言，所有研究都报道开放手术的皮肤并发症发生率较高，这是促使外科医生采用经皮或微创技术的主要原因之一。我们相信，如果正确使用手术技术，皮肤并发症可以最小化或几乎消除 [37]。正如 Hansen 在他的书 [38] 中指出，最佳切口是跟腱前侧脂肪组织偏内的内侧切口，位于跟腱和神经血管鞘之间（图 17-3 至图 17-5）。该入路从前方开始，以在缝合过程中保持良好的软组织覆盖，并避免与皮肤形成粘连。必须小心处理软组织，避免使用撑开器，只用小牵引器分离皮肤。

至于缝线的类型，我们使用可吸收的单丝缝线，如聚乙二醇酸（polyglyconate，MAXON）或聚二氧六环酮（polydioxanone，PDS），一般采用 Krackow 法缝合，并在关节周围增加缝合。

至于术后治疗，我们在手术室用矫形夹板固定踝关节于跖屈 20°。2～3 周后拆线，并放置一只固定式 Walker 矫形靴，带有 3 个内部垫块，以便患者可以在保持踝关节跖屈的同时开始早期负重。从第二周开始，指导患者每天 3 次取下靴子，

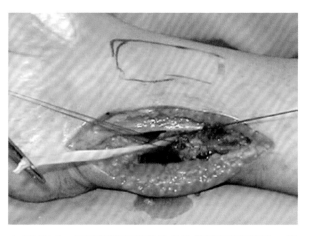

▲ 图 17-2 跨长屈肌肌腱移位术治疗跟腱严重退化、肌腱末端质量差的跟腱断裂

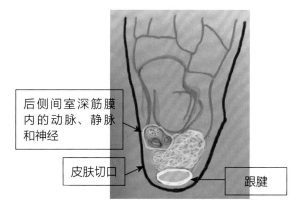

▲ 图 17-3 踝关节和跟腱内侧切口的冠状面示意图
显示了开放肌腱手术时应做后内侧切口的位置，以避免皮肤并发症

在无负重的情况下进行主动背伸和跖屈。每周去掉一个垫块；通过这个治疗至 5 周。然后，患者将开始负重，踝关节处于中立位置，并能够在指导下开始密集的康复治疗。

结论

关于急性跟腱断裂的治疗仍存在较大争议。保守治疗适用于没有手术指征且不愈合率很高的患者；然而，最近的研究表明，如果对跟腱早期负重和康复，效果甚至与手术治疗相似。尽管如此，对于制动、负重的时间或要进行的康复类型仍没有达成共识。此外，理疗康复科必须能够执行康复方案，但是在许多医院很难协调。至于经皮或小切口手术治疗，其结果与开放手术治疗相似，但皮肤并发症发生率较低。然而，在最近的一些研究和 Meta 分析中，与腓肠神经相关的神经损伤仍然存在。经典的开放手术治疗仍可以获得良好的功能效果和患者满意度。Krackow 缝合法或其改良缝合法（礼盒技术）是最常用的技术，在生物力学研究中具有非常好的抗拉水平。通过开放手术可以评估跟腱状况并在必要时加强跟腱。如果我们注意手术技巧，避免跟腱后切口，我们就可以最大限度地减少或消除皮肤并发症。

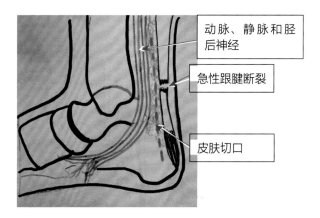

▲ 图 17-4 踝关节和跟腱切口的外侧示意图，显示了跟腱开放手术的后内侧切口

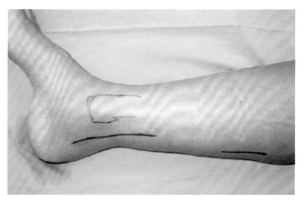

▲ 图 17-5 小腿内侧视图，其中在皮肤上绘制了用于开放性跟腱手术的后内侧切口
切口深度与跟腱前脂肪的安全区域相对应，不易导致皮肤并发症。还绘制了进行腓肠肌延长和胫骨踝的最近端内侧切口

参考文献

[1] Gelberman RH, Woo SLY. The physiological basis for application of controlled stress in the rehabilitation of flexor tendon injuries. J Hand Ther. 1989;2:66-70.

[2] Aspenberg P. Stimulation of tendon repair: mechanical loading, GDFs and platelets. A mini-review. Int Orthop. 2007; 31:783-9.

[3] Lin TW, Cardenas L, Soslowsky LJLJ. Biomechanics of tendon injury and repair. J Biomech. 2004;37:865-77.

[4] Ecker TM, Bremer AK, Krause FG, Müller T, Weber M. Prospective use of a standardized nonoperative early weightbearing protocol for Achilles tendón rupture, 17 years of experience. Am J Sports Med. 2016;44:1004-10.

[5] Twaddle BC, Poon P. Early motion for Achilles tendon ruptures: is surgery important? A randomized, prospective study. Am J Sports Med. 2007;35:2033-8.

[6] Barfod KW, Bencke J, Lauridsen HB, Ban I, Ebskov L, Troelsen A. Nonoperative dynamic treatment of acute Achilles tendon rupture: the influence of early weight-bearing on clinical outcome. J Bone Joint Surg Am. 2014;96: 1497-503.

[7] Brumann M, Baumbach SF, Mutschler W, Polzer H. Accelerated rehabilitation following Achilles tendón repair after acute rupture-development of an evidence based treatment protocol. Injury. 2014;45:1782-90.

[8] Heikkinen J, Lantto I, Flinkkila T, Ohtonen P, Niinimaki J, Siira P, et al. Soleus atrophy is common after the nonsurgical treatment of acute Achilles tendon ruptures. A randomized clinical trial comparing surgical and nonsurgical functional treatments. Am J Sports Med. 2017;45:1395-404.

[9] Aujla RS, Patel S, Jones A, Bhatia M. Non-operative functional treatment for acute Achilles tendón ruptures: the Leicester Achilles Management Protocol (LAMP). Injury. 2019;50:995-9.

[10] Jackson G, Sinclair VF, McLaughlin C, Barrie J. Outcomes of functional weight-bearing rehabilitation of Achilles tendon ruptures. Orthopedics. 2013;36:e1053-9.

[11] Lawrence JE, Nasr P, Fountain DM, Berman L, Robinson AHN. Functional outcomes of conservatively managed acute ruptures of the Achilles tendon. Bone Joint J. 2017;99:87-93.

[12] Aujla R, Patel S, Jones A, Bhatia M. Predictors of functional outcome in non-operatively managed Achilles' tendon ruptures. Foot Ankle Surg. 2018;24:336-41.

[13] Nistor L. Surgical and non-surgical treatment of Achilles tendon rupture. A prospective randomized study. J Bone Joint Surg Am. 1981;63:394-9.

[14] Schroeder D, Lehmann M, Steinbrueck K. Treatment of acute Achilles tendon ruptures: open vs. percutaneous repair vs. conservative treatment. A prospective randomized study. Orthop Trans. 1997;21:1228.

[15] Thermann H, Zwipp H, Tscherne H. Functional treatment concept of acute rupture of the Achilles tendon. 2 years results of a prospective randomized study. Unfallchirurg. 1995;98:21-32.

[16] Metz R, Verleisdonk EJ, van der Heijden GJ, Clevers GJ, Hammmacher ER, Verhofstad MHJ, et al. Acute Achilles tendon rupture: minimally invasive surgery versus nonoperative treatment with immediate full weightbearing—a randomized controlled trial. Am J Sports Med. 2008;36:1688-94.

[17] Lim CS, Lees D, Gwynne-Jones DP. Functional outcome of acute Achilles tendon rupture with and without operative treatment using identical functional bracing protocol. Foot Ankle Int. 2017;38:1331-6.

[18] Lantto I, Heikkinen J, Flinkkila T, Ohtonen P, Siira P, Laine V, et al. Prospective randomized trial comparing surgical and nonsurgical treatments of acute Achilles tendon ruptures. Am J Sports Med. 2016;44:2406-14.

[19] Ochen Y, Beks RB, van Heijl M, Hietbrink F, Leenen LPH, van der Velde D, et al. Operative treatment versus nonoperative treatment of Achilles tendon ruptures. Systematic review and meta-analysis. BMJ. 2019;364:k5120.

[20] Deng S, Sun Z, Zhang C, Chen G, Li MJ. Surgical treatment versus conservative management for acute Achilles tendon rupture: a systematic review and meta-analysis of randomized controlled trials. J Foot Ankle Surg. 2017;56:1236-43.

[21] Krackow KA, Thomas SC, Jones LC. Ligament-tendon fixation: analysis of a new stitch and comparison with standard techniques. Orthopedics. 1988;11:909-17.

[22] Krackow KA, Thomas SC, Jones LC. A new stitch for ligament-tendon fixation: brief note. J Bone Joint Surg Am. 1986;68:764-6.

[23] Mandelbaum BR, Myerson MS, Forster R. Achilles tendon ruptures: a new method of repair, early range of motion, and functional rehabilitation. Am J Sports Med. 1995;23:392-5.

[24] McKeon BP, Heming JF, Fulkerson J, Langeland R. The Krackow stitch: a biomechanical evaluation of changing the number of loops versus the number of sutures. Arthroscopy. 2006;22:33-7.

[25] Weinraub GM, Heilala M, Zelen CM, Stern SF. A new method for reattachment of the tendo Achillis following retrocalcaneal exostectomy. J Foot Ankle Surg. 1998;37: 86-95.

[26] Labib SA, Rolf R, Dacus R, Hutton WC. The "giftbox" repair of the Achilles tendon: a modification of the Krackow technique. Foot Ankle Int. 2009;30:410-4.

[27] Watson TW, Jurist KA, Yang KH, Shen KL. The strength of Achilles tendon repair: an in vitro study of the biomechanical behavior in human cadaver tendons. Foot Ankle Int. 1995;16:191-5.

[28] Jaakkola JI, Hutton WC, Beskin JL, Lee GP. Achilles tendon rupture repair: biomechanical comparison of the triple

bundle technique versus the Krakow locking loop technique. Foot Ankle Int. 2000;21:14-7.

[29] Yammine K, Assi C. Efficacy of repair techniques of the Achilles tendon. A meta-analysis of human cadaveric biomechanical studies. Foot (Edinb). 2017;30:13-20.

[30] Manent A, Lopez L, Vilanova J, Mota T, Alvarez J, Santamaría A, et al. Assessment of the resistance of several suture techniques in human cadaver Achilles tendons. J Foot Ankle Surg. 2017;56:954-9.

[31] Tejwani NC, Lee J, Weatherall J, Sherman O. Acute Achilles tendon ruptures: a comparison of minimally invasive and open approach repairs followed by early rehabilitation. Am J Orthop. 2014;43:E221-5.

[32] Muezzinoglu S, Memisoglu K, Sarman H. Internal splinting: a new technique for Achilles tendon repair. Tech Foot Ankle Surg. 2013;12:92-8.

[33] Sarman H, Muezzinoglu US, Memisoglu K, Aydin A, Atmaca H, Baran T, et al. Comparison of semi-invasive "internal splinting" and open suturing techniques in Achilles tendon rupture surgery. J Foot Ankle Surg. 2016;55:965-70.

[34] Alcelik I, Diana G, Craig A, Loster N, Budgen A. Minimally invasive versus open surgery for acute Achilles tendon ruptures a systematic review and meta-analysis. Acta Orthop Belg. 2017;83:387-95.

[35] Hsu AR, Jones CP, Cohen BE, Hodges D, Ellington K, Anderson RB. Clinical outcomes and complications of percutaneous Achilles repair system versus open technique for acute Achilles tendon ruptures. Foot Ankle Int. 2015; 36:1279-86.

[36] Kolodziej L, Bohatyrewicz A, Kromuszczynska J, Jezierski J, Biedron M. Efficacy and complications of open and minimally invasive surgery in acute Achilles tendon rupture: a prospective randomised clinical study—preliminary report. Int Orthop (SICOT). 2013;37:625-9.

[37] Bhandari M, Guyatt G, Siddiqui F, Morrow F, Busse J, Leighton RK, et al. Treatment of acute Achilles tendon ruptures: a systematic overview and meta-analysis. Clin Orthop Relat Res. 2002;400:190-200.

[38] Hansen ST Jr. Functional reconstruction of the foot and ankle. Philadelphia: Lippincott Williams and Wilkins; 2000.

第 18 章 骨关节炎生物标志物：在预测疾病进展和评估现有治疗效果中的作用

Biomarkers in Osteoarthritis: Their Role in Predicting the Progression of the Disease and Their Ability to Assess the Efficacy of Existing Treatment

E. Carlos Rodríguez-Merchán   Alonso Moreno-García   著

骨关节炎（osteoarthritis，OA）是一种使人身体衰弱的常见疾病。因此，减少其对人群的负面影响是非常重要的。OA 的生物标志物在这方面可能会有很大帮助 [1, 2]。本文对生物标志物在预测骨关节炎疾病进展、鉴别诊断以及评估现有治疗效果中的作用进行了综述。

一、生物标志物在阐明 OA 发病机制中的作用

2019 年，Li 等发表了对 2 类（转录组和 DNA 甲基化）生物芯片数据的联合分析用以检测基于甲基化的核心生物标记物，从而更好地理解 OA 的分子生物学机制 [3]。他们的数据来源于 GEO 数据库中的 2 个转录组数据集（GSE55235 和 GSE55457）和一个 DNA 甲基化数据集（GSE63695）。首先，他们利用 R 软件（v3.4.4）中的 Limma 包分析 OA 患者和对照组之间的差异表达基因（differentially expressed genes，DEG）。其次，利用 DAVID（database for annotation, visualization and integrated discovery）数据库对 DEG 进行功能聚类分析。对于 DNA 甲基化数据集，他们采用 ChAMP 甲基化分析包检测差异甲基化基因（differential methylation genes，DMG）。最后，他们对 DEG 和 DMG 进行了整合分析，检测同时表现出差异表达和甲基化的基因。与对照组相比，Li 等在 OA 患者中检测到 112 个 DEG 和 2896 个 DMG。DEG 的功能分析表明，炎症反应、免疫反应、细胞凋亡的正调控、肿瘤坏死因子（tumor necrosis factor，TNF）信号通路和破骨细胞分化可能与 OA 的发病机制有关。横向分析检测发现在 OA 中有 26 个基因表现出差异表达和甲基化修饰，如 ADAMTS9、FKBP5 和 PFKFF3 等。该研究对 OA 患者和对照组之间不同的分子特征进行了分析，为阐明 OA 的发病机制提供了新的证据。

2019 年，Ruan 等对 180 例症状性膝关节 OA 患者的 IL-8 水平与多项参数之间的关系进行研究 [4]，并采用了 WOMAC 评分和 Lequesne 指数进行分析。同时，他们采用 MRI 评估膝关节的异常结构，以及髌下脂肪垫（infrapatellar fat pad，IPFP）信号强度的变化，并采用 Kellgren-Lawrence 评估

膝关节骨关节炎的影像学分级。他们还应用酶联免疫吸附试验测量血清的 IL-8，以及软骨和骨的生物标志物水平。多因素分析发现，血清 IL-8 水平与膝关节症状加重指标（WOMAC 负重疼痛评分、WOMAC 功能障碍评分和 Lequesne 指数）、IPFP 信号强度改变和血清 NTXI、PIIINP 以及患者的 MMP3、MMP13 的水平呈正相关。此外，从 OA 影像学角度来看，IL-8 水平与 WOMAC 评分、Kellgren-Lawrence 分级和 IPFP 信号强度改变之间也存在正相关。这项研究的结果似乎表明，IL-8 可能在膝关节 OA 中具有一定的作用。

二、生物标志物在预测骨关节炎发生和骨关节炎早期诊断中的作用

Zhang 等试图在 RA 和 OA 患者的滑膜组织中找到新的生物标志物以便对两种疾病进行鉴别诊断[5]。他们对 RA 和 OA 滑膜组织的全基因组表达谱，包括 GSE55235、GSE55457 和 GSE55584 数据进行了分析，并利用 R 软件检测这些数据的差异表达基因（DEG，$P < 0.05$，RA 与 OA 的假阳性率 < 0.05 和倍数改变 > 2）。通过 GO 分析和 KEGG 信号通路富集分析，确定与检测到的 DEG 相关的分子和信号通路，并利用 Cytoscape 软件构建 DEG 的蛋白 – 蛋白相互作用（protein-protein interaction，PPI）网络。他们采用 MCODE（molecular complex detection algorithm）算法筛选 PPI 网络中的重要分子和候选基因，并通过 ROC 曲线和 Logistic 回归分析评估潜在的生物标志物。结果发现存在大量 DEG，包括 GSE55235 数据库中的 273 个 DEG、GSE55457 数据库中的 205 个 DEG 以及 GSE55584 数据库中的 273 个 DEG。其中，80 个 DEG 在 3 组数据中表达趋势一致，包括在 RA 个体中 49 个表达上调的基因和 31 个表达下调的基因。与 OA 患者相比，RA 患者的 DEG 主要与原发性免疫缺陷通路相关，包括 IL-7R 和 STAT1。IL-7R+STAT1 用于鉴别诊断 RA 和 OA 的灵敏度为 93.94%，特异度为 80.77%。GSE36700 数据库的分析结果与 GSE55235、GSE55457、GSE55584 数据库的分析结果具有密切的相关性，这也进一步证明了上述结果的可靠性。该研究结果提示，滑膜组织中 IL-7R 和 STAT1 表达水平的增加以及原发性免疫缺陷等可能与 RA 的发生有关。这些生物标志物可用于 RA 与 OA 的临床鉴别诊断。

Boeth 等认为 OA 的早期检测至关重要。他们对膝关节 OA 高风险人群中软骨分子生物标志物与软骨厚度变化的相关性进行了一项为期 2 年的研究。研究的次要指标是评估既往膝关节损伤或患者报告的基线结果是否与关节软骨的变化相关。该研究纳入 19 例有 30 年高强度训练史的排球运动员［平均年龄（46.5±4.9）岁，男性 47%］。对 CPII、COMP、sC2C、CILP-2、CTX-Ⅱ、C2C-HUSA 等指标在初始基线和随访 2 年时进行评估。MRI 评估股骨和胫骨软骨厚度变化。由 IKDC（International Knee Documentation Committee）膝关节主观评估系统和 SF-3 量表评估初始基线的主观临床状态。随访结束时，研究者发现 CILP-2 水平显著升高，并与研究期间软骨厚度的绝对变化呈线性相关。对于膝 OA 发展的早期诊断，软骨生物标志物 CILP-2 的变化可能是一种有效和灵敏的方法，因为 CILP-2 的水平变化可能与 OA 风险增加个体的软骨厚度损失有关。既往的膝关节损伤也可用于预测软骨厚度的绝对变化[6]。

三、生物标志物在预测症状性 OA 的影像学严重程度中的作用

Bournazon 等对症状性膝 OA 患者的关节组织和血清 VAP-1 的表达水平进行了研究，并分析了 VAP-1 的表达水平是否可以预测疾病的风险和严重程度[7]。研究人员对膝内测 OA 患者和健康者（对照组）的关节液和血清中的基线 VAP-1 表达水平和可溶性 VAP-1（soluble VAP-1，sVAP-1）表达水平进行了评估，并记录 Kellgren-Lawrence

影像学分级（0～Ⅳ级），以及测量了内侧关节间隙宽度（joint space width，JSW）。Kellgren-Lawrence Ⅰ/Ⅱ级和 Kellgren-Lawrence Ⅲ/Ⅳ级分别定义为 OA 早期和晚期。他们还评估了血清或关节液中的生物标志物，包括 sVAP-1、IL-1Ra、IL-6、sRAGE、CCL2、CCL4、CD163、hsCRP 和 MMPs-1，MMPs-3，MMPs-9，并评估了生物标志物与影像学严重程度（Kellgren-Lawrence Ⅰ/Ⅱ级 vs. Kellgren-Lawrence Ⅲ/Ⅳ级）以及疼痛水平之间的相关性。基于免疫组化、芯片和 qRT-PCR 分析，他们发现 OA 关节液中 sVAP-1 水平升高，滑膜中 VAP-1 表达升高。然而，OA 患者血清 sVAP-1 水平低于对照组，且与疼痛和炎症标志物（hsCRP 和可溶性 RAGE）呈负相关。晚期 OA（Kellgren-Lawrence Ⅲ/Ⅳ级）患者血清 sVAP-1 水平也低于早期 OA（Kellgren-Lawrence Ⅰ/Ⅱ级）患者。局部（关节液）SSAO/sVAP-1 水平升高，其与影像学严重程度相关。然而，OA 患者的全身（血清）sVAP-1 水平低于对照组，且与疼痛和炎症指标呈负相关。早期（Kellgren-Lawrence Ⅰ/Ⅱ级）OA 患者血清 sVAP-1 水平高于晚期（Kellgren-Lawrence Ⅲ/Ⅳ级）OA 患者。

四、与 OA 疾病进展相关的生物标志物

Chen 等通过 lncRNA 相关的 ceRNA 调控网络分析在膝关节 OA 疾病进展过程中发挥作用的 lncRNA[8]。研究人员从 GEO 数据库（GSE99662）中获得轻度和重度膝关节 OA 患者的高质量 microRNA（miRNA）和 miRNA-mRNA 表达谱数据后，通过结合 miRNA-lncRNA/mRNA 相互作用和 lncRNA/mRNA 表达谱特征，采用三步计算方法构建了 OAlncRNA 相关的 ceRNA 相互作用网络。在 OAlncRNA 相关的网络中，共有 1870 个变化的 lncRNA 与 mRNA 存在相互作用，包括 476 个上调的相互作用和 1394 个下调的相互作用，并涵盖 131 个 lncRNA 和 1251 个

mRNA。OA 中 siRNA 相关的 ceRNA 网络特征分析表明，siRNA 在 OA 调控网络中也发挥作用。进一步的差异表达分析发现了 siRNA 的 8 个生物标志物。这些标志物可以用来区分轻度疼痛患者和重度疼痛患者，并且 siRNA 相关的相互作用可以在轻度疼痛患者的样本中呈现出显著不同的共表达模式。siRNA 整合网络分析进一步确定了这 8 个与膝关节 OA 进展相关的 siRNA 分子生物标志物。

Nelson 等创新的将自动学习方法应用于膝关节 OA 表型研究，以确定可能对疾病干预措施更敏感的 OA 表型[9]。他们使用了来自 FNIH 的 OA 公开数据。其中包括，WOMAC 骨关节炎指数（内侧关节间隙从 ≥ 0.7mm 缩小）和疼痛进展（增加 ≥ 9 个 WOMAC 点），在 48 个月时被定义为 4 个相互排斥的结果（均无，两者均有，仅疼痛，仅影像学），以及几个协变量。他们应用了距离加权判别（distance weighted discrimination，DWD）、方向 – 投影 – 排列（direction-projection-permutation，DiProPerm）测试和聚类方法，重点关注两种标准进展的患者（"进展者"）和两种标准都没有进展的患者（"非进展者"）之间的对比度（z 分数）。他们分析了所有观察结果（597 例患者，59% 为女性，平均年龄 62 岁，BMI 为 $31kg/m^2$）以及数据中的 73 个基线变量，发现在进展者和非进展者之间有明显的分离（z=10.1）。与人口统计学 / 临床变量或生化标记物相比，基于 MRI 的变量的 z 评分更高。他们还发现，在 48 个月，最有助于"非进展者"的参考变量为 WOMAC 疼痛、外侧半月板挤压和 PIIANP 水平，而有助于"进展者"的参考变量为骨髓损伤、骨赘、内侧半月板挤压和尿 CTX-Ⅱ 变化水平。

Gu 等在软骨下骨标本中对 OA 的生物标志物和病理过程进行了探索[10]。研究使用的基因表达谱 GSE51588 来源于 GEO 数据库中。他们对 40 例 OA 患者和 10 例非 OA 患者的软骨下骨［外侧胫骨平台（lateral tibial knee，LT）和内侧胫骨平台（medial tibial，MT）］进行了分析。数据

第18章　骨关节炎生物标志物：在预测疾病进展和评估现有治疗效果中的作用

Biomarkers in Osteoarthritis: Their Role in Predicting the Progression of the Disease and Their Ability to Assess the Efficacy of Existing Treatment

经过预处理，得到了5439个基因用于加权共表达网络分析。将高度相关的基因被分为19个模块。黄色模块与OA高度相关（$r=0.71$，$P=e^{-8}$），棕色模块与LT和MT区域之间的差异最相关（$r=0.77$，$P=e^{-10}$）。GO分析和KEGG信号通路分析表明，黄色模块富含多种成分，包括蛋白质类细胞外基质和胶原三聚体，参与蛋白质消化吸收、轴突引导、细胞外基质（extracellular matrix，ECM）-受体相互作用，和PI3K-Akt信号通路等。此外，棕色模块提示OA的早期LT和终末期MT的差异与细胞外过程和脂质代谢有关。最后，在黄色模块中发现了45个hub基因（COL24A1、COL5A2、COL3A1、MMP2、COL6A1等），而在棕色模块中也发现了72个hub基因（LIPE、LPL、LEP、SLC2A4、FABP4、ADH1B、ALDH4A1、ADIPOQ等）。研究人员同时采用了软骨（GSE57218）数据样本对Hub基因（基因候选模块之间存在高度相关的关系）进行验证。综上所述，在两个模块中分别有45个hub基因和72个hub基因与OA相关。这些hub基因可以为OA提供新的生物标志物和药物靶点。

Henrotin等对生化标志物s-Coll2-1和s-Coll2-1NO2是否与膝关节OA表型相关进行了研究，并重点关注了采用MRI进行评估的不同膝关节部位的疼痛、功能和结构特征，同时对其预测膝关节OA进展的能力进行评估[11]。他们对116例膝关节OA患者随访了1年，研究变量包括疼痛、功能和MRI评估（PRODIGE研究，NCT02070224）。他们同时对血清中的Coll2-1和Coll2-1NO2水平分别在基线和随访3、6和12个月后进行了免疫测定。Coll2-1是软骨降解过程中释放的Ⅱ型胶原特有的9个氨基酸序列（HRGYPGLDG）。该肽位于Ⅱ型胶原分子的三重螺旋部分。Coll2-1和Coll2-1NO2是Ⅱ型胶原变性的生物标志物。在该研究中，sColl2-1和sColl2-1NO2与用整个器官磁共振成像的分数（whole-organ magnetic resonance imaging score，WORMS）量化的一些基线膝关节特征相关。

S-Coll2-1与滑囊炎（$r=0.29$，$P<0.01$）、骨磨损（$r=0.25$，$P=0.01$）、囊肿（$r=0.24$，$P=0.02$）、软骨（$r=0.23$，$P=0.03$）WORMS评分以及膝内侧关节总和评分（$r=0.26$，$P=0.01$）和股骨胫骨内侧关节软骨（$r=0.23$，$P=0.02$）显著相关。s-Coll2-1NO2与WORMS总得分（$r=0.23$，$P=0.02$）、髌股WORMS得分（$r=0.23$，$P=0.02$）和股骨内侧得分（$r=0.21$，$P=0.03$），以及骨赘得分（$r=0.27$，$P<0.01$）相关。s-Coll2-1NO2基线水平在疼痛加重的患者中（426.4pg/ml，278.04～566.95pg/ml）高于在一年内无进展的患者（306.84pg/ml，200.37～427.84pg/ml）（AUC=0.655，$P=0.015$）。软骨生物标志物s-Coll2-1和s-Coll2-1NO2与MRI WORMS评分系统量化的各种膝关节OA特征相关。血清Coll2-1NO2水平也与膝关节疼痛1年以上的加重程度相关。Coll2-1和Coll2-1NO2的水平也与其他膝关节结构特征、疼痛和功能相关，这有助于检测OA表型和有OA加重风险的患者。

五、OA相关关节液生物标志物与激活的巨噬细胞和中性粒细胞具有特异的相关性：用于靶向治疗OA进展的高危人群

Haraden等进行了一项研究以确定OA个体的关节液（synovial fluid，SF）生物标志物特征[12]。研究共纳入48个膝关节（25例参与者），通过使用高敏多重免疫分析法（myriad human inflammation MAP®1.0）对SF生物标记物进行量化，并对炎症相关的47种不同的细胞因子、趋化因子和生长因子进行了分析。

研究采用GEE和FDR校正的多变量回归来评估SFRBM生物标志物与反映滑膜炎症的etarfolatide显像评分的相关性，膝OA的X线平片的严重程度（基于Kellgren-Lawrence）分级、关节间隙狭窄和骨赘评分，膝关节症状；与激活的巨噬细胞和膝关节OA进展相关的滑液生物标

志物，包括 CD14 和 CD163 和弹性蛋白酶（由激活的中性粒细胞脱落）。研究发现有 6 个 SF 生物标志物的亚群与 OA 的滑膜炎症、影像学和症状严重程度相关。这 6 个与 OA 相关的 SF 生物标记物与巨噬细胞和中性粒细胞具有特异的相关性。该研究表明膝 OA 内部表型变化可用于指导患者高危进展的治疗选择。

Sofat 等对临床疼痛测量和诱发疼痛与膝关节 OA 结构损伤和生物标志物之间的关系进行了评估[13]。研究人员对膝关节 OA 患者进行了横断面研究，将其与健康对照进行了比较。他们将 130 例参与者分为三组：其中 78 例需要全膝关节置换术的重度 OA 患者，42 例接受标准治疗轻度 OA 患者，6 例没有 OA 的对照组患者（$n=6$），4 例中途退出。通过 OA 指数（WOMAC_P）和 VAS 评分测量疼痛强度。通过疼痛压力阈值（pain pressure thresholds，PPT）进行疼痛敏感性评估. 通过 MRI 膝关节 OA 评分（MRI knee OA score，MOAKS）评估关节损伤. 对骨髓损伤（bone marrow injuries，BML）、软骨退化（cartilage degradation，CD）和积液 /Hoffa 滑膜炎（tSyn）进行总体 MOAKS 评分. 使用 ELISA 法检测 CTX-Ⅱ 水平。重度 OA 组平均年龄 68.9 岁，轻度 OA 组平均年龄 63.1 岁。重度 OA 组疼痛水平较高，WOMAC_P 均值为 58.8，轻度 OA 组为 40.6。与对照组相比，所有 OA 患者的 PPT 显示疼痛敏感。以 BMI、HADS 为变量进行分析发现，WOMAC_P 与软骨损伤区总数（number of cartilage damage，nCD）和骨髓损伤总 数（bone marrow lesions，BML）–（nBML）相关。而使用 BMI 和年龄作为变量进行分析发现，CTX-Ⅱ 水平与滑膜炎总评分（total synovitis score，tSyn）、nBML、骨赘数量和软骨损伤数量（number of cartilage damage，nCD）相关。多变量分析显示，BMI 和 HADS 是疼痛评分最显著的预测因素。轻度和重度 OA 患者都表现出疼痛敏感的特征。值得注意的是，MRI 检测到的关节损伤增加与 CTX-Ⅱ 水平升高相关，这提示可以通过 MRI 和 CTX-Ⅱ 生物标志物来评估疾病严重程度的增加，进而评估 OA 的进展。

六、生物标志物在鉴别 OA 患者和其他问题中的作用

Lynch 等认为，髋关节损伤如髋臼撞击（femoroacetabular impingement，FAI）和髋关节 OA 的早期诊断和治疗，可以预防髋关节的严重并发症[14]。可靠的生物标志物可以帮助高效决策。在他们的研究（系统回顾和 Meta 分析）中，他们尝试寻找与 FAI 相关的生物标志物，并确定血清、滑膜和尿液分析在预测髋关节 OA 方面的临床应用。Lynch 等研究了 1747 例患者，平均年龄为（37.5 ± 4.5）岁（76.4% 为女性），并评估了 43 个生物标志物。尽管 IL-1 和 TNF-α 在髋关节关节炎中表现出的趋势并不一致，但 IL-6 却表现出增加一致（+84.8）。与对照组相比，OA 患者的 FAC 水平有显著差异（分别为 0.08μg/ml 和 1.15μg/ml）。这是唯一——项表明 OA 患者与非 OA 患者之间存在显著差异的具体分析。FAI 阳性的髋部（9.0）与对照组（8.4）差异有统计学意义。其他生物标志物，如 CXCL3，与对照组相比具有统计学上的显著差异，但是在没有控制潜在的因素，如年龄和伴随病变等，情况下得出的。COMP 和 FAC 由于具有区分对照组和髋关节损伤患者的能力，因此，其在 FAI 和髋关节 OA 的诊断和治疗中具有潜在的实用价值。然而，还需要进一步的研究来确定它们在预测疾病的严重程度、治疗反应以及建立与 OA 的长期风险联系的作用。

Hao 等设计了一项研究（系统回顾和 Meta 分析），来检查 COMP、CTX-Ⅱ 和 MMP-3 作为膝关节和髋关节 OA 生物标志物的诊断性能[15]。COMP 在区分患者的膝关节或髋关节 OA 和对照组中表现一般。CTX-Ⅱ 在诊断膝关节 OA 时的标准差为 0.48；在诊断髋关节 OA 时标准差较大，为 0.76。MMP-3 的 SD 较小，为 0.32，结果无统计学意义。进一步的研究显示血清 COMP 在预

第18章　骨关节炎生物标志物：在预测疾病进展和评估现有治疗效果中的作用

Biomarkers in Osteoarthritis: Their Role in Predicting the Progression of the Disease and Their Ability to Assess the Efficacy of Existing Treatment

测 OA 进展方面具有潜在效果。亚组分析显示，血清 COMP 和尿 CTX-Ⅱ 在男性患者中的效果优于女性患者。研究规模和诊断标准虽然对合并的 SMD 没有显著的影响，但可能导致不同研究间的异质性。另外，研究还发现血清 COMP 和尿 CTX-Ⅱ 水平可用于区分膝关节或髋关节 OA 患者与对照组人群。

Zahn 等的研究结果提示，滑膜组织中 IL-7R 和 STAT1 的表达增加以及原发性免疫缺陷可能与 RA 的发生有关[5]。新发现的生物标志物可用于预测疾病的发生以及在临床上用于区分 RA 和 OA。

在一项研究中，Zhang 等对 OA 相关基因的生物学功能的网络和通路进行了综合分析，为进一步研究 OA 的病因和发病机制提供了有价值的信息[16]。该研究共检测了 2548 个基因，并基于 MCODE 算法，通过细胞簇构建 OA 特异性 PPI 网络，筛选其候选生物标志物。他们还利用 PCR 检测了 6 个基因的表达水平，验证了 MCODE 聚类分析结果。这些通路表明，ECM 组成、胶原蛋白的降解和胶原蛋白的形成与 OA 有重要的联系。在前两个 PPI 簇中，有 61 个 OA 相关基因被包含在 OA 特异性 PPI 网络中，其中还包括 23 个基于 MCODE 的可能与 OA 高度相关的候选基因。mRNA 分析显示，OA 患者外周血单个核细胞中 COL9A1、COL9A2、ITGA3、COL9A3、ITGA2、LAMA1 的表达水平明显低于正常对照组（$P<0.005$）。本研究表明，软骨中胶原的功能破坏可能是 OA 发生发展的主要诱因。胶原合成的定量检测对 OA 的早期鉴定和预测有很大的帮助。维持骨胶原的质量和数量可能是今后临床治疗 OA 的一个潜在目标。

七、OA 患者血清肌肉生物标志物与肌少症的相关性

根据 Kurita 等的研究，风湿性疾病中肌肉标志物（如 CPK）的减少及其与肌肉质量减少的相关性，可能在 OA 中具有重要的临床意义[17]。考

虑到继发性肌少症的复杂性，阐明肌肉标志物与肌少症之间的关系以及与阻塞性睡眠呼吸暂停相关的情况具有重要的临床意义。考虑到疼痛和炎症的存在，已有研究对 OA 患者血清肌肉生物标志物与肌肉减少症之间的关系进行分析。总的来说，该单中心横断面研究纳入了 1425 例计划接受关节置换手术的膝关节和髋关节 OA 患者。主要结局是由两个标准（亚洲肌少症工作组和欧洲老年人肌少症工作组）定义的肌少症患者，并分别用数值评定量表和血清 CRP 水平测定疼痛和炎症，同时使用 Logistic 回归模型检测生物标志物（血清 CK、天冬氨酸转氨酶、丙氨酸转氨酶）与肌少症之间的相关性。根据亚洲肌细胞减少症工作组的标准，4.0% 的患者存在肌少症。在调整后的分析中，肌少症与较高的血清 CK 水平呈负相关，但与血清天冬氨酸转氨酶或丙氨酸转氨酶水平无关。疼痛评分和血清 CRP 水平均与肌少症无关。当采用欧洲老年肌少症工作组的标准时，也发现了类似的结果。血清 CPK 水平与骨骼肌减少症相关，提示其在检测肌少症时具有潜在的实用性，而与疼痛或炎症无关。

八、性别间的生物标志物差异

根据 Bihlet 等的研究，软骨降解是 OA 的常见特征[18]。生化标志物，如 uCTX-Ⅱ，已被证明与疾病严重程度相关。CTX-Ⅱ 的组织起源在之前已被讨论。该研究分析了膝关节 OA 在不同影像学分期和疼痛类别与 uCTX-Ⅱ 水平和骨吸收和形成的生物标志物之间的关系。研究人员对两项随机临床试验（NCT00486434 和 NCT00704847）中影像学上的 OA 和膝关节疼痛患者的基线数据进行了分析。其中的一个亚组分析，通过可用的尿液样本和可评估的双膝 X 线片进行分析（$n=1241$），并分析了尿 CTX-Ⅰ、CTX-Ⅱ 和血清骨钙素与 K-L 分级、性别和双膝疼痛评分的相关性，以评估不同阶段对关节炎的贡献。疼痛、BMI、年龄、性别和 Kellgren-Lawrence 分级

与 uCTX-Ⅱ 显著相关。疼痛和 CTX-Ⅱ 之间的联系似乎是由体重引起的疼痛所引发。研究也发现 uCTX Ⅱ 水平随着每个膝关节影像学严重程度的增加而增加，而 CTX-Ⅰ、骨标记物和骨钙素水平与 BMI 和性别显著相关，但却均与影像学严重程度无关。在 Kellgren-Lawrence 分级相同的男性或女性群体中，发现在某些但不是所有的 K-L 得分群体中，女性的生物标志物水平高于男性。这些结果表明 uCTX-Ⅱ 水平与骨关节炎的影像学严重程度和疼痛强度呈独立相关。CTX-Ⅱ 与负重痛相关，但与非负重痛无关。根据单关节的放射学严重程度，双侧膝关节 OA 似乎与 uCTX Ⅱ 水平递增有联系。该研究提示，在评估 OA 的结构特征时，应考虑到性别间的生物标记物水平差异。

九、运动对软骨和炎症相关分子生物标志物的影响

Bricca 等通过对 RCT 试验进行系统回顾，分析了运动疗法对膝关节 OA 风险人群或已建立的膝关节 OA 患者软骨和炎症相关分子生物标志物的影响[19]。该分析纳入了 12 个 RCT 试验，涵盖 57 个研究[19]，比较了 4~24 周的运动疗法干预的区别。他们发现，17 个研究中运动疗法降低了分子生物标志物表达（30%），36 个（63%）没有效果，4 个研究比较中增加了分子生物标志物表达（7%）。对 9 个生物标志物的 Meta 分析表明，与不运动对照组相比，运动治疗对 CRP 水平、Ⅱ型胶原 c 末端交联末端肽、TNF、可溶性 TNF 受体 1 和 2、Ⅱ型胶原 C2C 新表位和 COMP 等无显著降低作用。运动治疗对 IL-6 和可溶性 IL-6R 的水平也无影响。运动疗法是无害的，因为它不会增加与 OA 进展有关的软骨和炎症的分子生物标志物水平。然而，研究由于可用的随机对照试验数量有限导致该研究证据性较低。

Bender 等评估了手部 OA 可能的生物标志物，并试图确定静脉采血的最佳时间点，并将生物标志物水平与放射学和临床评分联系起来

[20]。研究调查了四组女性。一组是 Heberden 结节加重的 OA，另一组是 Bouchard 结节加重的 OA，两组是无症状对照组，年龄在 20—30 岁或 50—75 岁。Heberden 结节为远端指间关节骨性肿胀，是 OA 的一种迹象，表明是一种退行性关节疾病。Bouchard 结节是一种类似的肿胀，影响近端指间关节。研究分别于手 OA 机械运动前和运动后的 8 个时间点对静脉血进行采集；采用 Kellgren-Lawrence 分级和 Kallman 分类对 OA 手 X 线平片进行评估；采用 AUSCAN™ 指数、VAS 评分和 HAQ 对参与者进行临床评估；采用 ELISA 法检测血清中 7 种生物标志物水平。研究发现，运动后 15min 内 CPII、COMP、IL-15、sVCAM-1、NGAL、PIIANP 浓度显著升高。与两组对照组相比，Heberden 加重的 OA 组 PIIANP 显著升高，但与任何放射学或临床评分无关。概率指数分析进一步显示 CPII 可以区分 Bouchard OA 和绝经前对照组，而 COMP 可以区分 Bouchard OA 和 Heberden OA。这项研究表明，即使是以前无法检测到的生物标记物，在机械运动后也可以在血清中定量。然而，未来需要更大规模的研究来确定这些标记物的特异性和敏感性，以及它们诊断放射前 OA 的能力。表 18-1 显示了文献中关于生物标记物在 OA 中作用的最重要的数据。

结论

IL-8 在膝关节 OA 中具有重要作用，这是因为在症状性膝关节 OA 患者中，血清 IL-8 水平与膝关节症状严重程度、IPFP 信号强度改变和血清 NTXI、PIIINP、MMP-3 和 MMP-13 水平呈正相关。此外，IL-8 水平与 OA 患者的 WOMAC 评分、Kellgren-Lawrence 分级和 IPFP 信号强度改变呈正相关。

由于软骨生物标志物 CILP-2 与某些患此类疾病风险增加的个体的软骨厚度损失有关，测量其水平变化可能有助于检测膝关节 OA 的早期

第 18 章 骨关节炎生物标志物：在预测疾病进展和评估现有治疗效果中的作用

Biomarkers in Osteoarthritis: Their Role in Predicting the Progression of the Disease and Their Ability to Assess the Efficacy of Existing Treatment

表 18-1 文献中关于生物标记物在 OA 中作用的最重要的数据

- 差异表达基因（DEG）的功能分析表明，炎症反应、免疫反应以及凋亡、TNF 信号通路的正向调控和破骨细胞分化可能与骨关节炎的发病机制有关
- IL-8 可能在膝关节 OA 中具有作用
- 滑膜组织以及原发性免疫缺陷中的 IL-7R 和 STAT1，可能与类风湿关节炎的发展有关。这些生物标志物可用于临床区分类风湿性关节炎和 OA
- 检测 CILP-2 的变化可能是一种有效、灵敏的检测膝关节 OA 早期发展的方法。CILP-2 似乎与某些患骨关节炎风险增加的人的软骨厚度损失有关
- OA 患者血清 sVAP-1 水平低于健康人，并与疼痛和炎症标志物（hsCRP 和可溶性 RAGE）呈负相关。血清 sVAP-1 水平在晚期骨关节炎患者（Kellgren-Lawrence Ⅲ/Ⅳ级）中低于早期骨关节炎患者（Kellgren-Lawrence Ⅰ/Ⅱ级）。局部（关节液）SSAO/sVAP-1 水平在骨关节炎中升高，并与影像学严重程度相关
- siRNA 网络分析并确定了 8 个与膝关节 OA 进展相关的 siRNA 分子生物标志物
- 导致 48 个月时膝关节 OA 疾病不进展的因素有：WOMAC 疼痛、外侧半月板挤压和 PIIANP。导致进展的因素有骨髓病变、骨赘、内侧半月板挤压和 CTX-Ⅱ
- 45 个 hub 基因和 2 个模块中的 72 个 hub 基因与 OA 相关。这些 hub 基因可以为 OA 提供新的生物标志物和药物靶点
- Ⅱ型胶原特异性生物标志物 Coll2-1 及 Coll2-1NO2 与 MRI 上的整个器官磁共振成像的分数（whole-Organ magnetic resonance imaging score）量化的各种膝 OA 特征相关。血清中 Coll2-1NO2 值也与 1 年以上膝关节疼痛加重相关。Coll2-1 和 Coll2-1NO2，与其他结构特征、疼痛和功能相关，可以帮助检测 OA 表型和有 OA 加重风险的患者
- 6 种关节液生物标记物与 OA 的滑膜炎症以及放射学和症状严重程度有关。这 6 种 OA 相关的关节液生物标志物与激活的巨噬细胞和中性粒细胞具有特异的相关性。膝关节 OA 的内在表型可作为高进展风险患者的治疗选择
- MRI 检测到的关节损伤与较高水平的 CTX-Ⅱ有关。这表明，可以通过 MRI 和 CTX-Ⅱ生物标志物来评估疾病的严重程度，从而评估骨关节炎的进展情况
- COMP 和 FAC 是一种特异性的生物标志物，鉴于它们能够区分对照组和髋关节损伤患者，其在髋臼撞击症（femoroacetabular impingement，FAI）和髋关节 OA 的诊断和治疗中具有潜在的应用价值
- 血清 COMP 和尿 CTX-Ⅱ可以区分膝关节或髋关节 OA 患者和对照组。血清 COMP 可有效预测 OA 的发展
- 滑膜组织以及原发性免疫缺陷中 IL-7R 和 STAT1 的表达增加，可能与类风湿关节炎的发展有关
- 软骨胶原蛋白功能破坏可能是 OA 是一个主要因素。胶原合成的定量检测对 OA 的早期识别和预测有很大的帮助。维持胶原的质量和数量可能是未来临床治疗骨关节炎的一个潜在目标
- CPK 与肌少症有关，表明其无论在疼痛或炎症中检测 OA 中的肌减少症方面具有潜在用途
- 在评估骨关节炎的结构特征时，应考虑性别间生物标志物的差异
- CPII 可以区分 Bouchard OA 和绝经前对照组患者，而 COMP 可以区分 Bouchard OA 和 Heberden OA。此外，即使是之前无法检测到的生物标志物也可在机械运动后的血清中进行量化

发展。既往膝关节损伤史也可能预示软骨绝对厚度的变化。局部（关节液）SSAO/sVAP-1 水平在 OA 中升高，并与影像学严重程度相关。然而，OA 患者的全身（血清）sVAP-1 水平低于对照组，且与疼痛和炎症指标呈负相关。早期 OA（Kellgren-Lawrence Ⅰ/Ⅱ级）患者血清 sVAP-1 水平高于晚期 OA（Kellgren-Lawrence Ⅲ/Ⅳ级）患者。导致 48 个月 OA 非进展的主要因素有疼痛、WOMAC、外侧半月板挤压和血清 PIIANP 水平；而导致 OA 进展的主要因素有骨髓病变、骨赘、内侧半月板挤压和尿 CTX-Ⅱ水平。由于 COMP 和 FAC 能够区分对照组和髋关节损伤患者，因此，它们是髋关节 FAI 和 OA 的诊断和治疗中具有潜在的有用的生物标志物。血清 COMP 和尿 CTX-Ⅱ可区分膝关节或髋关节 OA 患者与对照组。此外，血清 COMP 可有效预测 OA 的进展。

参考文献

[1] Saberi Hosnijeh F, Bierma-Zeinstra SM, Bay-Jensen AC. Osteoarthritis year in review 2018: biomarkers (biochemical markers). Osteoarthr Cartil. 2019;27:412-23.

[2] Mobasheri A, Lambert C, Henrotin Y. Coll2-1 and Coll2-1NO2 as exemplars of collagen extracellular matrix turnover—biomarkers to facilitate the treatment of osteoarthritis? Expert Rev Mol Diagn. 2019;19:803-12.

[3] Li Z, Zhang R, Yang X, Zhang D, Li B, Zhang D, et al. Analysis of gene expression and methylation datasets identified ADAMTS9, FKBP5, and PFKBF3 as biomarkers for osteoarthritis. J Cell Physiol. 2019;234:8908-17.

[4] Ruan G, Xu J, Wang K, Zheng S, Wu J, Bian F, et al. Associations between serum IL-8 and knee symptoms, joint structures, and cartilage or bone biomarkers in patients with knee osteoarthritis. Clin Rheumatol. 2019;38:3609-17.

[5] Zhang R, Yang X, Wang J, Han L, Yang A, Zhang J, et al. Identification of potential biomarkers for differential diagnosis between rheumatoid arthritis and osteoarthritis via integrative genome-wide gene expression profiling analysis. Mol Med Rep. 2019;19:30-40.

[6] Boeth H, Raffalt PC, MacMahon A, Poole AR, Eckstein F, Wirth W, et al. Association between changes in molecular biomarkers of cartilage matrix turnover and changes in knee articular cartilage: a longitudinal pilot study. J Exp Orthop. 2019;6(1):19.

[7] Bournazou E, Samuels J, Zhou H, Krasnokutsky S, Patel J, Han T, et al. Vascular adhesion protein-1 (VAP-1) as predictor of radiographic severity in symptomatic knee osteoarthritis in the New York University cohort. Int J Mol Sci. 2019;20(11). pii: E2642.

[8] Chen Y, Lin Y, Bai Y, Cheng D, Bi Z. A long noncoding RNA (lncRNA)-associated competing endogenous RNA (ceRNA) network identifies eight lncRNA biomarkers in patients with osteoarthritis of the knee. Med Sci Monit. 2019;25:2058-65.

[9] Nelson AE, Fang F, Arbeeva L, Cleveland RJ, Schwartz TA, Callahan LF, et al. A machine learning approach to knee osteoarthritis phenotyping: data from the FNIH Biomarkers Consortium. Osteoarthr Cartil. 2019;27:994-1001.

[10] Gu HY, Yang M, Guo J, Zhang C, Lin LL, Liu Y, et al. Identification of the biomarkers and pathological process of osteoarthritis: weighted gene co-expression network analysis. Front Physiol. 2019;10:275.

[11] Henrotin Y, Hick AC, Labasse A, Pelousse F, Lemaire JM, Helleputte T, et al. Cartilage biomarkers S-COLL2-1 AND SCOLL2-1NO2 are helpful in identifying knee osteoarthritis patients at risk of disease worsening. Osteoarthritis Cartilage 2020;28:S86-S527 (abstract 474).

[12] Haraden CA, Huebner JL, Hsueh MF, Li YJ, Kraus VB. Synovial fluid biomarkers associated with osteoarthritis severity reflect macrophage and neutrophil related inflammation. Arthritis Res Ther. 2019;21(1):146.

[13] Sofat N, Ejindu V, Heron C, Harrison A, Koushesh S, Assi L, et al. Biomarkers in painful symptomatic knee OA demonstrate that MRI assessed Joint damage and type II collagen degradation products are linked to disease progression. Front Neurosci. 2019;13:1016.

[14] Lynch TS, O'Connor M, Minkara AA, Westermann RW, Rosneck JT. Biomarkers for femoroacetabular impingement and hip osteoarthritis: a systematic review and meta-analysis. Am J Sports Med. 2019;47:2242-50.

[15] Hao HQ, Zhang JF, He QQ, Wang Z. Cartilage oligomeric matrix protein, C-terminal cross-linking telopeptide of type II collagen, and matrix metalloproteinase-3 as biomarkers for knee and hip osteoarthritis (OA) diagnosis: a systematic review and meta-analysis. Osteoarthr Cartil. 2019;27:726-36.

[16] Zhang R, Guo H, Yang X, Li Z, Zhang D, Li B, et al. Potential candidate biomarkers associated with osteoarthritis: evidence from a comprehensive network and pathway analysis. J Cell Physiol. 2019;234:17433-43.

[17] Kurita N, Kamitani T, Wada O, Shintani A, Mizuno K. Disentangling associations between serum muscle biomarkers and sarcopenia in the presence of pain and inflammation among patients with osteoarthritis: the SPSS-OK study. J Clin Rheumatol. 2020;27(2):56-63. https://doi.org/10.1097/RHU.0000000000001156.

[18] Bihlet AR, Byrjalsen I, Bay-Jensen AC, Andersen JR, Christiansen C, Riis BJ, et al. Associations between biomarkers of bone and cartilage turnover, gender, pain categories and radiographic severity in knee osteoarthritis. Arthritis Res Ther. 2019;21(1):203.

[19] Bricca A, Struglics A, Larsson S, Steultjens M, Juhl CB, Roos EM. Impact of exercise therapy on molecular biomarkers related to cartilage and inflammation in individuals at risk of, or with established, knee osteoarthritis: a systematic review and meta-analysis of randomized controlled trials. Arthritis Care Res (Hoboken). 2019;71:1504-15.

[20] Bender A, Kaesser U, Eichner G, Bachmann G, Steinmeyer J. Biomarkers of hand osteoarthritis are detectable after mechanical exercise. J Clin Med. 2019;8(10). pii: E1545.

相　关　图　书　推　荐

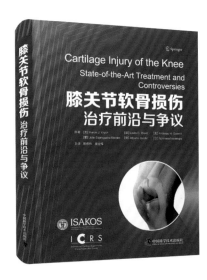

原著　[美] Aaron J. Krych 等
主译　陈疾忤　庞金辉
定价　198.00 元

本书引进自 Springer 出版社，由全球软骨损伤领域内专家共同编写，是一部全面介绍膝关节软骨损伤领域前沿知识的专业著作。全书共 28 章，从基础知识、影像学、诊断、治疗及康复等方面全方位阐述膝关节软骨损伤，涉及了许多常见的相关损伤，如半月板损伤和膝关节不稳等，涵盖了膝关节软骨损伤目前常见的保守治疗和手术处理，并展开了相应的讨论分析。近年来，膝关节软骨损伤领域发展十分迅速，书中向读者介绍了该领域的新进展和前沿治疗手段，旨在为膝关节外科医生提供全面、新鲜的专业知识。

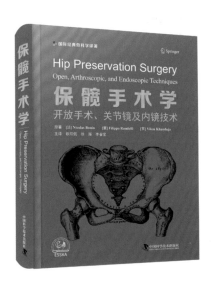

原著　[法] Nicolas Bonin 等
主译　欧阳侃　徐　雁　李春宝
定价　198.00 元

本书引进自 Springer 出版社，是一部全面介绍保髋手术的经典著作。全书共六篇，从不同解剖部位入手，系统描述了开放手术、关节镜手术和内镜手术的各项保髋操作，阐明了众多重要概念和技巧。书中所述内容均基于真实病例及术者经验，同时配有多张手术前后高清照片，使得手术步骤阐释简明易懂。本书以先进的现代技术和健全的临床研究为基础，为临床医生提供了丰富的资源，每章章末均附有"要点与技巧"，这是著者在大量实践和创新基础上的理论总结，对国内从事骨科临床工作的医生大有裨益。

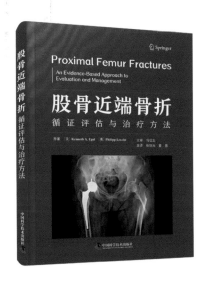

原著　[美] Kenneth A. Egol
主译　张银光　董强
定价　128.00 元

本书引进自 Springer 出版社，由来自美国纽约大学的 Kenneth A. Egol 博士和 Philipp Leucht 博士联合编写，是一部有关股骨近端骨折治疗的实用指南。本书共 13 章，每章都包括循证评估部分，以及首选的治疗方法及适用情况。书中所述不仅对最新证据进行了快速回顾，而且对髋关节周围有特定骨折类型的相关细节进行了深入阐述。本书内容系统、阐述清晰、图文并茂，可为骨科及创伤外科医生提供指导，也可为临床医师开展股骨近端骨折手术时提供参考。

相 关 图 书 推 荐

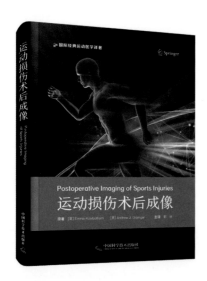

原著 ［英］Emma Rowbotham

主译 郭 林

定价 228.00 元

本书引进自 Springer 出版社，由来自英国放射学会的 Emma Rowbotham 博士和 Andrew J. Grainger 博士领衔，联合国际骨骼学会、骨骼放射学会和欧洲肌骨放射学会的众多专家共同编写，是一部新颖实用的关节运动损伤术后影像学专著。全书共 9 章，不仅对各关节运动损伤的术后正常表现进行了详细描述，而且与常见的术后异常表现进行了对照比较，此外，还对一些少见的运动损伤治疗技术，如半月板移植和骨软骨移植的术后改变进行了详尽介绍。本书内容实用、图文并茂，非常适合从事运动损伤诊疗的临床医师及影像科医师阅读参考。

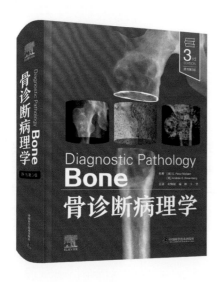

原著 ［美］G. Petur Nielsen 等

主译 刘绮颖 喻 林 王 坚

定价 458.00 元

本书引进自 ELSEVIER 出版集团，由麻省总医院的 G. Petur Nielsen 教授和迈阿密大学米勒医学院的 Andrew E. Rosenberg 教授联合编写，为全新第 3 版。著者在前一版的基础上做了较多更新，基本上涵盖了第 5 版 WHO 软组织和骨肿瘤病理学分类（2020）中所介绍的骨肿瘤类型。此外，还增设了一些非肿瘤性骨病章节，并增加了骨肿瘤影像学，使得骨病理内容更加丰富和全面。本书内容全面，图片丰富，条目明晰，非常适合从事骨科疾病诊治的临床医生、放射科医生和病理医生在日常工作中参考实用，有助于提高骨疾病的诊治水平。

出版社官方微店

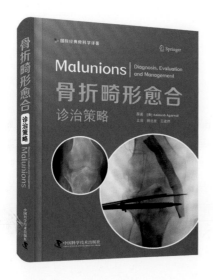

原著 ［美］Animesh Agarwal

主译 杨运发 王建炜

定价 298.00 元

本书引进自 Springer 出版社，由骨折畸形愈合诊治经验丰富的专家领衔编写，是一部有关骨折畸形愈合方面的经典著作。本书全面介绍了畸形愈合的诊断、评估和管理；详细介绍了当前的治疗原则、手术技术和应对具有挑战性临床情况的方法；针对不同骨折畸形愈合给出了不同的治疗方案，为有效解决此类问题提供了参考。本书配图丰富，阐释简洁，专业性强，有助于国内相关专业医师开阔视野、拓展思路，全面掌握骨折畸形愈合的诊治理念和关键技术，适合创伤骨科、矫形外科各级医师阅读参考。